F. Schmid, Zelltherapie – ein Schritt in die Zukunft der Medizin

Für das Leben ist die Zelle nicht alles,
doch ohne Zelle gibt es kein Leben.

Zelltherapie – ein Schritt in die Zukunft der **Medizin**

von
Prof. Dr. med. Franz Schmid
Aschaffenburg

Jungjohann Verlagsgesellschaft
Neckarsulm · München

Zuschriften und Kritiken an:
Dr. med. H. Jungjohann, Postfach 1252, D-7107 Neckarsulm

Autor und Verlag empfehlen vor Applikation eines Medikamentes sorgfältig den Beipackzettel zu prüfen, da neueste Erkenntnisse eine Änderung der im Buch angegebenen Dosierungen, Indikationen und Kontraindikationen bedingen können.

Alle Rechte vorbehalten
1. Auflage März 1987

Nach dem Urheberrechtsgesetz vom 9. Sept. 1965 in der Fassung vom 10. Nobember 1972 ist die Vervielfältigung oder Übertragung urheberrechtlich geschützter Werke nicht gestattet. Dieses Verbot erstreckt sich auf die Vervielfältigung für Zwecke der Unterrichtsgestaltung - mit Ausnahme der in den §§ 53, 54 URG ausdrücklich genannten Sonderfälle -, wenn nicht die Einwilligung des Herausgebers vorher eingeholt wurde. Als Vervielfältigung gelten alle Verfahren einschließlich der Fotokopie, der Übertragung auf Matrizen, der Speicherung auf Bändern, Platten, Transparenten und anderen Medien.
Wie allgemein üblich, wurden Warenzeichen bzw. geschützte Namen (z.B. bei Pharmapräparaten) nicht besonders gekennzeichnet.

© 1987 Jungjohann Verlagsgesellschaft mbH Neckarsulm

Druck:	Druckhaus Schwaben GmbH, 7100 Heilbronn
Satz:	WSK · Werbe- und Satzteam Keck GmbH, 7100 Heilbronn
Umschlag - Bild:	irw Reiser und Hahnemann, Ludwigsburg

Vorwort

Mit dem Anspruch Gesundheitsstörungen beeinflussen zu können, welche für die konventionellen Methoden der Medizin als unbehandelbar gelten, mußte die *Zelltherapie* mehrere Wellen von Angriffen überstehen; sie kamen aus den Reihen jener, denen die Grenzen der Floskel „Gegenwärtiger Stand der Wissenschaft" aufgezeigt wurden.

Schuldig blieben weite Kreise der Zelltherapeuten die Dokumentation dessen, was die Therapie mehr leistet. Weder die Zufriedenheit der Patienten, noch die eigene Genugtuung über Erfolge, die andere nicht erzielen konnten, reichen aber aus, das Fundament zu festigen, das jedes Gebäude, welches Bestand haben will, benötigt.

Die Zelltherapie in der heutigen Form hat neue Dimensionen in der Medizin erschlossen; sie wird sich weiter entwickeln und differenzieren auf den Wegen, die sie aufgezeigt hat. Eine kausale Therapie in der Medizin muß biologisch orientiert sein, d.h., daß biologische Mechanismen dem Denken und den eingesetzten Mitteln zugrunde gelegt werden müssen. Nicht das chemische Syntheseprodukt auf seine Wirkungen auf biologische Strukturen und Organismen zu prüfen darf Leitmotiv einer Medizin der Zukunft sein, sondern die biochemischen und biophysikalischen Schritte in der Elementareinheit des Lebens, der Zelle.

Die Kardinaleigenschaft der Zelle, Energie und Materie der unbelebten Natur zur Entfaltung des Lebens zu nutzen, bedeutet, diese Harmonie zwischen Leben und unbelebter Umwelt zu erhalten: Als Leitmotiv für die Medizin beinhaltet dies die Erhaltung der Gesundheit und nicht die Beseitigung von Krankheiten.

Durch ihre Wirkprinzipien hat die Zelltherapie neue Bereiche erschlossen und Krankheiten dem therapeutischen Zugriff zugeführt, die bis dahin als unbehandelbar galten. Die Therapierichtung trat in die Medizingeschichte und die publizistische Kontroverse mit dem Etikett der *Exklusivität* und einem Hauch von *Mystik* ein: Reichen und Prominenten ein besseres und längeres Leben zu vermitteln. Einige wenige dieser Persönlichkeiten geistern in stetiger Wiederholung durch die Publizistik. Dabei wird die Millionenzahl von *Kranken* und Hilfsbedürftigen vergessen, welche diese Therapie Linderung, Besserung oder Heilung brachte. Die weltweite Verbreitung heute ist das Resultat der Behandlung von *behinderten Kindern* und *chronisch degenerativen Erkrankungen* bei Erwachsenen.

Ein therapeutisches Verfahren, das die Lebensfunktion des Zellstaates „Organismus" fördert und damit der Lebensentfaltung und Gesundheit dient, wird zwangsläufig in Konfrontation geraten mit konventionellen Prinzipien und Institutionen, deren wirtschaftliche Basis die Krankheit ist. Die Medizin wird aber den Wege der Primärpreventation gehen, d.h. das *Vermeiden und Früherkennen von Krankheiten als Leitprinzip, der jetzt vorherrschenden Bekämpfung von entstandenen Krankheiten überordnen.* Ziel einer solchen Medizin der Zukunft sollte es sein, die in einem Lebewesen verankerten biologischen Potenzen voll zur Entfaltung kommen zu lassen; entstandene Schäden zu beseitigen ist ein notwendiger, in vielen Fällen aber vermeidbarer Seitenpfad der Medizin.

Inhaltsverzeichnis

Vorwort	I
Der Begründer	1
Aus dem Leben Paul Niehans	1
Der Weg der Zelltherapie	3
Leistung und Legende	6
Zwischen Glorifizierung und Verdammung	7
Licht und Schatten auf dem Weg	8
Die Gegner	9
Publizistik mit Todesfällen	11
Sekundär- und Tertiärexperten	12
Fehler in den eigenen Reihen	12
Mehr als 50 Jahre Zelltherapie	13
Begriffe und Grundlagen	13
Definition	13
Wesenszüge	13
Das therapeutische Material	14
Das „Pharmakon"	15
Applikation (Darreichungsformen)	15
Indikationen	16
Weg und Wirkung	16
Wirkungs- und Begleitphänomene	17
Verträglichkeit	18
Vorsorgeuntersuchungen – Vorsorgemaßnahmen	19
Allergische Komplikationen	20
Das therapeutische Ziel	20
Erkenntnistheoretische und naturwissenschaftliche Basis	21
Biologische Medizin	21
Erkenntnis-Dimensionen	22
Die Zelle als biologisches Organisationszentrum	24
Diagnostische und therapeutische Orientierungsebenen	25
Erkenntnistheoretische Basis	26
Naturwissenschaftliche Basis	29
Die Zelle als biologische Elementareinheit	31
Historische Daten	31
Der Bauplan	32
Der Zellkern	35
Funktionsorientierte Formen	38
Praxis und Klinik	42
Reifung, Reife, Alterung: Zelltherapie im integralen Behandlungskonzept bei Lebensbehinderungen	42
Ansatzpunkte der Therapie	42

Spezielle Indikationen:	50
Angeborene Stoffwechselstörungen	50
Genetische Entwicklungsstörungen	51
Chromosomen-Anomalien	52
Chromosomen-Aberrationen	53
Infantile Cerebralparese	54
Heredo-degenerative Erkrankungen	56
Entwicklungsbiologische Möglichkeiten und Grenzen	56
„… werde doch ein Idiot …"	58
Apallisches Syndrom	60
Zurück aus dem Jenseits	64
Chromosomale Syndrome	65
Down-Syndrom	65
Sonntag wird es nie Abend	78
Auf der Fingerspitze Gottes	79
Ein Menschheitstraum – Ewige Jugend und Gesundheit	80
Erste Versuche	80
Die Geburtsstunde	82
Später Frühling	83
Revitalisierung	83
Devitalisierungs-Symptomatik	86
Praxis und Klinik	89
Zeitpunkt	92
Leit- und Begleitsymptome altersbedingter Funktionsminderungen	94
Das war alles so schön eingeschlafen	95
Degenerative Leiden	96
Degenerative Krankheiten des Gehirns, der Nerven und der Muskel	97
Pathogenetische Kette	101
Therapeutische Ansätze	101
Ernährung (Diät?)	102
Enzymsubstitution	104
Regeneration der Zell- und Organfunktion	104
Nur zu Fuß zum Altar: Friedreich'sche Ataxie	110
Tumorbehandlung – ein therapeutisches Mehrschichtproblem	111
Begriff der Häufigkeit	111
Pathogenitätsprinzip	113
Tumoren als Reifungshemmungen	114
Ätiologie	115
Therapie	116
Änderung des Lebensstiles	116
Ernährung	116
Enzymtherapie	117
Resistenzsteigerung	117
Die Zelltherapie	117
Dosierung und Zeitfolge	118
Farbiger Dezember	119

Endokrines System und hormonelle Störungen	121
Neuroendokrine Funktionszusammenhänge	123
Hypothalamisch-hypophysäre Störungen	124
Minderwuchs — Zwergwuchs	124
Zwei Zentimeter zuviel: Hypophysärer Zwergwuchs	127
Fettsucht	128
Diabetes insipidus	128
Schilddrüsen-Störungen	129
Nebenschilddrüsen-Störungen	131
Bauchspeicheldrüsen-Störungen	131
Diabetes mellitus	132
Nebennieren-Funktionsstörungen	134
Störungen der Geschlechtsdrüsen	135
„Alle drei"	139
Stütz-Bindegewebe-System	141
Osteogenesis imperfecta (Glasknochenkrankheit)	141
Der Fall Hannelore F.	142
Arthromyodysplasie	144
Achondroplasie	144
Mucopolysaccharidosen	145
Aseptische Nekrosen	146
Arthrosen und chronische Arthritisformen	146
Die chronische Osteomyelitis	147
Immunsystem	148
Immunorganisation	148
Immunmodulation — Immunsuppressiva	152
Immunmangelzustände — Immunschwächen	155
Behandlung der Immunschwächen	160
Zelltherapeutische Kettenreaktion	163
Autoimmunkrankheiten	165
„Autoaggression"	167
Die Sklerodermie	168
Blutbildungs-Apparat	168
a) Molekulare Strukturdefekte	170
b) Zelluläre Insuffizienz	170
c) Materialmängel	171
d) Exogene Schädigungen	171
e) Entartungen	172
Webfehler im Molekül: Sichelzell-Anämie	174
Plötzlich war alles vorbei: Hypoplastische Anämie	174
„Sie hätten ihn vor einem Jahr sehen sollen": Myeloische Leukämie	175
Strahlenschäden	177
Strahlengrundbelastung	177
Zufällige, zusätzliche Strahlenbelastungen	178
Strahlenwirkung	178

Zellbiologische Therapieansätze	180
Zur Zytobiologie der Strahlenwirkung	183
Eine sinnvolle Therapie	185

Haut- und Hautanhangsgebilde — 187
Zelltherapeutische Behandlung — 187
„Richten Sie sich darauf ein": Porphyrie — 190

Herz-Kreislauf — 191
Herztherapie — 191
Periphere Durchblutungsstörungen — 191
Arteriosklerose — 192
Herzinsuffizienz — 192
Herzinfarkt — 193

Nierenkrankheiten — 194
Der Turniertänzer — 194

Lungenerkrankungen — 195
Mucoviscidose — 195
Asthma bronchiale — 196
Lungenemphysem — 197

Lebererkrankungen — 198
Einstieg in die Zelltherapie — 198
Die Leber — 198
Chronische Hepatitis — 202
Altersdiabetes — 204

Funktionsstörungen und Krankheiten des Verdauungstraktes — 205
Ursachen — 205
Verdauungsschwächen — 206
Ulcusleiden — 206
Regionale Enteritis,
Ileitis terminalis,
Crohn'sche Krankheit
Colitis ulcerosa — 207
Testament mit 30 — 207
Ernährungsrichtlinien bei degenerativen Leiden — 208

Synopsis zelltherapeutischer Indikationen — 213

Weiterführende Literatur — 227

Fachausdrücke – Erläuterungen — 228

Präparate-Dosis — 231

Abbildungsübersicht — 233

Tabellenübersicht — 234

Register — 235

Der Begründer

Obwohl der Versuch menschliche und tierische Gewebe zu therapeutischen Zwecken einzusetzen bis in das Altertum der Medizingeschichte verfolgbar ist, gilt Paul NIEHANS als Begründer der modernen Zelltherapie.

Es mag bemerkenswert sein, daß schon einmal in diesem Jahrhundert ein Versuch mit „Aufschwemmungen fein zerkleinerter Gewebe" gemacht wurde. KÜTTNER injizierte 1912 Schilddrüsengewebe von einem Menschen bei einem Patienten, dem kurz vorher Teile der Schilddrüse operativ entfernt worden waren. Er hoffte damals auf diese Weise die Degeneration einer ganzen überpflanzten Drüse vermeiden zu können und hatte damit Erfolg. Eigenartiger Weise geriet diese Arbeit und nachfolgende Puplikationen seiner Schüler in Vergessenheit.

Das Verdienst Paul NIEHANS bestand darin jugendliches Gewebe erstmalig eingesetzt zu haben und später auf fetale Gewebe übergegangen zu sein. Er gilt damit zurecht als Begründer der modernen Zelltherapie, die er ursprünglich in Anlehnung an die *Virchow'sche Zellularpathologie „Zellulartherapie"* nannte.

Aus dem Leben Paul Niehans
Er wurde am 21.11.1882 in Bern als Sohn des Chirurgen und Chefarzt am Kanton-Spital zu Bern Prof. Dr. P. Niehans und seiner Frau Anna Franziska geboren. Hier in der Hauptstadt der Schweiz besuchte er das Gymnasium, sein Lieblingsfach war die Sphärische Geometrie, eine Neigung, die sein biologisches Konzept zeitlebens tiefgreifend beeinflussen sollte.

Nach dem Abitur studierte er zunächst in Bern *Philosophie,* dann in Neuenburg, Oxford und Berlin *Theologie.* In Bern legte er das theologische Staatsexamen anschließend das theologische Lizentiat in Neuenburg ab. Der junge Theologe fühlte sich aber zur Medizin hingezogen und begann ein zweites Studium, das er mit dem *medizinischen Staatsexamen* und *Doktordiplom* abschloß. Im Anschluß daran praktizierte er als Assistent an der Inneren Medizin in Aarau und Bern, an der Chirurgie in Bern, erlernte die Augenheilkunde in Zürich, gynäkologisches und urologisches Wissen in Bern und wählte nach diesen Wanderjahren schließlich die *Chirurgie* als sein Spezialgebiet.

Die medizinisch-wissenschaftliche Ausbildung unterbrach Paul NIEHANS, um sich als Schweizer Militärarzt freiwillig einer Mission des Schweizerischen Roten Kreuzes zur Verfügung zu stellen; diese betreute 1912/13 während des Balkankrieges und später ab 1914 während des 1. Weltkrieges Soldaten in den Frontgebieten. Auf dem Balkan hat Paul NIEHANS in vorderster Linie unter schwierigsten Bedingungen Verwundete versorgt und wurde dabei selbst verwundet. Während dieses Feldzuges tat er im serbischen Fleckfieberlazarett von Sajecar und im türkischen Choleralazarett von Adrianopel Dienst. Im Ersten Weltkrieg hat NIEHANS sich als Schweizer Staatsbürger und „privater" Kriegschirurg zur Verfügung gestellt und war auf österreichischer Seite sechzehn Monate lang an der Dolomitenfront und während der Offensive in Südtirol eingesetzt. Er bekleidete dabei verschiedene militärärztliche Stellungen und war zuletzt Divisionsarzt in der Armee des Erzherzogs Eugen. Während dieses Fronteinsatzes wurde er zweimal verwundet.

Prof.Dr. Paul NIEHANS – als Enkel Kaiser Friedrichs III, Mitglied des Hohenzollernhauses – stand während seines Lebens oft im Spannungsfeld der Politik, zwischen den Verpflichtungen des kaiserlichen Hauses und seinem ärztlichen Beruf; die Entscheidungen fielen dabei zeitlebens immer zugunsten seines Arzttums. In der Persönlichkeitsstruktur gesellt sich zu den Grundsätzen preußischer Pflichtauffassung, die ein wesentlicher Teil seiner Persönlichkeitsstruktur war, die weltmännische Gewandtheit und humanitäre Sendung seiner Schweizer Heimat. Paul NIEHANS steckte die Anforderungen an sich selbst und sein ärztliches Wirken hoch. Symbolisch mag dafür die Teilnahme und der Sieg am „Kaiserritt" vor dem 1. Weltkrieg sein, einer hohen Leistungsprüfung der Reiter und Pferde auf dem langen Weg von Potsdam bis Athen. Dazu gehört auch die Teilnahme an der Erstbesteigung der Engelshörner. Charakteristisch war auch sein Appell „An unsere Generation, ein Aufruf zur Völkerversöhnung" im Jahre 1943. Darin schrieb er unter anderem:

„Fast möchte man glauben, die Erdbewohner hätten geschworen, sich gegenseitig auszurotten. Wir haben jedoch nicht das Recht, die höchsten Formen, die unser Planet in Jahrmillionen hervorgebracht hat und ihre Kulturwerte zu zerstören. Warum sollen sich die Länder eines Goethe, Victor Hugo, Dante, Shakespeare und Washington bekämpfen – nein, Europa darf nicht zum großen Friedhof werden ..."

Nach dem Zusammenbruch des Deutschen Reiches im Jahre 1945 übernahm der inzwischen 63-jährige den Rot-Kreuz-Schutz für den Komplex der Versehrtenlazarette in Feldkirch. Er wurde zum Anwalt der Verwundeten und Gefangenen. Im Auftrag des Genfer Komitees besuchte er im Herbst 1945 zahlreiche deutsche Gefangenenlager in Frankreich. In seinem umfassenden Bericht an den Chef der französischen Kriegsgefangenenlager verlangte er unter Berufung auf die Genfer Konvention ausreichende Ernährung, Winterkleidung und menschenwürdige Unterbringung. Er bat um die Freigabe des Briefwechsels und schlug vor, Minderjährige und Gefangene über 50 Jahre heimzuschicken.

Bereits 1918 hatte er schon einmal die gleiche Aufgabe in Österreich und Ungarn übernommen.

Sein Einsatz galt dabei jeweils den Unterlegenen, Verfolgten, unschuldig in Not Geratenen. Dies führte auch dazu, daß er nach dem 2. Weltkrieg mehreren deutschen Persönlichkeiten, die verfolgt wurden, Zuflucht als Gast in der Schweiz gewährte, ein Vorgehen das in der damaligen Zeit von vielen nicht verstanden und kritisiert wurde. Als typisches Beispiel dafür mag seine Gastfreundschaft für den Dirigenten Furtwängler gelten.

Bundespräsident Prof.Dr. Theo Heuss würdigte diese heute fast vergessenen, zu dieser Zeit aber hohen Mut erfordernden Einsätze, anläßlich des 70. Geburtstages von NIEHANS mit folgenden Worten:

„Zu Ihrem 70. Geburtstag sende ich Ihnen meine herzlichsten Grüße und Wünsche und verbinde damit den Ausdruck meines aufrichtigen Dankes für alles, was Sie nach 1945 in höchster humanitärer Verantwortung zur Linderung des Loses der deutschen Kriegsgefangenen in Frankreich getan haben." Die Tübinger Universität verlieh Niehans aus dem gleichen Anlaß die Würde eines *Ehrensenators* der Eberhard-Karls-Universität.

Im Jahre 1955 berief Papst Pius XII. den evangelischen Theologen und Arzt Paul Niehans in Würdigung seiner großen Verdienste zum Mitglied der Päpstlichen Akademie in Rom, wo er den Platz des verstorbenen Penicillin-Entdeckers Paul Fleming einnahm. 1957 aus Anlaß seines 70. Geburtstages wurde ihm von Bundespräsidenten der Bundesrepublik Deutschland das *Große Verdienstkreuz* verliehen.

Als Chirurg arbeitete er an Krankenhäusern in Vevey, Montreux und Aigle, fand aber, daß ein Chirurg nach dem 60. Lebensjahr „das Messer aus der Hand legen sollte." Er widmete sich jetzt mehr als in den früheren Jahren seiner Lieblingsidee, einer harmonischen Ganzkörperbehandlung zur Regeneration des Organismus.

Der Weg der Zelltherapie
Wohl mitbestimmt durch den Kontakt mit dem Hormonforscher CUSHING und die Arbeiten CARELLS, entwickelte Paul NIEHANS in den Jahren zwischen 1920 und 1930 die Zelltherapie. 1927 führte er die erste „Tissular-Transplantation" nach einer neuen, nach ihm begründeten Technik aus. Er legte feine Scheiben von Organgeweben unter eine Muskelfascie und implantierte Hypophysenvorderlappen von Kälbern mit Erfolg auf jugendliche Zwerge. Beachtenswert war schon damals ein kasuistischer Bericht über eine Wachstumsstimulation. Die erste Zellimplantation von Nebennierengewebe bei Polyarthritis erfolgte 1929. Später ersetzte NIEHANS die bis dahin übliche chirurgische Einpflanzung von Organen oder auch Organteilen durch eine Injektion von Zellaufschwemmungen. Motiv für diese Änderung des Verfahrens dürften die Mißerfolge der damals herrschenden Moderichtung von

Organüberpflanzungen gewesen sein. Die von ihm jetzt entwickelte Methode hatte den Vorteil, die überpflanzten Einzelzellen und Zellkonglomerate in einen engeren Kontakt mit den Geweben und der Gewebsflüssigkeit des Empfängers zu bringen und deshalb diese schneller und besser auszuwerten. So war die *erste „Frischzelleninjektion"* 1931 ein konsequenter, wenn zu diesem Zeitpunkt auch völlig neuer Weg und als Erstversuch ein überzeugender Erfolg. Er rettete mit der Injektion von tierischen Nebenschilddrüsengewebe eine in tetanischen Krämpfen liegende Frau, die ihm von Prof. de Quervain nach einer Strumektomie wegen versehentlicher Entfernung der Nebenschilddrüse überwiesen worden war.

Das Verdienst von Paul NIEHANS war nicht so sehr die Einführung dieser technischen Abwandlung, als vielmehr die Tatsache, daß er in der Folgezeit konsequent, nicht nur die bis dahin üblichen Drüsen überpflanzte, sondern auch alle anderen im Körper vorhandenen Gewebearten (z.B Leber-, Nieren-, Herz-, Gehirnzellen u.a.). Außerdem hatte NIEHANS als erster die verschiedenen *Zellarten von ungeborenen Spendertieren* verwendet. Er erkannte schon frühzeitig intuitiv, daß die fet. Gewebe vom Empfänger besser vertragen werden und eine stärkere therapeutische Wirkung haben. NIEHANS hat damit Erkenntnisse vorweg genommen und praktisch ausgewertet, die erst durch die spätere Immunologie wissenschaftlich fundiert wurden.

Der Siegeszug, den seine Idee und seine Therapie nach dem 2. Weltkrieg in Europa angetreten hatte, erweckte Neid. NIEHANS war schließlich kein Wissenschaftler sondern ein handelnder Arzt, der helfen wollte, ohne sich wesentlich darum zu kümmern, welche Theorien den praktischen Erfolgen zugrunde lagen. Dementsprechend sind seine beiden letzten Lebensjahrzehnte von dem Wechselbad zwischen Weltberühmtheit und Anfeindungen von seiten der Universitätsmedizin bestimmt.

Das Bild des berühmten Arztes NIEHANS wird beherrscht von den Meldungen und Legenden über behandelte prominente Persönlichkeiten. Kaiser, Päpste, Staatsmänner sowie Künstler und Filmschauspieler werden genannt. Manches davon mag Legende sein, vieles ist historisch verbürgt wie die Behandlung von Papst Pius XII. Mit dem heiligen Vater, den NIEHANS nicht nur behandelte, sondern vor der Behandlung gesund pflegte, verband ihn eine auf gegenseitiger Hochachtung beruhende freundschaftliche Verbindung. Über die Behandlung selbst hat NIEHANS einen Bericht im Umfang von zwei Büchern verfaßt. Der Aufenthalt im Vatikan hatte bei NIEHANS einen tiefen Eindruck hinterlassen.

Viele Angriffe gegen NIEHANS sind wohl auf dessen internationale Popularität als Arztpersönlichkeit mit hohem intuitivem Können zurückzuführen. Welche „Kapazität" sieht es schon gerne wenn prominente Patienten an Zürich oder Genf vorbei nach Vevey fahren? Die Versuchung liegt zu nahe, vermeintliche oder tatsächliche Mißerfolge — wie sie in jedem Arztleben vorkommen — zu kolportieren, um den Ruf eines Großen der Zeit dem eigenen Niveau passiv etwas näher zu bringen.

Über die tatsächlich erfolgten Behandlungen gibt es keine schriftlichen Aufzeichnungen, sondern nur mündliche Überlieferungen, die aus persönlichen Unterhaltungen über Krankheitsprobleme resultieren. Für Paul NIEHANS war die Integrität des Arzt-Patienten-Geheimnisses absolutes Gesetz. Er beantwortete Briefe, die oft waschkorbweise vor seinem Schreibtisch standen, persönlich handschriftlich mit kurzen knappen Sätzen. Mit konsequenter Disziplin begann sein Arbeitstag am Schreibtisch um 5 Uhr morgens. Als man ihn wegen des Umfangs der täglich anfallenden Korrespondenz eine Sekretärin „aufschwätzte", überstand das Arbeitsverhältnis den ersten Brief nicht. NIEHANS sah, daß sie einen Durchschlag in die Maschine spannte und beendete das Arbeitsverhältnis, weil er dadurch das Arzt-Patienten-Geheimnis gefährdet sah und ging zu seiner aufrechten geradlinigen Handschrift zurück.

Im 84. Lebensjahr beendete er seine klinische Tätigkeit und beschränkte sich auf Beratungen. Paul NIEHANS starb mit 89 Jahren in seinem Haus auf dem Sonnenfelsen über dem Genfer See, das in den Jahrzehnten vorher Leidenden, aber auch nach und in den Kriegen Entwurzelten und Gejagten eine Stätte der Hilfe und oft Startpunkt für ein neues Leben war.

Für seinen Lebensweg entscheidend war wohl die Tatsache, daß er Theologe und Arzt war, Leib und Seele, körperliche und seelische Nöte, also den ganzen Menschen behandeln wollte. Er hat in seiner ärztlichen-ethischen Gesinnung damit viel gemeinsam mit anderen großen Ärzten, die auch Theologen waren, wie ALBERT SCHWEITZER, SERVATUS, VAN HELMONT, BOERHAVE und LOCKE.

Für den Weg zur Zelltherapie mag aber die Neigung des Gymnasiasten zur „sphärischen Geometrie" entscheidend gewesen sein. Die Ordnungsgesetze der Kristallisation in die Medizin und Biologie zu übertragen war wohl die geistige Grundkonzeption der Zelltherapie:
Die Ordnungsgesetze der gesunden, dynamisch sich formenden fetalen Zelle, dem kranken oder alternden Organismus zur Verfügung zu stellen.

Leistung und Legende
Die Epoche der mystischen Verklärung und der Exklusivität wird geprägt von Presseberichten über erfolgreiche Behandlungen berühmter Persönlichkeiten, speziell durch Paul NIEHANS. Es gab eine publizistische Welle, in welcher das Wirken älterer Zeitgenossen, die im Rampenlicht der öffentlichen Mediengunst standen, schlechthin auf die Behandlung mit „Frischzellen" zurückgeführt wurde. Dutzende berühmter Namen tauchten hier auf.

Da Paul NIEHANS das Arzt/Patientenverhältnis als strenges Vertrauensverhältnis kompromißlos wahrte, kann der historische Wahrheitsgehalt vieler Darstellungen nur dort beurteilt werden, wo langjährige Behandlungen stattfanden oder persönliche Mitteilungen und Diskussionen den Wahrheitsgehalt verbürgen.

Dies trifft für viele gekrönte Häupter zu, darunter für Kaiser Hirohito aus Japan, Kaiser Heile Selassie aus Äthiopien und König Ibn Saud von Saudi Arabien. Manchem bedeutsamen Mann wie Bernhard Baruch, der an den Rollstuhl gebunden war, verhalf die Behandlung durch NIEHANS zu Jahren eines aktiven Wirkens. Die erfolgreiche Behandlung eines Rockefeller-Sohnes, der an einer Lähmung litt, brachte NIEHANS nach seinen Aussagen die Feindschaft mancher berühmter Universitätsprofessoren ein, die den gleichen Patienten vorher erfolglos behandelt hatten.

Mit Schriftsteller wie Somerset Maugham oder Musikern wie Wilhelm Furtwängler entwickelte sich aus der ärztlichen Betreuung heraus eine enge Freundschaft.

Der wohl prominenteste Patient von Paul NIEHANS war Papst Pius XII. Dieser wurde 2mal von P. NIEHANS behandelt. Über die erste Behandlung verfaßte NIEHANS auf Wunsch des Papstes einen ausführlichen, in 2 Buchbänden gebundenen Krankenbericht. Die Gegner von NIEHANS witzelten bei dieser ersten Behandlung, daß man eine Zwerchfellhernie wohl kaum durch Zelltherapie heilen könnte. Tatsächlich war die ärztliche Leistung primär eine einfühlende pflegerische, die mit unkonventionellen Mitteln die Abmagerung des Papstes behob und sekundär eine zelltherapeutische, die schließlich die notwendige Operation ermöglichte. Das enge Vertrauensverhältnis, das sich daraus entwickelte, fand Ausdruck in der Aufnahme des ehemaligen evangelischen Theologen Paul NIEHANS in die päpstliche Akademie der Wissenschaften als Nachfolger von FLEMING, dem Entdecker des Penicillins.

Manche andere Berichte gehören dem Reich der Legende an. Ob Konrad Adenauer oder Charles De Gaulle von P. NIEHANS je behandelt wurde, ist nicht belegt. Sicher ist, daß die zitierte Behandlung von W. Churchill nie stattgefunden hat. Der auf diplomatischem Wege vorgebrachte Behandlungswunsch wurde von Paul NIEHANS wie folgt beantwortet: „Wenn W. Churchill auf der Straße, die durch mein Grundstück am Genfer See führt, ein Unfall zustößt, bin ich bereit Erste Hilfe zu leisten, zu weitergehenden ärztlichen Maßnahmen jedoch nicht!" Diese Antwort ist nur verständlich aus NIEHANS preußisch-aristokratischer Grundhaltung, die ihm so viele Schwierigkeiten im Lande, in dem er lebte, einbrachte. Paul NIEHANS sah in Churchill den Hauptverantwortlichen für viele unsinnige Grausamkeiten in den letzten Abschnitten des Zweiten Weltkrieges und der Nachkriegszeit und für die Teilung Europas. Sein früher Einsatz gegen die unmenschliche Behandlung deutscher Kriegsgefangener und deutscher Flüchtlinge brachte ihm neben Anerkennung — wie die Verleihung des Bundesverdienstkreuzes durch Theodor Heuß und die Ehrendoktorwürde der Universität Tübingen — auch nicht wenige Gegner ein.

Zwischen Glorifizierung und Verdammung

Jeder echte Fortschritt hat *vier Hürden* zu überwinden
die Nichtbeachtung,
das Lächerlich-machen,
die Duldung,
die sachliche Auseinandersetzung,
bevor das Ziel erreicht ist:
Die Selbstverständlichkeit.

Licht und Schatten auf dem Weg
Die Zelltherapie in ihrer modernen Form blickt auf eine über 50-jährige, wechselvolle Geschichte zurück und befindet sich zur Zeit auf dem Weg zwischen der dritten Hürde, der Duldung, und der vierten, der sachlichen Auseinandersetzung. Vom Prinzip her läßt sich die Entwicklung in drei Epochen, von den beteiligten Personen und Institutionen her in *Befürworter (und Anwender) und Gegnern (fast identisch mit Nicht-Anwendern)* unterteilen.

Die *drei Epochen* lassen sich wie folgt charakterisieren:

1. In einer *intuitiv-empirischen Phase,* die schwerpunktmäßig in die Jahre 1931 - 1955 zu verlegen ist, fand die Zelltherapie weite Verbreitung in der praktischen Anwendung.
2. Zwangsläufig folgte daraufhin eine *Epoche der theoretischen Fundierung und experimentellen* Unterbauung; sie beginnt etwa um 1954 und ist bis zum jetzigen Zeitpunkt noch nicht abgeschlossen, da noch viele offene Fragen zu klären sind.

Die dritte Phase, die sich – teilweise parallel mit der zweiten Epoche verlaufend – seit Mitte der 60er Jahre verstärkt abzeichnet, dient der *Filterung des praktischen und klinischen Anwendungsspektrums.* Aus der ursprünglich wahllosen Anwendung bei Krankheitszuständen, die mit anderen medizinischen Verfahren nicht beeinflußbar waren, zeichnen sich zunehmend klar umschriebene Indikationsbereiche ab.

Die intuitiv-empirische Epoche, vom Hauch des Mystizismus umgeben, umfaßt die erste Ausbreitungswelle der Zelltherapie zwischen 1949 und 1955; sie wird abgeschlossen durch die erste Verlautbarung der Bundesärztekammer im Jahre 1957.

Diese *erste Ausbreitungswelle* vollzog sich noch unter der falschen Voraussetzung, daß die „frischen" fetalen Zellen im Empfängerorganismus überleben. Genährt wurde diese Vorstellung von der Wirkung der implantierten Zellsuspensionen endokriner Organe durch P. NIEHANS. Da die injizierten Nebenschilddrüsenzellen einer Frau, die keine Nebenschilddrüse mehr hatte, 21 Jahre „wirkten" und die Hypophysenzwerge durch Kalbshypophysenimplantationen wuchsen, war der Gedanke des Überlebens und Funktionierens' dieser Zellen verständlich – aber eben nur empirisch-intuitiv.

Dieser Periode muß man vorwerfen, daß wahllos und zahlreich Gewebe injiziert wurden bei Menschen und Krankheiten, bei denen mit anderen Mitteln nicht geholfen werden konnte. In der Euphorie dieser ersten Jahre war die sogenannte *„Schrotschußtherapie"* ein geläufiges, aber ebenso gefährliches Schlagwort. Eine Interpretation der Wirkungsweise oder gar ein Konzept der

Therapie konnten je 1000 bis 3000 Ärzte, die sie damals anwandten, nicht geben, sie haben sich auch wenig darum bemüht.

Diese Epoche hat die Zelltherapie berühmt gemacht, in der wissenschaftlichen Auseinandersetzung aber mehr Schaden als Nutzen gestiftet. Der Höhepunkt dieser Entwicklungsphase war der Vortrag von P. NIEHANS auf der Therapiewoche in Karlsruhe 1954, wo nach Schätzungen 4000 bis 5000 Ärzte im Vortragssaal und in den angeschlossenen Hörsälen ihm zuhörten und frenetisch applaudierten.

Die *zweite Epoche* der theoretischen Fundierung und der Suche nach einem wissenschaftlichen Konzept beginnt mit den Arbeitskreisen in Heidelberg in den Jahren 1953 und 1954. Jährlich trafen sich hier und später in Homburg v. d. Höhe die damit befaßten Kliniker und Theoretiker, aber auch praktisch tätigen Ärzte zu einem Erfahrungsaustausch, wobei sich das Schwergewicht immer mehr von den praktischen Berichten zur Grundlagenforschung hinentwickelte. Das literarische Quellenmaterial umfaßt heute ca. 1 400 Publikationen zum Thema „Zelltherapie" und verwandter Verfahren. Die wichtigsten dieser Publikationen wurden 1975 in einem Literaturverzeichnis der Internationalen Forschungsgesellschaft für Zelltherapie (Frankfurt), zusammengestellt.

Die *dritte*, in den Jahren zwischen 1960 und 1970 sich abzeichnende *Entwicklungsepoche diente der Konsolidierung und Fundierung der Indikationen*. Gegenüber der ursprünglichen Schrotschußtherapie — gemeint sind damit die Injektionen von 10 - 20 verschiedenen Geweben unter der Annahme, daß unter diesen Zellpräparationen schon irgendwelche sein werden, die wirken — zeichnen sich zunehmend klarere Indiaktionsgebiete ab, verbunden mit einer Reduzierung der bei einer Injektion verwendeten Zellkombinationen. Dieser Prozeß ist nicht abgeschlossen.

Die Gegner
der Zelltherapie lassen sich in 2 Gruppen einteilen:

Ärzte und Wissenschaftler, die sich mehr oder minder intensiv mit der Methode auseinandergesetzt und aufgrund ihrer eigenen Untersuchungen kritische Beiträge beigesteuert haben.

Eine Gruppe von Ärzten, vorwiegend aber Theoretiker und Publizisten, die negative Befunde sammeln und diese als Sekundär- und Tertiärliteratur verbreiten ohne selbst die Methode jemals angewandt zu haben.

Der *erste Rückschlag der Zelltherapie* erfolgte im Jahre 1956/57 durch eine Verlautbarung des Wissenschaftlichen Beirates der Deutschen Bundesärztekammer, die sich auf – später veröffentlichte – Untersuchungen von KANZOW und Mitarbeitern stützte. Es ist aufschlußreich, sich einmal diese Untersuchungen, die an der Medizinischen Poliklinik in Köln durchgeführt wurden, vor Augen zu führen.

Geprüft wurden (KANZOW und WASLLOZEK 1957):
18 Fälle von primär chronischer Arthritis mit Placenta und Nebenniere,
12 Fälle von primär chronischer Arthritis mit Placebo.
Besserungen wurden „nach ärztlichem Urteil" in beiden Serien in 33 % beobachtet.

Koronar- und Cerebralsklerose
30 Fälle mit Zellen behandelt (7% gebessert)
20 Fälle mit Placebo behandelt (20% gebessert)

periphere Durchblutungsstörungen
24 Fälle mit Zellen behandelt
18 Fälle mit Placebo (in allen Kriterien Placebo besser als Zellen)

Lungenemphysem
 9 Fälle mit Placenta
 6 Fälle mit Placebo (in allen Kriterien Placebo besser als Zellinjektionen)

Klimakterische Beschwerden
 4 Fälle mit Placenta
 5 Fälle mit Placebo

Adipositas
 5 Fälle mit Placenta
 4 Fälle mit Placebo (Ergebnisse gleich, nur 1 Pat. nahm nach Placenta
   12,1 kg in 277 Tagen ab)

Bei 5 Fällen von Nephrose und 4 Fällen von Diabetes insipidus wurden Individualverläufe vorgelegt.

Die Arbeiten von KANZOW und Mitarbeitern stellen weder von den Untersuchungsvoraussetzungen noch vom Material her einen Beitrag zur Zelltherapie dar:

1. Kann man Arbeiten, die fast ausschließlich auf der Verwendung von Placenta – einem häufigen Begleitadjuvans bei der Zelltherapie – basieren, nicht als Zelltherapie im strengen Sinn der Definition bezeichnen.
2. Sind Fallzahlen für eine Vergleichsstudie notwendig, die in keiner Gruppe nur annähernd gegeben sind.

3. Ist in den Arbeiten nirgends zu erkennen, welche Placebos verwendet wurden.
4. Erfolgte die Wertung in den klinischen Untersuchungen „nach ärztlichem Urteil", ohne daß konkrete Parameter, die nun einmal zur Beurteilung von Befunden notwendig sind, vorgelegt wurden.

Es fehlten also alle Voraussetzungen zur Beurteilung der Zelltherapie im positiven oder negativen Sinn. Trotzdem hat aufgrund dieser Untersuchungen – die allerdings teilweise später veröffentlicht wurden – der Wissenschaftliche Beirat der Bundesärztekammer am 28.10.1957 eine Verlautbarung mit folgendem Wortlaut herausgegeben:
„Die mit einwandfreien Methoden durchgeführten Nachprüfungen der Frisch- und Trockenzellbehandlung sind zu dem Ergebnis gekommen, daß ein über die Suggestivwirkung hinausgehender Effekt bei der großen Mehrzahl der bisherigen Indiktionen sicher nicht besteht."

Aufgrund eines Antrages der Internationalen Forschungsgesellschaft für Zelltherapie durch Prof.Dr. Hermann HOEPKE in den Jahren 1968 und 1969 hat sich der wissenschaftliche Beirat bereit erklärt, die Frage der Zelltherapie neu und objektiv überprüfen zu lassen. Von den damals sich zur Verfügung stellenden 5 Hochschulinstitutionen wurde eine einzige Untersuchung durchgeführt, die positiv verlief, 4 andere wurden gar nicht erst begonnen. Die im Jahre 1975 erfolgte Verlautbarung des Wissenschaftlichen Beirates entbehrt genauso wie die erste 1957 jeder sachlichen Grundlage, zumal der wesentliche Abschnitt der beschlossenen Verlautbarung, nämlich daß weitere Untersuchungen nach strengen wissenschaftlichen Kriterien notwendig sind, um die Frage der Zelltherapie beurteilen zu können, nicht veröffentlicht wurde.

Publizistik mit Todesfällen
In der öffentlichen Auseinandersetzung der letzten 10 Jahre spielte eine Angabe von RIETSCHEL eine wesentliche Rolle. RIETSCHEL hatte bei einem Vortrag in Homburg eine Untersuchung bzw. Erhebung an Krankenhäusern mitgeteilt und diese Darstellung auch publiziert, obwohl er zu keinem Zeitpunkt in der Lage war, auch nur einen der aufgeführten Fälle kasuistisch zu belegen. Die Mitteilung beinhaltete, es hätten 180 Kliniken geantwortet und von diesen seien über 80 Komplikationen nach Zelltherapie, davon 30 Todesfälle mitgeteilt wurden. Obwohl bei der damaligen Handhabung der Zelltherapie mit der Entnahme aus dem Schlachthof und der ziellosen Verwendung dieser unkontrollierten Präparate eine solche Zahl durchaus möglich gewesen wäre, muß festgestellt werden, daß von diesen Angaben kein einziger Fall belegt ist. Keiner der zelltherapeutisch in Kliniken tätigen Ärzte konnte ermittelt werden, der eine solche Anfrage erhalten hat, auf der anderen Seite hat es zu keiner Zeit 130 Kliniken gegeben, in denen Zelltherapie betrieben wurde.

Sekundär- und Tertiärexperten
vorwiegend aus dem Bereich der theoretischen Medizin und der Publizistik greifen die oben genannten Angaben immer wieder auf und begründen damit ihre Ablehnung gegenüber der Zelltherapie und beschwören das damit verbundene Risiko.

Fehler in den eigenen Reihen
Es war nicht primär Schuld der konventionellen Medizin, daß die Zelltherapie über eine so lange Zeit auf Ablehnung stieß. Viel Anteil an dieser Fehlentwicklung tragen Fehler in den eigenen Reihen. Dazu gehören historische Entwicklungen wie

1. die Mystik und Exklusivität der früheren Jahre;
2. die anfangs fehlende theoretische Konzeption und
3. die mangelhafte Dokumentation bei den meisten zelltherapeutisch tätigen Ärzten.

Viele Ärzte nannten sich zwischen 1950 und 1960 „Niehans-Schüler", wenn sie ein- oder zweimal die Gastfreundschaft von Paul NIEHANS genossen hatten. Niehans-Schüler in diesem Sinne gibt es nicht, da Niehans selbst als ausgesprochener Empiriker mit Erfolgen arbeitete, ohne diese wissenschaftlich interpretieren zu können. Niehans selbst hat anfangs der 70er Jahr resigniert festgestellt, daß viele Ärzte sich der Zelltherapie bemächtigt hätten, um viel Geld zu verdienen, ohne selbst an die Methode zu glauben.

Ein zweiter wesentlicher Faktor waren die unverantwortlich hohen Preise, die anfänglich und teilweise auch heute noch für eine zelltherapeutische Behandlung genommen werden. In der Folgezeit sind einige Abwandlungen der ursprünglichen Frischzell-Methode und später Lyophilisat-Methode in Gebrauch gekommen, wobei manche Methoden sich dann, wenn es der Zelltherapie publizistisch gut geht, auf die Zelltherapie berufen, wenn sie jedoch im Brennpunkt der Kritik steht, behaupten, daß sie eigentlich keine Zelltherapie seien. Das schwerwiegende an diesem Vorgang ist, daß sich alle Randgruppierungen, auch diejenigen, die ihre Zellen im eigenen Labor herstellen und vertreiben, auf die wissenschaftlichen Untersuchungsergebnisse der Forschungskreise berufen, die mit standardisierten Materialien arbeiten und verschweigen, daß das verwendete therapeutische Material mit jenem der wissenschaftlichen Untersuchung nicht identisch ist.

Damit bringen sie infolge unsachgemäßer Durchführung der Therapie nicht nur die Zelltherapie als Prinzip, sondern auch jene Vertreter, die seit Jahrzehnten exakt an der Grundlagenforschung tätig sind, in Mißkredit. Es ist zweifelsfrei, daß erfahrene Ärzte, die jahrelang auf diesem Gebiet tätig sind, Erfolge haben werden, gleichgültig welche Verfahrensweise der Zelltherapie sie benützen; sie sollten aber die Verpflichtung spüren, mit dieser Methode nicht nur Geld zu verdienen, sondern auch Beiträge zur wissenschaftlichen Grundlagenforschung zu leisten.

Mehr als 50 Jahre Zelltherapie
spiegeln eine Epoche zerrissener medizinischer Auffassungen wider und sind über lange Strecken ein Kampf Weniger gegen Viele, eine Auseinandersetzung neuer Denkformen mit konventioneller Erstarrung.

50 Jahre Zelltherapie bedeuten nicht nur jahrzehntelange Auseinandersetzungen, sondern auch das Bewußtsein Tausenden von Menschen mit *„nach dem gegenwärtigen Stand der Wissenschaften" unbehandelbaren Leiden geholfen zu haben;*
bedeuten,
die Schranken, welche die naturwisschenschaftliche Medizin des 19. Jahrhunderts gezogen, überschritten und *neue Dimensionen ärztlichen Denkens und Handelns erschlossen zu haben;*
bedeuten aber auch die Verpflichtung
sein eigenes Wissen um die zelltherapeutischen Probleme so zu vertiefen, daß die therapeutischen Möglichkeiten optimal im Rahmen eines medizinischen Ganzheitskonzeptes entfaltet werden können.

Begriffe und Grundlagen

Definition
Die Bezeichnung „Zelltherapie" bedeutet in der neutralsten Version den Einsatz von Zellen zu therapeutischen Zwecken. In dieser allgemeinen Fassung gehört die Zelltherapie zu den ältesten Verfahren der Medizin, denn hierher sind einzuordnen: *Bluttransfusionen, Thrombozyten-Transfusionen, Erythrozyten-Konzentrate. Leukozyten-Suspensionen, Thymus-Implantationen, Knochenmark-Implantationen, Transplantationen von Lebergewebe.* Im Sprachgebrauch der letzten Jahrzente ging die Zuordnung der Zelltherapie begrifflich mehr auf die Verwendung von fetalen, xenogenen Geweben über. Nach dieser eingeengten Definition ist die Zelltherapie in ihrer heutigen praktischen Anwendung eine *Injektionsimplantation fetaler oder juveniler xenogener Zell- und Gewebesuspensionen.*

Wesenszüge
Die Wahl fetaler Gewebe erfolgte zunächst aus theoretischen Überlegungen, für die sich erst später biochemische und immunologische Begründungen ergaben. Die Verwendung heterologer Zellsuspensionen ist eine zwangsläufige Konsequenz aus der gegenwärtigen Gesetzeslage in den meisten Industriestaaten. Fetale Gewebe werden verwendet, weil sie eine höhere Konzentra-

> **WIRKPRINZIPIEN DER ZELLTHERAPIE**
>
> 1. Der hohe Gehalt fetaler Zellen an
>
>   a) **biochemischen Substraten**
>   b) **Enzymen**
>
> 2. die den biologischen Konzentrationen und Relationen entsprechende Zusammensetzung an
>   **Elementen und Spurenelementen**
>
> 3. die im Verhältnis zur Masse (Materie)
>   **hohe Energie (= dynamische Potenz)**
>   fetaler und juveniler Gewebe
>
> 4. **der resistenzsteigernde und antimikrobielle Effekt**

tion an biochemischen Stoffen (Substraten und Enzymen) beinhalten, eine Konzentration, die dem hohen Wachstumsbedarf fetaler Strukturen entsprechen muß.

Der zweite wesentliche Grund für die Verwendung fetaler Zellen liegt in der geringen Antigenität fetaler Gewebe, von der nur die fetalen Membranen und in gewissem Umfang das Bindegewebe eine Ausnahme machen.

Zu einem der wesentlichen Charakteristika der Zelltherapie gehört die Applikation in Form der Injektionsimplantation. Diese Form hat gegenüber den üblichen Transplantationsverfahren den Vorteil, daß die zugeführten Substrate und Enzyme vom Körper direkt verwendet werden können, ohne daß die durch Transplantation bedingten sekundären Degenerationserscheinungen Strukturveränderungen und dadurch sekundäre Unverträglichkeitsphänomene hervorrufen.

Das therapeutische Material
Die injizierten, suspendierten Zellen werden vom Empfängerorganismus durch Phagocytose und nachfolgender Degradation innerhalb von Stunden bis zu 2 Tagen in submikroskopische Größenordnungen abgebaut. Die wirksame Substanz der Therapie ist nicht in der lebenden Zelle, sondern in der Vielfalt der zugeführten biochemischen Substrate und Enzyme zu suchen, wobei auch die anorganischen Elemente für die therapeutische Wirksamkeit von Bedeutung sind. Aus dieser Vielzahl kann der Empfängerorganismus je-

ne verwenden, die in seinen eigenen Strukturen fehlen und für die ein Bedarf besteht. Der Vorteil der Verwendung biologischen Materials besteht darin, daß sowohl die organischen als auch die anorganischen Bestandteile in den Konzentrationen und Größenordnungen angeboten werden, in welchem sie in der Warmblüterzelle vorhanden sind.

Das „Pharmakon"
Sofern man bei einer biologischen Methode von Pharmakon sprechen kann, ist es verkleinertes in physiologischen Lösungen suspendiertes Gewebe; dieses wird in Dosierungen von 4-20 mg der lyophilisierten Substanz pro kg Körpergewicht injiziert. Da bei der Gefriertrocknung durchschnittlich 80% des Ausgangsgewichtes an Wasser entzogen werden, entsprechend 20 mg des Lyophilisats durchschnittlich 100 mg des frischen Ausgangsmaterials. Umgerechnet auf die Packungsgrößen entsprechen demnach 100 mg gefriergetrocknetes Gewebe 500 mg des frischen Ausgangsgewebes, bei Packungsgrößen von 150 mg Lyophilisat dementsprechend 750 mg des fetalen Ausgangsgewebes. Die von NEUMANN (1961-1963) durchgeführten pharmakologischen Grunduntersuchungen und Pyrogen-Prüfungen nach DAB 6 haben keinen Hinweis auf pyrogene Stoffe bei Dosierungen von 100 - 150 mg Trockengewebe pro kg Körpergewicht ergeben. Selbst 350 — 750-fache therapeutische Dosen von Placenta wurden ohne letale Wirkung vertragen. *Eine akute oder subakute oder chronische Toxizität konnte in keinem der geprüften Gewebe festgestellt werden.* Der Prüfung unterzogen wurden dabei Placenta, fet. Leber, fet. Niere, fet. Herzmuskel. Die zur Verfügung stehenden Organe und Organkombinationen sind in den Tabellen, Seite 231 wiedergegeben, wobei neben der Bezeichnung, die jeweils betreffenden Abwägungen an Trockengewebe in den Orginalpackungen enthalten sind.

Applikation (Darreichungsformen)
Lyophilisierte Zellen und Gewebepartikel werden in physiologischen Lösungen resuspendiert und parenteral zugeführt. Der Wege über die Injektion ist zur Umgehung des Verdauungsweges mit entsprechender Destruktion des Implantationsmaterials erforderlich. Durch Verdauungsenzyme im Magen-Darm-Kanal würden wesentliche Eigenschaften des Implantationsmaterials verlorengehen.

Die Injektions-Implantation kann auf folgenden Wegen erfolgen:

1. subcutan
2. intramuskulär
3. intraperitoneal
4. intraartikulär

Die Standardmethode ist die tief-subcutane, epifasciale Injektion. Die anderen Injektionswege (2-4) sollten speziellen Indikationen vorbehalten bleiben und erfordern besondere Kenntnisse und Vorsorgemaßnahmen.

Indikationen
Injektions-Implantationen von fetalen oder juvenilen Geweben sind bei folgenden Gruppen von Gesundheitsstörungen und Krankheiten indiziert:

1. *Angeborene Anomalien mit*
   a) somatisch-morphologischer Reifungsstörung
   b) geistigen Entwicklungsstörungen
   c) Stoffwechselstörungen
   d) Chromosomen-Aberrationen
   e) Mehrfachbehinderungen und zahlreiche Syndromen.
2. *Krankheitsbedingte Funktionsminderungen von Geweben, Organen und Organsystemen.*
3. *Altersbedingte Funktionsminderungen und Regressionserscheinungen.*
4. *Als Immunmodulatoren bei*
   a) angeborenen oder erworbenen Immunschwächen
   b) Autoimmunkrankheiten
   c) zur Steigerung der körpereigenen Abwehr im Rahmen der Tumorbegleittherapie.

Auf die einzelnen Indikationsgebiete, ihre Unterteilung, wird in einem späteren Kapitel ausführlich eingegangen.

Gegenindikationen sind:
1. *Akute und chronische bakterielle Infektionen*
2. *Akute virale Infektionen*
3. *Impfungen (Karenzzeit 4 Wochen vor oder nach der Impfung)*
4. *Akute allergisch-hyperergische Situationen*
5. *Akute Stress-Situationen (z.B. frischer Herzinfarkt, apoplektischer Insult)*
6. *Finale Krankheitszustände (als sog. „letzter Versuch").*

Weg und Wirkung
Untersuchungen mit Vitalfarbstoffen und radioaktiven Markierungen waren in der Lage, den Weg nachzuzeichnen, den das implantierte Gewebe geht.

Nach unserem heutigen Erkenntnisstand werden die implantierten Zellen sehr rasch von körpereigenen Mikrophagen aufgenommen, an die Membranen der Mikrophagen geheftet und schon innerhalb der ersten 2 Stunden zusammen mit den Mikrophagen von körpereigenen Makrophagen (Monozyten) phagozytiert. Innerhalb dieser Makrophagen beginnt dann der Verdauungsvorgang, der sich etwa über zwei Tage erstreckt. Nach diesem Zeitpunkt ist es auch elektronenoptisch nicht mehr möglich Partikel der implantierten Zellteile nachzuweisen. Soweit unsere gegenwärtigen Informationen reichen, kann die Inkorporation dieser abgebauten Implantationsgewebepartikel bis in die Größenordnung der Oligopeptide gehen; es ist aber durch die passive Übertragung des Immunglobulin M bei der Tuberkulinallergie bewiesen, daß selbst Makromoleküle mit einem Molekulargewicht von etwa 960 000 mittels Zellen auf dem Empfängerorganismus übertragen werden können und dort in spezifischer Funktion wirken, auch wenn sie von artfremden Organismen stammen.

Wirkungs- und Begleitphänomene
Die Implantation selbst verursacht einen Volumendruckschmerz durch Abhebung und Dehnung der Haut, der in der Regel 2 - 4 Minuten anhält, bei forcierter Injektion und größeren Mengen aber 5 - 10 Min. dauern kann. Den Abbau- und Transportvorgängen im Organismus parallel geht die eigentliche Belastungsphase.

Die Belastungsphase kann in einer geringen Zahl von Fällen mit leichten Temperaturerhöhungen von 0,5 bis 1 Grad Celsius (also etwa 37,8 bis 38,5 Grad Celsius Körpertemperatur) für einige Stunden oder 1 - 2 Tage einhergehen. Im Blutbild findet sich zu diesem Zeitpunkt eine Leukozytenerhöhung mit Vermehrung der Polynukleären als Ausdruck der leukozytären Kampfphase; diese ist identisch mit der Absorption der implantierten Zellpartikel durch die Membranen der Leukozyten. Erwachsene beschreiben häufig ein wohltuendes Ruhebedürfnis, manche ein Gefühl wie nach einer reichen Mahlzeit, andere sprechen von Abgeschlagenheit für einige Tage. Auch Appetitsteigerungen und Abneigung gegen Alkohol werden gelegentlich angegeben. Kinder können in der Belastungsphase 2 gegensätzliche Erscheinungsbilder zeigen – Schlafbedürfnis über mehrere Stunden bis zu 2 Tagen auf der einen Seite und eine Hypermotilität bis Rastlosigkeit als anderes Extrem. Die Mehrzahl der Kinder läßt eine Belastungsphase überhaupt nicht erkennen.

Die Wirkungsphase pflegt sich in der 3. und 4. Woche nach der Injektion abzuzeichnen. Am überzeugendsten ist dies aus den hundertfachen Beobachtungen der Eltern bei behinderten Kindern, die von einem „Entwicklungsschub" oder „Entwicklungssprung", manchmal auch von einer „Entwicklungsexplosion" im motorischen, sprachlichen, geistigen oder Verhaltensbereich sprechen. Diese Phase hält über etwa 3 Monate an, um dann abzuflachen, und nach 5-6 Monaten die Schwelle registrierbarer Effekte zu unterschreiten.
Bei Verwendung von hormonell aktiven Organen wie Placenta, Testes, Nebenniere wird nicht selten eine unmittelbare Wirkung nach der Implantation beobachtet, die sich bei gegebenen Voraussetzungen in einer besseren Durchblutung der Körperperipherie mit Wohligkeitsgefühl und tiefem Schlaf äußert. Ausnahmsweise werden aber unmittelbar nach der Implantation

auch „unruhige Nächte" angegeben.

Latenzphase Zwischen der Belastungsphase und der Wirkungsphase liegt eine verschieden lange Latenzphase. Es ist jene Periode, in welcher nach Abbau und Abtransport des Implantationsmaterials die Verteilung im Körper und der Einbau in die homologen Strukturen erfolgt. Diese Latenzzeit kann bei älteren Menschen Wochen bis Monate betragen. In der Regel erstreckt sich die Latenzperiode über 10 - 25 Tage.

Neben dieser generellen Zeittafel gibt es aber auch eindrucksvolle Beispiele von früheren oder späteren Wirkungseintritten, insbesondere bei intraperitonealer Injektion und hinsichtlich der längeren Intervalle bei älteren Menschen.

Verträglichkeit
Im Prinzip sind bei Verwendung artfremder Gewebe, auch wenn sie fetalen Ursprungs und lyophilisiert sind, Immunreaktionen aller 4 bekannten Reaktionstypen nicht auszuschließen. Praktisch liegen diese Reaktionen weit unter der von Theoretikern befürchteten Erwartungsgrenze. Unter den bisher über 80 000 selbstdurchgeführten Implantationen von lyophilisierten Geweben sind folgende Nebenwirkungen und Komplikationen beobachtet worden:

1. *Lokalreaktionen* (Rötungen, Schwellungen) in den ersten 2 - 3 Tagen nach der Injektion. Diese sind abhängig von der Injektionstechnik, Injektionsmenge und von der Zahl der vorausgegangenen am gleichen Ort durchgeführten Implantationen. Mit diesen Lokalreaktionen muß in etwa 5 - 10 % der Fälle bei Wiederholungsinjektionen gerechnet werden.

2. Unabhängig davon kommt es nach der Injektion von hormonell aktiven Geweben — wie Placenta, Testes, Nebenniere — oft unmittelbar nach der Injektion zu einer *flächenhaften Rötung* auf nichtallergischer Grundlage. Diese Rötungen sprechen deshalb nicht auf Corticosteroide und Antihistaminica an, reagieren aber auf Katecholamine und insbesondere Novocain.

3. Aus allen bisherigen Reihenbeobachtungen muß man auf ca. 5000 bis 6000 Implantationen mit einem *Spritzenabszess* rechnen, selbst wenn äußerste aseptische Kautelen gewahrt werden. Diese Abszesse können durch von außen eingeschleppte Infektionen, aber auch durch Infektionen von Eiterherden im Körperinnern entstehen. Die letzt genannte Möglichkeit scheint die häufigere zu sein.

4. Mit *Überempfindlichkeitsreaktionen* vom Soforttyp *(Anaphylaxie)* muß bei Wiederholungsinjektionen — mehr als 3 vorausgegangene Injektionen — in

8‰ gerechnet werden, insbesondere dann, wenn keine Infektfreiheit garantiert ist. Eigene bakterielle Herde scheinen dabei die Schlepperfunktion eines Adjuvans auszuüben. Sofortreaktionen treten in der Regel IgE-vermittelt und über das Komplement-System gesteuert auf und stellen keine primäre Überempfindlichkeit für die xenogenen Gewebe dar.

5. *Die speziell in den Anfangsjahren häufig befürchteten und bis heute an die Wand gemalten Übertragungen von Tierseuchen sind bislang nicht beobachtet worden; es liegt darüber weder bei der ursprünglichen Frischzellenmethode noch bei den Trockenzellen ein objektivierter Bericht oder Befund vor. Auch bei der oft beschworenen Gefahr einer „Slow-Virus-Infektion" handelt es sich um eine Legende ohne Grundlage.*

6. *Eine besondere Wertung verdienen Unverträglichkeitserscheinungen,* bei denen aus einem zeitlichen Zusammenhang mit *Encephalomyelitis* und *Polyradiculitis* der Verdacht auf eine ursächliche Bedeutung der Zellimplantationen gelenkt wurde. Darüber liegen insgesamt 9 kasuistische Berichte vor, in den meisten dieser Fälle ist die Herkunft des Zellmaterials allerdings nicht deklariert, so daß eine Wertung im Rahmen der Zelltherapie zur Zeit noch nicht möglich ist.

7. Zellimplantationen sollten vermieden werden bei allen akuten und eitrigen Infektionen, da die Summation dieser Infekte mit der Implantationsbelastung eine der Hauptursachen für das Auftreten von allergischen Begleitphänomenen ist.

Vorsorgeuntersuchungen – Vorsorgemaßnahmen
Jede, auch eine biologische Therapie hat neben der sogen. erwünschten Hauptwirkung unter Umständen auch unerwünschte Nebenwirkungen; diese liegen bei Verwendung von xenogenem Material in erster Linie im Bereich immunologischer Reaktionen. Deshalb sind bei Einsatz der Zelltherapie zur Krankenbehandlung einige Vorsorgemaßnahmen und Vorsorgeuntersuchungen unerläßlich.

Vorsorgeuntersuchungen
Eine eingehende Vorsorgeuntersuchung dient zwei Zielen: Eine exakte Diagnose unter Wertung des biologischen Gesamtzustandes ist Voraussetzung für
a) die richtige Selektion der zu implantierenden Gewebe,
b) das Erkennen notwendiger therapeutischer Begleit- und Folgemaßnahmen im Rahmen einer ganzheitsmedizinischen Behandlung.

Desweiteren soll eine Vorsorgeuntersuchung Gegenindikationen erfassen und gegebenenfalls Vorsorgemaßnahmen veranlassen.

Vorsorgemaßnahmen

Zur Vermeidung immunologischer Komplikationen sind zunächst die Gegenindikationen zu beobachten und darüber hinaus zu empfehlen. 10-15 Minuten vor der Implantation die Verabreichung einer altersentsprechenden Einzeldosis eines Antihistamin-Prednison-Gemisches; dabei sollten 0,5 bis 1 mg/kg Körpergewicht Prednison eingesetzt werden.

Unmittelbar nach der Implantation können altersabhängig 5-20 Tropfen eines Adrenalinderivates auf die Zunge gegeben werden (Epinephrin, Novadral, Effortil, Adrenalin).

Bei bekannter Polyallergie kann eine Immunsuppression über drei Tage vor und zwei Tage nach der Implantation durchgeführt werden (0,5-1 mg Prednison/kg Körpergewicht + 1 Einzeldosis eines Antihistamin-Präparates; eine geeignete Kombination ist Celestamine).

Allergische Komplikationen

Bei Auftreten von ausgedehnten Lokalreaktionen unmittelbar nach der Implantation, sowie bei generallisierter Urticaria, Atemnot und Hustenreiz, Brechneigung, Kollaps-Neigung innerhalb von 20-90 Min. nach der Injektion sind 0,4-1,0 ml Epinephrin (Suprarenin) subcutan (oder langsam i.v.) die geeignetste Sofortmaßnahme. Prednison-Derivate (1-2 mg/kg Körpergewicht) wirken langsamer, können aber gleichzeitig gegeben werden, da ihr Wirkungsoptimum 20-25 Min. nach der Injektion liegt. Eine Infusionsbehandlung ist nach Lage des Falles angezeigt. Die Notwendigkeit dzau hat sich jedoch bei über 80 000 eigenen Implantationen nie ergeben.

Tritt eine Urticaria ein bis zwei Wochen nach der Implantation auf, empfiehlt sich neben der antiallergischen eine antibiotische Behandlung, da meist ein (unerkannter) bakterieller Fokus vorliegt.

Das therapeutische Ziel

ist die Zufuhr biochemischer Substanzen und Enzyme, sowie der darin enthaltenen anorganischen Elemente in ihrer nativen Zusammensetzung und Konzentration, um dem erkrankten Organismus die Möglichkeit zu geben Strukturdefekte und Funktionsminderungen zu reparieren. Dafür werden die entsprechenden Strukturen und Energien angeboten. Zelltherapie ist eine kausale der Funktions- und Strukturregenerations gewidmete und keine symptomatische Therapie.

Erkenntnistheoretische und naturwissenschaftliche Basis

Der Einsatz biologischer Mittel in der Medizin setzt ein anderes Denken voraus, welches dem Klischee-Denken chemisch-pharmakologisch trainierter Mediziner oft schwer fällt. Die heutige Medizin ist vorwiegend symptomatologisch orientiert. Vereinfacht heißt dies „hier Krankheitssymptom − dort Medikament zur Beseitigung oder Unterdrückung des Symptoms"; primitiv wird diese Denkschiene, wenn sie auf die Formel „Monosymptom-Monosubstanz" gebracht wird.

In der biologischen Medizin steht der Organismus als Funktionseinheit mit seinen Wechselbeziehungen zu Umfeld und Umwelt im Mittelpunkt des Denkens und Handelns; das Krankheitssymptom wird als Alarmzeichen einer Störung aufgefaßt − und nicht als primäres Behandlungsziel. Zum Verständnis der Zelltherapie ist deshalb eine Erläuterung des Begriffes „biologische Medizin" erforderlich.

Biologische Medizin
Versucht man den Begriff „Biologische Medizin" zu definieren, so scheint sich zunächst ein Gegensatz zur „philosophisch" deduzierten und „naturwissenschaftlich" geprägten Medizin ab.

Biologische Medizin ist eine Heilkunde, die sich unter Wahrung der Integrität von Körper und Geist in Diagnostik und in Therapie an biologischen Vorgängen orientiert.

Der Gegensatz zur philosophisch geprägten Medizin des Altertums, des Mittelalters und der naturwissenschaftlichen der letzten beiden Jahrhunderte ist freilich nur bei oberflächlicher Wertung vorhanden. Versteht man unter Biologie die Lehre vom Leben und den Lebensvorgängen, die Körper, Seele und Geist, also Materie und Dynamik beinhalten, wird deutlich, daß Geistes-und Naturwissenschaften elementare Bestandteile der Biologie sind.

Wenn man heute die naturwissenschaftliche Epoche der Medizin an ihren Erfolgen mißt, kann einiges ins Feld geführt werden: Die Ausrottung oder Eindämmung der Zivilisationsseuchen wird der Naturwissenschaft gutgeschrieben, obwohl die Immunisierung ein biologisches Verfahren ist; analytische Verfahren haben tiefgreifende Kenntnisse von den Stoffwechselvorgängen und Störungen gebracht. Die Entdeckung der ersten Antibiotika war nicht Resultat eines analytisch-naturwissenschaftlichen Forschens, sondern der Beobachtungsgabe und des Zufalls. Bei der Intensiv-Medizin wird das Janusgesicht dieses Weges schon offenkundiger. Was ausschließliches Denken und

Handeln mit chemischen Substanzen und invasiven Untersuchungsmethoden, mit ihren Verwüstungen der Umwelt und der Hauptnahrungsmittel an negativen Begleiterscheinungen für das Leben hervorgebracht haben, beginnt sich erst jetzt schemenhaft abzuzeichnen.

Erkenntnis-Dimensionen
Gehen wir davon aus, daß sich Lebensvorgänge in Größenordnungsbereichen zwischen 10^{20} und 10^{-31} abspielen, so muß man sich vergegenwärtigen, daß unsere Sinneswahrnehmungswelt unmittelbar nur die Bereiche zwischen 10^{+4} und 10^{-3}, also zwischen 10 000 Meter und 1 mm erfaßt. Die Dimensionen bis 10^{+7} und 10^{-7} sind mittelbar, d.h. mit Hilfsmitteln teilweise zu erschließen, wobei in den Grenzbereichen Ungenauigkeiten im Detail in Kauf zu nehmen sind, oder erst Artefakte (Elektronenmikroskopische Präparierung, Austrocknung) lückenhafte Einblicke in die Natur der lebenden Substanz zwischen 10^{-4} und 10^{-7} ermöglichen. In diesen Dimensionen ist die naturwissenschaftliche Exaktheit und Objektivität mehr eine Anmaßung als eine Tatsache. Der überwiegende Teil der Größendimensionen unseres Universums nach oben und unten — also im Weltall und bis zur Masse des Elektrons bei 10^{-31} bleibt unserer direkten Erkenntnisebene verschlossen und wird dann wieder Gegenstand der Philosophie, auch wenn sie manchmal mathematisch oder physikalisch verkleidet ist, wie in M. EIGENS großem Spiel „Ludus vitalis".

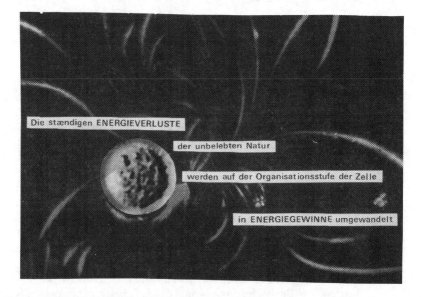

Abb. 1: Energiegewinnung

Leben ist ein Phänomen, das sich in den Dimensionen 10^{-5} bis 10^{+1} (Mikrometerbereich bis Meterbereich), also in einem schmalen Spektrum der Größendimensionen abspielt, aber von allen übrigen Dimensionen des Mikro- und Makrokosmos beeinflußt wird. Die elementare Organisationseinheit lebender Systeme ist die Zelle an der unteren Grenze, und der Vielzellenstaat „Organismus" an der oberen Grenze. Unterhalb der Zelle und oberhalb des Zellenstaates gibt es kein Leben, deshalb ist Leben integrierend mit der Existenz und Funktion der Zelle verknüpft.

Als Fundamentaleigenschaften des Lebens werden aufgeführt: *Wachstum, Stoffwechsel, Vermehrung (identische Reduplikation), zeitliche Begrenzung, Entstehung und Tod.* Alle diese Kriterien reichen zur Charakterisierung des Lebens nicht aus, denn sie kommen auch in der unbelebten Natur (z.B. bei den Kristallen) vor und finden sich auch an der Grenze zwischen lebender und unbelebter Natur. Unterhalb der Zellebene besitzen Viren und Phagen diese Fähigkeiten einschließlich der identischen Reduplikation in hohem Maße, sind aber dabei auf das Vorhandensein von Zellen, also anderer lebender Systeme angewiesen. Materie und Energie beziehen sie von vorwiegend embryonalen Geweben, wie die Viren in der Natur oder die Phagen von Bakterien. Ohne die energetische und materielle Quelle können Viren und Phagen kein Leben entfalten.

Zur Definition des Lebens müssen deshalb Kriterien herangezogen werden, die nicht meßbar sind, da sie außerhalb unserer Erkenntnisebene liegen.

Nur auf der Stufe der Zelle und Zellverbände liegt jene einzigartige Organisationsausstattung vor, die er ermöglicht, die ständigen Energieverluste der unbelebten Natur in Energiegewinne umzuwandeln.

Diese Energieumwandlung bildet die Voraussetzung für die als fundamental angesehenen Eigenschaften Wachstum, Stoffwechsel, Vermehrung. Selbst der Anfang und das Ende, also die zeitliche Begrenzung des Lebens, sind energetischer Natur. Die Vereinigung der Ei- und Samenzelle leitet bei „minimaler Materie" einen gewaltigen dynamischen Prozeß ein, der zur Vermehrung der Materie um das Hundert- bis Billionenfache führen kann. Am Ende dieser energetischen Entfaltung der Lebensprozesse geht bei gleicher Materie (Körpergewicht) die Fähigkeit verloren, die Energieverluste der unbelebten Natur (Wärme, Strahlung, Nahrung) in Energiegewinnung umzuwandeln; die Dynamik erlischt bei gleichen materiellen Voraussetzungen.

Die Zelle als biologisches Organisationszentrum
In der Hierarchie der belebten und unbelebten Welt steht der Organismus als Inbegriff eines Lebensverbandes an der obersten Stufe des Belebten; seine Existenz wird von der Umwelt und dem Makrokosmos ermöglicht und beeinflußt. Der Organismus selbst ist aus Organen, Geweben, Zellen, Molekülen und Elementen aufgebaut. Jeder dieser Größenordnungen oder Evolutionsebenen kommt eine eigene Rolle zu:

ORGANISMUS

ORGAN ▶ Koordination
(Struktur + Energie)

GEWEBE ▶ **Polarisation
(Energiepotenzierung)**

ZELLE ➔ Organisation
(Energiegewinnung)

MOLEKÜL → Kombination
(Strukturordnung)

ELEMENT - Vibration

Abb. 2: Organisations-Hierarchie

Das physikalische Phänomen der Vibration wird auf Molekülebene in der Kombination von Strukturen auf chemische Ebene gebracht. Die biologische Dimension beginnt mit der elementaren Organisationseinheit des Lebenden, der Zelle.

Leben beruht auf der Fähigkeit die in der Umwelt frei werdenden Energien – Zweiter Hauptsatz der Thermodynamik – einzufangen und für Synthese zu benutzen. Während in der unbelebten Natur der Verlust an Energie das Charakteristikum der Materie ist, ist alles Leben mit einem Energiegewinn verbunden. Die Elementarformation dieses energieerzeugenden Prozesses ist die Zelle, die aus der Kombination von Elementen und Molekülen – im wesentlichen energieabgebenden Formationen – eine energiegewinnende Organisationsform erstellt. Alle Lebensprozesse werden von hier aus gesteuert, wobei den Geweben die Polarisation, also Lenkung des Energie- und Arbeitsflusses in bestimmte Richtungen bei Multiplikation des zellulären Potentials, den Organen aber die Koordination der energetischen und strukturellen Prozesse zufällt.

Diagnostische und therapeutische Orientierungsebenen
Gemessen an der zentralen Stellung der Zelle in der Biologic nimmt sie in der Diagnostik und Therapie eine eher bescheidene Randstellung ein.

In der Medizin der Gegenwart erfolgt die diagnostische und therapeutische Orientierung vorwiegend an Krankheitssymptomen, Gewebeveränderungen und den Verschiebungen im Chemismus der Körperflüssigkeiten. Speziell bei der klinischen Symptomatologie muß man sich vergegenwärtigen, daß die Symptome Endglieder einer langen pathogenetischen Kette sind, einer Kette, die bei den Elementen oder Molekülen beginnt und in der Elementareinheit „Zelle" zur Fehlorganisation, in den Geweben zur Fehlpolarisation (Fehlsteuerung) führt.

Die Therapie wird durch die relativ groben Orientierungsmaßstäbe an den Endgliedern der Krankheitsprozesse zwangsläufig mehr zu einer symptomatischen als zu einer kausalen, denn die letzten Glieder einer langen Kausalkette werden erfaßt, objektiviert, quantifiziert. Die Anfänge und Zwischenglieder sind in naturwissenschaftlichen Parametern schwer erfaßbar und damit für eine nach Mengen und Maß ausgerichtete Therapie unbequem. Die Endgliedsymptom „Schmerz" wird mit Schmerzmitteln, die „Entzündung" mit Antiphlogistica, das Fehlen von Magensaft oder seiner Konstituenten mit Substitionspräparaten behandelt, der Husten als Symptom der Selbstheilungstendenz medikamentös oft ausgeschaltet, Fieber als Selbstheilungsregulationsmechanismus unterdrückt.

Wir messen Immunglobuline und teilen entsprechende Krankheitszustände nach diesen Endprodukten eines langen zellulären Syntheseprozesses ein –

orientieren uns also pathogenetisch und therapeutisch an den Spätfolgen – nicht an den Ursachen. Die Stoffwechselkrankheiten werden nach Stoffgruppen – Protein-, Lipid-, Kohlenhydrat-Stoffwechselstörungen – unterteilt, statt zu suchen, ob die Entgleisung der Stoffwechselwege in den Mitochondrien gestört,m den Ribosomen fehlgesteuert, an der Cytomembran behindert oder bereits im Zellkern fehlprogrammiert ist.

Unterwirft man sich der zwingenden Logik, daß jede Steuerung und Fehlsteuerung im Körper von einer biochemischen Reaktion von Zellen oder Zellorganellen ausgehen muß, sollte dieser Ursprung von Krankheit dort zum therapeutischen Leitmotiv gemacht werden, wo der Ursprung bekannt ist.

Je tiefer man aber in die Kausalkette der Lebensvorgänge und seiner Störungen eintritt, umsomehr entziehen sich diese Vorgänge der Objektivierbarkeit und Quantifizierbarkeit; sie spielen sich in Größenordnungen ab, die weder mittelbar noch unmittelbar für unsere Wahrnehmungswelt greifbar sind. Von diesen Erkenntnisebenen abhängig ist die therapeutische Ebene. Als Gesetz wird man dabei zu beachten haben: Je tiefer im zellulären oder subzellulären Bereich oder gar im Elementarbereich die biomedizinische Erkenntnisebene liegt, um so länger wird die Latenzzeit des therapeutischen Wirkungseintritts zu veranschlagen sein. Eine symptomatische Behandlung sollte innerhalb von Sekunden bis Minuten wirken, eine Therapie auf zellulärer Ebene wird Stunden bis Wochen beanspruchen, eine Beeinflussung biologischer Systeme mit subzellulären Bestandteilen, Elementen oder Elementarteilchen wird dosisabhängig unter Umständen zum Wirkungsnachweis Wochen bis Jahre erfordern.

Erkenntnistheoretische Basis
Von dieser erkenntnistheroretischen Basis ausgehend sind Sinn und Ziel der Zelltherapie abzuleiten.
Da Leben in seiner Funktion und Fehlsteuerung (=Krankheit) ein direkter Situationsausdruck der Elementareinheit „Zelle" und ihrer Mehrheit, der Zellverbände ist, muß das Hauptziel einer kausal orientierten Medizin die Erhaltung oder Wiederherstellung dieser Fundamentalfunktion sein.

Der therapeutische Einsatz fetaler Zellen dient der Versorgung eines bedürftigen Organismus mit der Energie (Dynamik) der rasch wachsenden fetalen Gewebe und der hohen Konzentration an biochemischen Substanzen
— also mit Energie und Materie —
um die Voraussetzungen zur Selbstregulation (Selbstheilung) zu vermitteln.

Gewebe	Microgramm DNA	Zellzahl pro 100 mg Milligramm Lyophilisat
1. Großhirnrinde	2,30	38 Millionen
2. Großhirnmark	2,55	42,5 Millionen
3. Zwischenhirn		95 Millionen
4. Frontalhirn		120 Millionen
5. Bindegewebe	6,42	113 Millionen
6. Knorpel	1,14	19,0 Millionen
7. Herz	5,92	154 Millionen
8. Leber	11,10	213,2 Millionen
9. Pankreas	13,33	222,2 Millionen
10. Dünndarm	12,43	207,2 Millionen
11. Thymus	50,20	1 301, 9 Millionen
12. Nebenniere total ♂	5,54	92,3 Millionen
13. Placenta ♂	9,98	304,4 Millionen

Zellzahl pro 100 mg Lyophilisat „Siccacell" berechnet nach dem DNA-Gehalt pro Milligramm. Die Endzahlen geben die Zellzahl pro 100 mg (in Millionen Zellen) an.

Tab. 1: Zellzahlen in 100 mg Lyophilisaten

	fet. Leber	fet. Milz	fet. Großhirn	fet. Bindegew.
Ca	437	527	468	<u>3.238</u>
Cr	0,75	1,93	0,94	<u>5,34</u>
Co	0	0	0	0
Cu	<u>198</u>	24,6	14,6	41,8
Fe	<u>2565</u>	1339	158,3	295,3
Li	0,05	1,20	0,44	<u>2,22</u>
Mg	539	944,5	705,3	<u>1.114</u>
Mn	<u>18,2</u>	1,32	2,34	2,79
Mo	<u>1,27</u>	0,28	0,11	0,22
Ni	0,26	2,10	1,64	2,27
P	11.680	12.830	<u>15.550</u>	6.395
K	30.325	18.430	17.040	9.897
Se	1,82	0	1,9	0,20
Na	4.758	5.892	10.795	<u>18.830</u>
V	0,66	0,38	0,20	0,15
Zn	<u>488</u>	70,1	59,7	72,3
Al	47,8	<u>139,1</u>	38,7	74
As	1,6	0	2,14	0,20
Cd	1,7	0,17	0,19	0,26
Pb	0	<u>1,07</u>	0,49	0
Hg	1,8	0,18	4,6	1,42

Tab. 2: **Organspezifische Muster** *in der Verteilung von 21 Elementen, Spurenelementen und „toxischen" Metallen in fet. Leber, fet. Milz, fet. Großhirn und fet. Bindegewebe.*

Ziel ist die Wiederherstellung der Elementareigenschaften der lebenden Zelle und ihrer Verbände, die Energieverluste und unbelebten Umwelt in neue Energien und Strukturen umzuwandeln.

Naturwissenschaftliche Basis
In naturwissenschaftlichen Begriffen ausgedrückt werden mittels Injektions-Implantation dem Organismus zur Verfügung gestellt:
1. *die fet. und juvenilen Geweben eigene hohe Konzentration an biochemischen Substraten und Enzymen, die mehr gewebespezifisch als artspezifisch ist.*
2. *die gewebespezifische Zusammensetzung an Elementen und Spurenelementen*
3. *die juvenilen Zellen und Geweben inhärenten Wachstums- und Entfaltungspotenzen.*

Die häufig von Kritikern gestellte Frage „Was kann in diesem bißchen Gewebe schon drin sein?" läßt sich exakt beantworten.

Mit 100 mg Gewebelyophilisat werden — je nach Organ — zwischen 80.000.000 bis 500.000.000 Zellen zugeführt. Die Tab. 1 gibt die mittlere Zellzahl für einzelne Organpräparate an.

Daneben wird eine organspezifische Quantität an DNA (Desoxyribonucleinsäure), RNA (Ribonucleinsäure), Phosphorverbindungen, Amino-Stickstoff, Gesamtstickstoff, Hydroxyprolin, Lipiden und Kohlenhydraten (s. S. 199) zugeführt.

Die zur Identitätsbestimmung ausreichende Charakterisierung an biochemischen Stoffen wird ergänzt durch eine für jedes Organ charakteristische Mengenverteilung an anorganischen Stoffen — Mengen —, Spurenelementen und Metallen —.
Eine solche Identitätsvisitenkarte als Beispiel zeigt die Tab. 2 für fet. Leber, fet. Milz, fet. Großhirn, fet. Bindegewebe, „Siccacell".

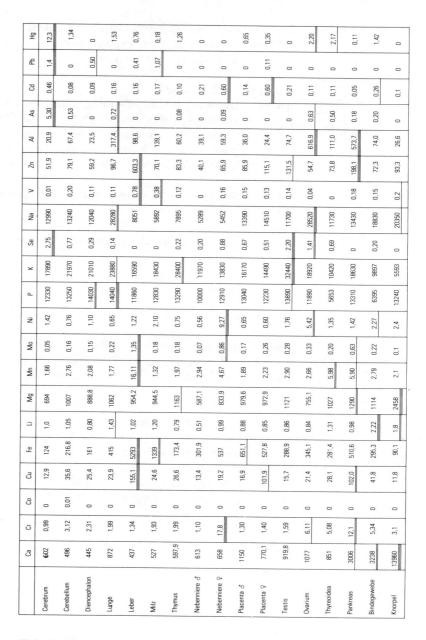

Tab. 3: Konzentrationen von 21 Elementen, Spurenelementen und toxischen Metallen in fetalen und juvenilen Geweben. Angaben in ppm. Orientierung nach den Elementen.

Voraussetzung für die Wirksamkeit
einer zelltherapeutischen Behandlung sind:
a) das Vorliegen von Strukturdefekten und/oder Funktionsstörungen auf zellulärer bis makromolekularer Ebene; ohne „ökologische Nische" für die implantierten biologischen Bausteine kann eine Inkooperation des injizierten Materials nicht erfolgen. Die Behandlung ist in einem solchen Falle wirkungslos ohne Schaden oder Nutzen zu verursachen.

b) ein den Zelldefekten oder Organfehlsteuerungen angepaßtes Angebot an therapeutischem Material. Die Gewebewahl und Kombination gehört zu den schwierigsten ärztlichen Aufgaben, da die klinische Symptomen-Konstellation nicht zwangsläufig die primäre Störung auf zellulärer oder subzellulärer Ebene offenbart.

Die Zelle als biologische Elementareinheit

Leben ist integrierend auf die Anwesenheit von Zellen angewiesen. Nur in der Organisationseinheit der Zelle gelingt es, die ständigen Energieverluste des unbelebten Universums in neue Energien und Strukturen umzuwandeln. Das Wissen um Strukturen und Funktionen der Zelle hat gerade in den letzten 30 Jahren enorme Fortschritte gemacht, da es mit Hilfe des Elektronenmikroskopes gelang, in tiefere Dimensionen vorzustoßen, und auf der anderen Seite die Enzymforschung eine große Zahl von Fermenten aufgedeckt hat, die Licht in die dynamischen Prozesse werfen.

Historische Daten
Von der Entdeckung durch R. HOOKE (1663), vor über 300 Jahren bis zur heutigen Zellbiologie führt ein faszinierender Weg in immer tiefere Wissensbereiche. Der Begriff Zelle wurde ursprünglich aus der bienenwabenähnlichen Form der Korbbaumrinde abgeleitet. Wegen der „umrandeten" Hohlräume im mikroskopischen Schnitt wurden diese Einheiten „Zellen" genannt. Ins wissenschaftliche Standardwissen kam diese Beobachtung erst Mitte des 19. Jahrhunderts, eingeführt durch M. SCHLEIDEN (1838), der feststellte, daß die Zelle die Grundeinheit aller Pflanzenstrukturen ist. TH. SCHWANN erweiterte dieses Axiom auf Tiere und Pflanzen. Mit der Zellforschung durch R. VIRCHOW und seiner Formulierung, daß alles Leben aus Zellen stamme, beginnt die Zellmorphologie das humanmedizinische Denken zu beeinflussen und über das folgende Jahrhundert fast allein zu prägen.

Die Vorstellungen vor dieser Zeit waren relativ primitiv und sehr häufig fand man die Bezeichnung „Klümpchen Protoplasma" oder „Nebeneinander von Zellkern und Zellplasma". Das Bild der Zelle selbst ist in geschichtlicher Perspektive ein Spiegelbild der technischen Möglichkeiten ihrer Erforschung. Über 300 Jahre haben die Strukturen im Lichtmikroskop die gedanklichen Konzeptionen beherrscht, bis das Elektronenmikroskop morphologisch neue Dimensionen erschloß, die Molekularbiologie und die Genetik den Schritt von der reinen Form (Struktur)-Betrachtung zur Funktion vollzog. Dieser Prozeß ging parallel der Entdeckung von subcellulären Strukturen und Organisationselementen, bei denen sich die Frage nach ihrer Bedeutung, d.h. ihre Funktion im biologischen Ordnungssystem, zwangsläufig stellte. Obwohl wir glauben, heute ein gutes Vorstellungsvermögen von der Zelle zu besitzen, sind die meisten Fragen des funktionellen Zusammenspiels innerhalb der und zwischen den Zellen ungeklärt. Was wir optisch besitzen ist nichts weiter als ein Skelett von Strukturen, die durch chemische Einflüsse (Färbung) oder physikalische Prozesse (elektronenmikroskopische Schnitte) sichtbar gemacht werden, nichts weiter als Momentaufnahmen eines dynamischen Prozesses. Diese Methoden vermitteln Struktur- und Raumordnungsvorstellungen, die nicht mehr beinhalten, als den Rohbau eines Hauses, der über das Leben und die Einrichtung im Haus nur Vermutungen zuläßt. Lebendbeobachtungen und cytochemische Methoden helfen deshalb die Funktion der elementaren Organisationseinheit des Lebens, eben der Zelle, aufzuklären.

Der Bauplan
Der Bauplan der Zelle spiegelt die phylogenetische Rangordnung wieder. Von den primitivsten Zellen, den Mykoplasmataceae über die Bakterien, Blaualgen, die höheren Pflanzenzellen geht der Entwicklungsstand bis zum komplexen System der Zellen mit Membranschranken und kompletter Organellenausstattung bei vielzelligen und höher organisierten Organismen. In der Evolution folgten auf die Makromoleküle die Zellen ohne Kerne (Prokaryonten). Nach etwa 2 Milliarden Jahren Erdgeschichte treten die ersten kernhaltigen Zellen (Eukaryonten) auf den Plan. Ursprünglich haben die Zellen ihre Energie nur von der Sonne bezogen, später wurde der Energiestoffwechsel auf die Verwendung von Sauerstoff umgestellt. Die weitere evolutive Entwicklung wird vermutlich nicht mehr über eine Abwandlung der Zellorganellen laufen, sondern auf eine weitere Differenzierung der zwischenzelligen Wechselbeziehung angewiesen sein.

Zu den obligaten Bauelementen der höheren Zelle gehören (Abb. 3,4):
  1. Kern (Nucleus)
  2. Kernkörperchen (Nucleolus)
  3. Kernmembran
  4. Nucleoporen
  5. Endoplasmatische Reticulum (Ergastoplasma)

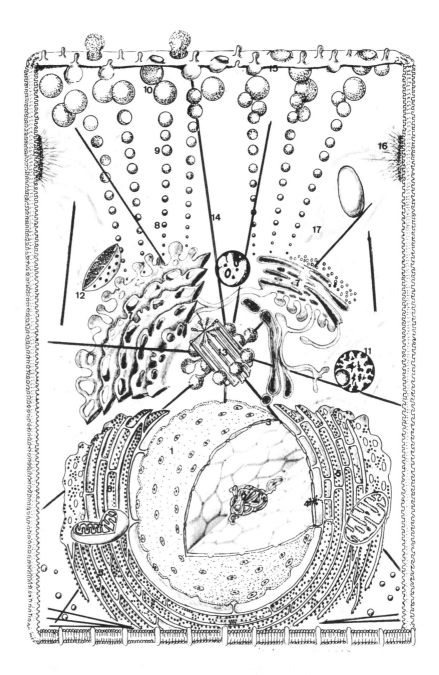

Abb. 3: Idealisiertes Schema einer polaren Zelle

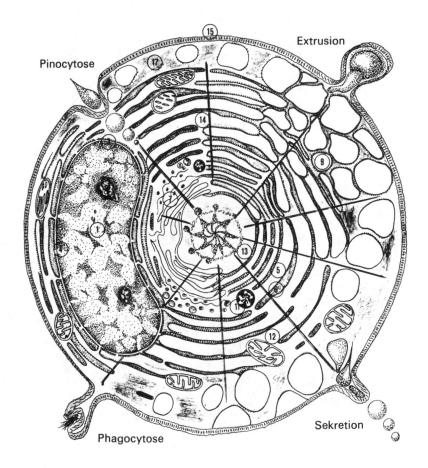

Abb. 4: Idealisiertes Schema einer unpolaren Zelle. Immunocyt im Synthesestadium.

6. Ribosomen
7. Golgi-Apparat
8. Vesiculae
9. Vacuolen
10. Sekretgranula
11. Lysosomen
12. Mitochondrien
13. Centriol
14. Mikrotubuli
15. Zellskelett
16. Grundplasma
17. Zellmembran (Plasmalemm)
18. Desmosomen

Form und Funktion der Zellorganellen unterliegen bestimmten Variationen bei einem einheitlichen Bauprinzip. Dabei hat der Zellkern den Bestand der Art zu sichern, ist also verantwortlich für die identische Fortpflanzung, während der Zelleib in erster Linie wirtschaftliche Aufgaben zu erfüllen hat.

Der Zellkern
besteht aus DNS-haltigem Chromatin, der *Nucleolus* stellt ein aus RNS bestehendes Knäuel innerhalb der Kerns dar. Der Kern wird von einer Membran umgeben, die aus zwei Blättern besteht. Das äußere dieser Blätter ist mit Ribosomen besetzt und geht in das endoplasmatische Retikulum im Zellinnern über; es wird von *Nucleoporen,* also Öffnungen für den Stoffaustausch, unterbrochen. Zwischen beiden Membranen liegt der sog. perinucleäre Raum.

Funktionell wird die genetische Information in der DNS des Zellkerns über den Nucleolus an die Strukturen des Zelleibes weitergegeben, so daß alle dort hergestellten Stoffe quasi auf einer einheitlichen Matritze entworfen werden.

Die Herstellung der zelleigenen Syntheseprodukte findet auf den *Ribosomen des endoplasmatischen Reticulums* statt. Dichte und Ausdehnung dieses auch als Ergastoplasma bezeichneten Systems von schlauchartig angeordneten Membranen ist ein Spiegelbild der Syntheseaktivität der Zelle. Je höher die Arbeitsleistung und Herstellung von Proteinen ist, um so dichter ist das endoplasmatische Reticulum.

Die Endverarbeitung der Syntheseprodukte erfolgt im sog. *Golgi-Apparat*; dieser ist abhängig von der Zellform, unterschiedlich strukturiert und besteht aus Membranen, aus denen schließlich *Sacculi, Doppelmembranen, Vacuolen* und *Vesicel* hervorgehen. Innerhalb dieser Strukturen erfolgt die Endkontrolle der aufgebauten Stoffe und anschließend die Abgabe von Syntheseprodukten in Vesiculae, Vacuolen und Sekretgranula sind flüssigkeitsgefüllte Hohl-

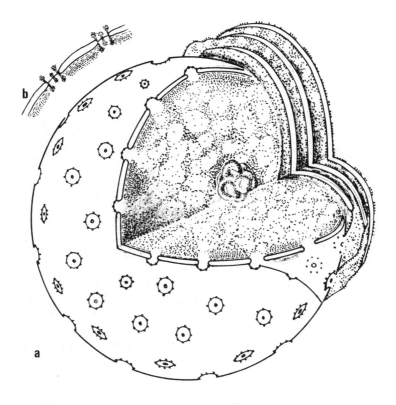

Abb. 5: Zellkern und Kernkörperchen

räume, die die Inhaltsstoffe weiter transportieren und schließlich über die Zellmembran in die umgebende Flüssigkeit oder an die Nachbarzelle abgeben. Golgi-Apparat und endoplasmatisches Retikulum sind durch den GERL-Komplex miteinander verbunden.

Je höher die Arbeitsleistung einer Zelle ist, um so höher ist der Energiebedarf; dieser wird gedeckt durch die *Mitochondrien*. Es handelt sich dabei um elliptische, kugel-, stab-, oder fadenförmige Gebilde von 0,3 bis 5 μm Länge; sie liefern aufgrund ihrer Enzymausstattung die Energie für die Zelle, werden deshalb auch als *Energiestationen* oder *Transformatoren* bezeichnet. Je nach Stoffwechselaktivität enthält eine Zelle deshalb mehr oder weniger Mitochondrien. Mitochondrien stellen ein Doppelmembransystem dar, wobei die innere Membran zahlreiche Formen zur Vergrößerung der Oberfläche im Laufe der Evolution entwickelt hat. Dementsprechend wird die Oberfläche durch Cristae, Tubuli oder Sacculi erweitert. Über die Entstehung der Mitochondrien gibt es nur Vermutungen, da sie innerhalb der Zelle eine gewisse Eigenständigkeit besitzen. Nicht ganz ferne liegend ist die Annahme, daß es sich dabei um ein Relikt von Prokaryonten innerhalb der kernhaltigen Zellen der Eukaryonten handelt.

Das *Centriol* befindet sich in Kernnähe, meist in der Zellmitte, an der konkaven Seite des Golgi-Apparates. Dieses Gebiet wird insgesamt auch als Centrosphäre bezeichnet. 9 etwa 0,5 μm lange Dreiergruppen aus Mikrotubuli (Tripletten) bilden einen Zylinder von etwa 0,25 μm Durchmesser. Der Zylinder ist von kugeligen Satelliten umgeben (Abb.6), das Centriol enthält extrachromosomale DNS, bestimmt und leitet die Zellteilung und ist Ausgangspunkt des sog. Zellskeletts. Wie bei Mitochondrien handelt es sich dabei um halbautonome Zellorganellen in der Zellorganisation.

Vom Centriol ausgehend werden *Mikrotubuli* und fibrilläre Strukturelemente sichtbar, die unter dem Dachbegriff „Metaplasma" zusammengefaßt werden. Mikrotubuli sind 200-300 Å im Durchmesser dick, unterschiedlich lang, durchziehen den Cytoplasmaraum, sind aber centripetal zum Centriol hin orientiert. Sie sind vergleichbar mit einem Regenschirmgerüst, das für Stabilität und Plastizität der Zelle zu sorgen hat.

Für den Abbau von schwerverdaulichen Substanzen sind die *Lysosomen* verantwortlich. Es sind rundliche bis ovale Organellen, die saure Fermente enthalten und schwer zu verdauende Substanzen in einer Art Säurebad degradieren. Lysosomen haben deshalb eine Hauptaufgabe bei der Selbstreinigung der Zelle. Bei der Entleerung ihrer Inhaltsstoffe (z.B. im Rahmen eines anaphylaktischen Prozesses) können diese sauren Fermente aber auch verhängnisvolle Folgen für die Existenz des Lebewesens haben.

Umschlossen wird der Funktionsraum der Zelle von der *Zellmembran* (Plasmalemm). Die Zellmembran (Cytomembran) besteht aus 3 Schichten, ist durchschnittlich 75-100 Å dick, halbdurchlässig; sie regelt die Wechselbeziehung mit dem extrazellulären Raum und ist in der Lage flüssige Partikel durch *Pinocytose* oder feste Partikel durch *Phagocytose* mit Aus- und Einstülpungen aufzunehmen. Die Zellmembran enthält Rezeptoren und Enzyme für das Erkennen von Fremdsubstanzen, Hormonen und anderen Zellen. Ihre Hauptaufgabe ist aber die *Abgrenzung eines ökologischen Raumes*. Desmosomen sind als Haftplatten spezialisierte Zellorganellen, die dem interzellulären Verbund dienen. Bündel von Tonofibrillen sind Ausdruck dieser Haftfunktion. Je nachdem, ob die Zelle sich einzeln im flüssigen Milieu bewegt, oder im Gewebsverband liegt, ist sie unpolar (radiär) oder polar orientiert (Abb. 3,4).

Funktionsorientierte Formen
Die ursprüngliche Form der Zelle war unpolar, da sie sich im flüssigen Milieu bewegte. Mit der Entwicklung höherer Organismen und der Organe mußten sich die Zellen neuen Ordnungsprinzipien unterwerfen.

Die *unpolare Zelle* hat die Form von Kugeln oder kugelähnlichen Rotationsellipsen und paßt sich damit den Strömungsbedingungen im flüssigen Milieu an. Die Stoffaufnahme erfolgt aus, die Stoffabgabe in verschiedenen, durch Strukturgesetze bestimmten Richtungen, von der Oberfläche aus. Die Transportwege sind in die Zelle und aus der Zelle radiär orientiert. Prototypen dieser unpolaren Zellen sind die Blut- und Exsudatzellen, speziell Monozyten, Histiocyten und Plasmazellen. Ihre Form gewährleistet auch die Formvariabilität, d.h. die Anpassung an funktionelle Bedürfnisse innerhalb des flüssigen Milieus. Die Zellen pflegen eine Vielzahl von Aufgaben zu übernehmen. Sie sind pluripotent und haben zum Teil die Omnipotenz embryonaler Zellen bewahrt. Eine Ausnahme bildet der kernlose Erythrocyt mit seiner Spezialaufgabe in der Sauerstoffversorgung.

Zellen im Gewebsverband und in den Organen sind vorwiegend spezialisiert und *polar orientiert*. Soweit die Syntheseprodukte herstellen und Sekrete produzieren (Abb. 3) lassen sich theoretisch 3 Zonen im Funktionsablauf abgrenzen:

a) Von einer Versorgungsbasis aus werden über Kapillaren biochemische Substanzen in das Zellinnere geschleußt, meist in Verbindung und gelöst in Flüssigkeiten.
b) Die Synthesezone umfaßt das Ergastoplasma, das Golgi-Feld und das Vesikel- und Zisternensystem.
c) Die Syntheseprodukte werden durch den Golgiapparat kontrolliert in Sekretionsgranula und Zisternen gesammelt, gegen die apikale Zellmembranen abtransportiert und dort über die Zellmembran entweder an die

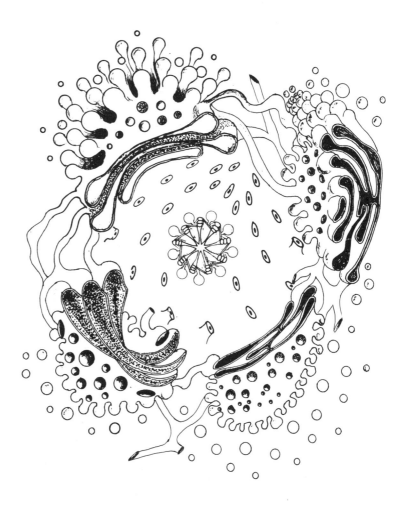

Abb. 6: Golgi-Apparat mit Centriol

nächst gelegene Zelle zur Weiterverarbeitung oder in einen Hohlraum abgegeben.

Zellen im Gewebeverband verlieren mit ihrer Spezialisierung die Pluripotenz unpolarer Zellen und dienen meist spezialisierten Stoffwechselaufgaben.

Form und Funktion der Zellen stellen ein biotechnisches Wunder dar, das bislang von keiner menschlich-industriellen Kreation auch nur annähernd nachvollzogen werden konnte.

Abb. 7: Elektronenoptisches Bild eines Leukocyten (18.000fach vergrößert).

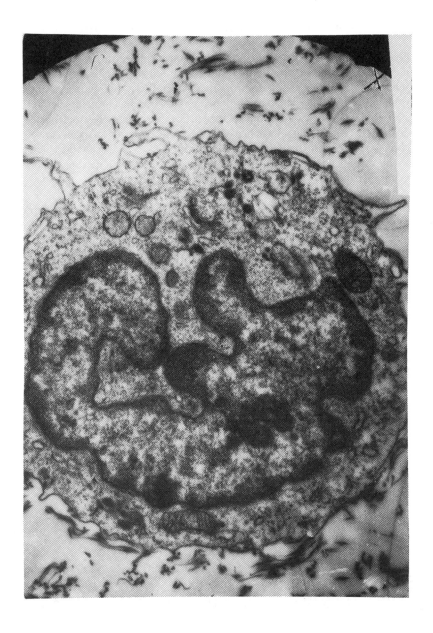

Praxis und Klinik

Reifung, Reife, Alterung

Zelltherapie im integralen Behandlungskonzept bei Lebensbehinderungen

Geistige, körperliche und Mehrfachbehinderungen pflegen in der Regel nicht nur einen, sondern mehrere Entwicklungssektoren zu betreffen. Im somatischen Bereich können es die anthropometrischen Werte oder die statomotorischen — also funktionellen — Komponenten sein. In der nichtmateriellen geistigen Sphäre gibt es von der intellektuellen über die psychisch-sozialen Ausfälle bis zu Teilleistungsschwächen eine reich differenzierte Skala von Abweichungen von der Norm. Bei der Vielzahl der möglichen Abweichungen bleibt es eine essentielle ärztliche Aufgabe, die Ganzheit der betroffenen Persönlichkeit im Auge — und im therapeutischen Visier zu behalten.

Eine oft vollzogene Fehlerkaskade ist die Diagnosestellung nach der vorherrschenden Symptomatik. Wer vom „Spastiker", „Diplegiker", „Stoffpuppenphänomen" spricht, engt seinen Horizont primär ebenso ein, wie jene, die eine Klassifizierung nach dem Intelligenzquotienten vornehmen. Der „Körperbehinderte" hat ebenso ein Seelenleben und Sozialempfinden, wie der „Sprach- oder Hörbehinderte". Die Belange der Gesamtpersönlichkeit in der Eigenentwicklung und den Beziehungen zur Umwelt zu erfassen und in ein integrales Behandlungskonzept zu ordnen, ist eine schwere Aufgabe, aber der einzig richtige Weg.

Ansatzpunkte der Therapie

Da bei der Mehrzahl der Lebensbehinderungen das Zentralnervensystem prägend mitbeteiligt ist, soll nachfolgend das Prinzip einer Mehrschichttherapie an den therapeutischen Ansatzmöglichkeiten an der Nervenzelle, dem Neuron, exemplifiziert werden.

Stoffwechselsteigerung bzw. -lenkung

1. Unspezifische
⇩
a) Euphyllin
b) Herzglykoside
c) Coffein
d) Amphetamine
e) Complamin®
f) Ephedrin-Derivate
g) Kampfer u. a.

2. Spezifische
⇩
a) Das Pyritinoldihydrochloridmonohydrat (Encephabol®)
b) Piracetam (Normabrain®, Nootrop®)
c) Centrophenoxin Helfergin®
d) Actihaemyl®
e) Nikotinsäure-Derivate

4. Training von der Peripherie
⇩
a) *Physiotherapie* (Krankengymnastik, Heilgymnastik, Heileurhythmie, Versehrtensport, Bewegungstherapie, therapeutisches Reiten, therapeutisches Schwimmen u. a.)
b) *Verhaltenstherapie*
c) *Psychotherapie*
d) *Beschäftigungstherapie*
e) *Sprachtherapie*
f) *optisches Training*
g) *akustisches Training*
h) *Reizstrombehandlung*
i) *Schwimm-Auftriebs-Therapie*

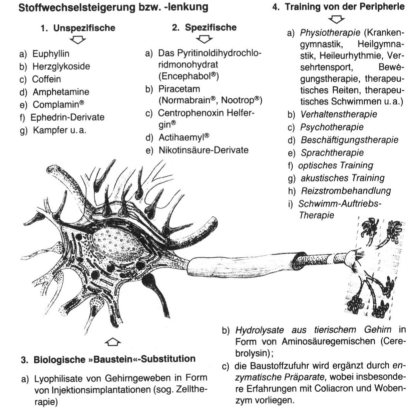

3. Biologische »Baustein«-Substitution
⇩
a) Lyophilisate von Gehirngeweben in Form von Injektionsimplantationen (sog. Zelltherapie)
b) *Hydrolysate aus tierischem Gehirn* in Form von Aminosäuregemischen (Cerebrolysin);
c) die Baustoffzufuhr wird ergänzt durch *enzymatische Präparate*, wobei insbesondere Erfahrungen mit Coliacron und Wobenzym vorliegen.

Abb. 8: Therapeutische Ansatzpunkte bei Reifungshemmungen des ZNS

Vom morphologischen Substrat aus hat man es mit drei Grundprozessen zu tun:

a) Defizit an Neuronen,
b) Reifungs- und Differenzierungshemmungen des Neuropils,
c) destruktive (degenerative) Prozesse.

Der weitaus bedeutsamste Anteil geistiger Behinderungen geht auf eine Reifungshemmung des Zentralnervensystems zurück, durch welche der Funktionszustand des Gehirns auf frühkindlichen Stufen verharrt. Für dieses Gros der Behinderung — das klinisch unter Begriffen wie „Frühkindlicher Hirnschaden", „Infantile Cerebralparese" oder „Cerebrale Bewegungsstörung" geführt wird —, bieten sich therapeutisch mehrere Ansatzpunkte an:

1. Unspezifische Stoffwechselsteigerung

Durch ein vermehrtes Substrat- und Sauerstoffangebot im Gehirn, soll eine unspezifische Steigerung des Stoffumsatzes erreicht werden. Dazu dienen Allgemeinmaßnahmen wie:
Körperliche Aktivierung;
Ernährungsumstellung;
Durchblutungsförderung durch physikalische Maßnahmen oder medikamentös.
Die *medikamentösen Maßnahmen* mit Euphyllin, Coffein, Amphetamine, Complamin, Ephedrin, Kampfer und Herzglykosiden können für temporären Einsatz von Nutzen sein.

2. Spezifische Stoffwechselbeeinflussung

Als Folge unserer zunehmenden Kenntnisse über die Neurotransmitter werden immer mehr Substanzen entwickelt, die bestimmte Stoffwechselschritte im Gehirn lenken, d.h. fördern oder hemmen können. Dieser von der Pharmakologie und Klinik lange vernachlässigte Sektor der Therapie ist heute noch unzureichend entwickelt. Die meisten Fortschritte in der Zukunft sind aber auf diesem Gebiet zu erwarten. Zu den bekannten Wirkstoffen dieser Gruppe, die bestimmte Stoffwechselschritte lenken, gehören:

a) *Das Pyritinoldihydrochloridmonohydrat (Encephabol®)*
b) *Piracetam (Normabrain®, Nootrop®),*
c) *Centrophenoxin (Helfergin®),*
d) *Actihaemyl,*
e) *Nikotinsäure-Derivate,*
f) *Membranaktivatoren (Membravit®),*
g) *Monoaminooxydasehemmer,*
h) *Adrenocorticotropes Hormon (ACTH),*
i) *L-Dopa.*

3. Biologische Organtherapie („Bausteinangebot")

a) *Lyophilisate* von Gehirngeweben in Form von Injektionsimplantationen (*Zelltherapie*).
b) *Zellkompartimente* (Mitochondrien, Membranen),
c) *Hydrolysate* aus tierischem Gehirn in Form von Aminosäuregemischen (Cerebrolysin),
d) *Organische Molekulartherapeutica* (Phosphatidylcholin, Bros, Phosphatidyl-Inosit),
e) *die Baustoffzufuhr wird ergänzt durch Enzympräparate,* welche den Materialeinbau und damit die Regeneration defekter Strukturen funktionell unterstützen sollen. Geeignete Präparate auf diesem Gebiet sind: *Wobe-Mugos, Wobenzym, Coliacron, Oculucidon*. Bei gewissen Indikationen Fermentpräparate der Verdauungsorgane.

4. Funktionelle Therapie
(Training von der Peripherie)

Während die unter 1 bis 3 genannten Therapie-Verfahren der Stoffwechselsteigerung und der baulichen Rekonstruktion der Nervenzellen dienen, bedient sich die funktionelle Trainingsmethode eines anderen Prinzipes: Des funktionellen Trainings des Neurons von der Peripherie her. Funktionsabläufe zu denen das Neuron von sich aus nicht fähig ist, werden passiv ausgelöst, um damit die Funktionsabläufe zu bahnen.

Grundregeln für Krankengymnastik

Folgende Grundsätze sollten für die Durchführung der Krankengymnastik beachtet werden:

1. Es ist erforderlich, die krankengymnastische Behandlung so früh wie möglich zu beginnen, d.h. nicht erst zu warten bis ein Entwicklungsrückstand diagnostiziert ist.
2. Der Krankengymnastik kommt entscheidende „Heilwirkung" im Verlauf der ersten 3 Lebensjahre zu. Innerhalb dieser Zeitspanne sollte das Kind die Grundfunktionen der Statik und Bewegung erlernen. Beherrscht ein Kind diese Funktionen, hat die Krankengymnastik ihre Aufgaben erfüllt und wird durch den freien Bewegungsablauf eines Kindes ersetzt.
3. Eine krankengymnastische oder heilgymnastische Behandlung sollte immer eine Ganzkörperbehandlung sein, d.h. man soll sich nicht auf einzelne Muskelgruppen oder Glieder beschränken.

4. Das Übungsprogramm muß den jeweiligen Entwicklungsstand des Kindes, der Störung und der Reaktion des Kindes sowie den Fähigkeiten der Mutter angepaßt werden.
5. Die ersten Übungen sollen aus diesem Grund möglichst einfach und nicht zu anspruchsvoll sein, um Mutter und Kind an die krankengymnastische Arbeit miteinander zu gewöhnen.
6. Es ist wünschenswert, daß nicht mehr als 5-6 Übungen nebeneinander durchgeführt werden; erst wenn die Funktionen, die dieses Übungsprogramm erreichen soll, erzielt sind, werden die Übungen sukzessive durch andere Übungen ersetzt.
7. Die Übungen sollen so aufgebaut sein, daß sie ohne Schmerzen durchführbar sind und keine Primitivreflexe oder pathologische Bewegungsreaktionen auslösen.
8. Jedes Übungsprogramm sollte durch 2-3 allgemeine Lockerungsübungen eingeleitet werden, um den Körper für kompliziertere Bewegungsabläufe vorzubereiten.
9. Die Behandlungszeit sollte nicht über das physiologische Vermögen des Kindes und der Mutter ausgedehnt werden. Optimale Zeiten sind 3-4mal täglich 8-15 Minuten je nach Alter und Entwicklungsstand.
10. Die Krankengymnastik soll in einer entspannten und heiteren Atmosphäre stattfinden, so daß sowohl die Mutter als auch das Kind gerne das Übungsprogramm absolvieren.

Zu diesen Methoden gehören:

a) *Physiotherapie* (Krankengymnastik, Heilgymnastik, Heileurhythmie, Versehrtensport, Bewegungstherapie, therapeutisches Reiten, therapeutisches Schwimmen u.a.)
b) *Verhaltenstherapie,*
c) *Psychotherapie,*
d) *Beschäftigungstherapie,*
e) *Sprachtherapie,*
f) *optisches Training,*
g) *akustisches Training,*
h) *Reizstrombehandlung,*
i) *bioenergetische Verfahren.*

Zelltherapie

Nach Umschreibung des ganzheitsmedizinischen Konzeptes soll nachfolgend die Bedeutung der biologischen Baustofftherapie herausgegriffen und gesondert umrissen werden. Es klingt fast banal festzustellen, daß ein unterentwickeltes, reifungsgestörtes oder durch Degeneration baulich geschädigtes Nervensystem Material und Energie braucht, wenn es regenerieren soll. Einen entscheidenden Fortschritt in der Behandlung geistiger Entwicklungsstörungen brachte deshalb, innerhalb der letzten 30 Jahre, die Einbeziehung der sogenannten Zelltherapie in das therapeutische Konzept. Das Angebot von fetalen Zell-Suspensionen dient einer Versorgung des Gehirns mit Baumaterial und Enzymen, mit deren Hilfe eine Ausreifung von Sekundärstrukturen des zentralen Nervensystems — Dendriten, Neuriten, Markscheiden, Synapsen — gefördert werden kann; nicht vorhandene Zellen können nicht ersetzt werden. Dieser Baustein-Therapie in Form von lyophilisierten fetalen Hirngeweben, also dem Angebot von Substraten, steht die Förderung des Einbaues durch die Enzymtherapie zur Seite. Während die Substrat-Präparationen in ausreichender Differenziertheit zur Verfügung stehen, ist das Angebot an gezielten Enzympräparaten noch lückenhaft. Für den Einbau sind *zwei Vorbedingungen* maßgeblich: Erstens muß im korrespondierenden Organ des Empfängers — in diesem Fall im Gehirn — ein Bedarf (Defekt, Krankheit, Insuffizienz) bestehen, daneben müssen die Bausteine für den Einbau eine *organspezifische Struktur* besitzen, um inkorporiert werden zu können.

Der Einbau erfolgt wahrscheinlich je nach Bedarf des Empfängers in verschiedenen Größenordnungen. Experimentelle Beweise liegen von Oligopeptiden bis zu heterologen Makromolekülen vor.

Der Vorteil der Injektions-Implantationen gegenüber den konventionellen Transplantations-Techniken liegt darin, daß die implantierten Gewebe nicht auf die Blutversorgung von Seiten des Empfänger-Organismus angewiesen sind; sie erleiden deshalb keine Strukturveränderung oder Degeneration infolge mangelhafter Blutversorgung und Sauerstoffarmut nach der Transplantation.

Durch die Implantationstechnik sind Organe erreichbar, die einer konventionellen Transplantation nicht zugänglich sind — wie z.B. Gehirn, Pancreas, endokrine Drüsen, Thymus u.a.

Durch Verwendung von *fetalen Geweben* kann eine höhere biochemische Substrat- und Enzym-Konzentration angeboten werden, wobei ein weiterer Vorteil darin besteht, daß die fetalen Gewebe eine höhere biologische Vitalität und eine geringere Antigenität besitzen.

Wahl der Implantationsgewebe
Die Kombination von Geweben, die zu implantieren sind, zu ermitteln, gehört zur eigentlichen Kunst und ärztlichen Aufgabe im Rahmen der mehrdimensionalen Behandlung. Gegenüber den technischen Verfahren haben klinische Symptome einen brauchbaren Aussagewert und sollten deshalb bevorzugt werden, zumal sie nicht aggressiv sind. Es geht darum, den Ort der Schädigung im ZNS relativ genau zu lokalisieren bzw. die beteiligten Funktionskreise zu kennen.

Symptom	HAUPTSITZ DER LÄSION	Zu implantierende Zellsuspensionen
Normale Intelligenz		
Debilität (iQ 80-50)		Rinde, Hemisphäre, Frontal-, Temporal-
Imbezillität (iQ 50-20)		Parietal-, Occipitalhim
Idiotie (iQ unter 20)		je nach Ursache und Begleitsymptomatik
normocephal		
makrocephal		
mikrocephal	GEHIRNRINDE	
Monoplegie	GROSS-	
Diplegie spast.	HIRNHEMISPHÄRE	Rinde, Hemisphäre, Frontal-, Temporal-
Hemiplegie schlaff		Parietal-, Occipitalhirn
Triplegie		evtl. Zwischenhirn, Rückenmark
Tetraplegie		je nach Ursache und Begleitsymptomatik
Kontrakturen		
Rigor		
Muskelhypertonie		
Muskelhypotonie		Mittelhirn, Occipitalhirn, Medulla oblong.
Dystonie (altern. Tonus)		Mittelhirn, Occipitalhirn, Zwischenhirn
Krampf-Anfälle		Petit-mal: Mittelhirn, Medulla oblong., Thalamus
Hyperkinesen		Grand-mal: Rinde oder Rindenabschnitte
Koordinationsstörungen		Kleinhirn, Stammganglien, Zwischenhirn, Rinde
Tremor		Stammganglien, Zwischenhirn, Rinde
Chorea	STAMMGANGLIEN	Zwischenhirn, Stammganglien, Temporalhirn
Athetose		Frontalhirn, Stammganglien, Temporalhirn
motorische Unruhe	ZWISCHENHIRN	Zwischenhirn, Stammganglien, Temporalhirn
Eretismus		Temporalhirn, Stammganglien, Temporalhirn
Autismus	HYPOTHALAMUS	Hypothalamus, Zwischenhirn, Frontalhirn
extrapyramid. Syndrom		Stammganglien, Zwischenhirn, Mittelhirn
Antriebsstörung		Frontalhirn, Zwischenhirn
Konzentrationsschwäche		Zwischenhirn, Rindengebiete
Affektinkontinenz		Hypothalamus, Zwischenhirn, Rinde
Perseverationstendenz		Zwischenhirn, Rinde
Legasthenie		Hypothalamus, Zwischenhirn, Rinde
Polydipsie		Zwischenhirn, Hypothalamus, Hypophyse
Polyphagie		Zwischenhirn, Hypothalamus, Hypophyse
Hypertrichose		Zwischenhirn, Hypothalamus, Mittelhirn
Vegetative Störungen		Mittelhirn, Medulla oblong., Zwischenhirn
Trophische Störungen		Mittelhirn, Medulla oblong., Zwischenhirn
Temperaturlabilität		Mittelhirn, Medulla oblong., Zwischenhirn
Hypersensibilität	MITTELHIRN	Mittelhirn, Medulla oblong., Parietalhirn
Hyposensibilität		Mittelhirn, Medulla oblong., Parietalhirn
Hyperhydrosis	MEDULLA OBLONG.	Mittelhirn, Medulla oblong., Zwischenhirn
Anhydrosis		Mittelhirn, Medulla oblong., Zwischenhirn
Ataxie	KLEINHIRN	Kleinhirn, Zwischenhirn, Frontalhirn, Stammgangl.
Strabismus		
Blickparese	SEHBAHNEN	Zwischenhirn, Thalamus, Occipitalhirn
Nystagmus		
Sehschwäche	OCCIPITALHIRN	
Blindheit	AUGE	Sehnerv, Netzhaut, Linse
Hörschwäche	HÖRBAHNEN	Zwischenhirn, Mittelhirn
Taubheit	TEMPORALHIRN	Temporalhirn, Occipitalhirn
Dyslalie	OHR	
Schluckstörungen		Stammganglien, Medulla oblong., Mittelhirn

Die bei frühkindlichen Hirnschäden häufigsten Symptome sind grob nach ihrem zentralnervösen Entstehungsort gruppiert

Copyright: Prof. Dr. F. Schmid, Aschaffenburg

Tab. 4: Symptomatologisch orientierte Implantationstherapie.

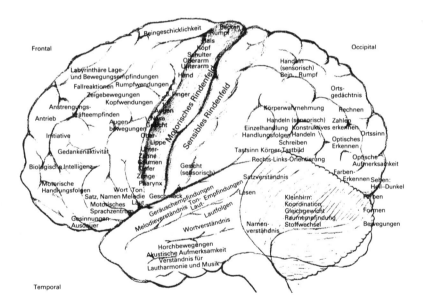

Abb. 9: Funktions-Topographie der Gehirnrinde. Außenaufsicht auf die Hemisphäre. Kleinhirn interponiert.

Dazu hilft eine Analyse der neurologischen Symptomatik, die Kartographie des Gehirns, insbesondere der Gehirnrinde.

Die technischen Verfahren, wie Röntgenaufnahme des Schädels, Elektroencephalogramm, Computer-Tomographie, Kernspintverfahren können natürlich exaktere Anhaltspunkte liefern; die dabei fassbaren Befunde müssen aber anatomisch so stark ausgeprägt sein, daß viele feingewebliche und kleinflächige Störungen damit nicht erfaßbar sind. Eine Anleitung nach der neurologischen Symptomatik gibt die Tabelle 4, das Ablesen der Funktionsareale der Gehirnrinde erleichtert die Abbildung 9.

Spezielle Indikationen

Der Einsatz der Zelltherapie ist abhängig von der Grundkrankheit, den beteiligten Organen und nicht zuletzt vom Alter des Patienten. Die Hauptgruppen von Störungen und Krankheiten bei denen eine Zelltherapie den Krankheitsverlauf entscheidend beeinflussen kann, sind nachfolgend kurz skizziert.

Angeborene Stoffwechselstörungen

Die angeborenen Stoffwechselstörungen stellen ein sehr differenziertes Spektrum von mehreren Hundert, teilweise recht seltenen Krankheiten dar. In der Regel liegt diesen Stoffwechselkrankheiten ein Enzymdefekt zugrunde, wobei es vor dem enzymatischen Block zu einer *Substrat-Stauung (Speicherung)* und entsprechender Gewebsschädigung kommt. Nach dem Block ergeben sich *Mangelzustände* an wichtigen biochemischen Substraten; dies ist der Grund für die *Wachstums- und Entwicklungsverzögerungen* bei den meisten angeborenen Stoffwechselstörungen. Gewebe mit hohem Stoffwechselumsatz — wie Leber, Gehirn, Herzmuskel — sind in der Regel häufiger und schwerer betroffen, als Gewebe mit geringerem Stoffwechselumsatz. Eine Übersicht über die wichtigsten angeborenen Stoffwechselstörungen enthält die gegenüberliegende Übersicht. Die dabei indizierte Gewebeselektion ergibt sich aus den Schwerpunkten der Organbeteiligung. Da bei vielen dieser Störungen nur einzelne oder einzige Beobachtungen und Erfahrungen vorliegen, können generelle Empfehlungen nicht gegeben werden, da sie auf zu schmaler Basis beruhen würden. Immerhin zeigt der Einsatz bei diesen wenigen Fällen, daß der Versuch sich lohnt, obwohl man bei weitem nicht davon sprechen kann, eine optimale Gewebeselektion gefunden zu haben. Eine zentrale Stellung innerhalb der Implantationstherapie nehmen folgende Gewebe ein:
Leber,
fetales Mesenchym (Bindegewebe),
Placenta,
Nebenniere,
Gehirn.

Genetische Entwicklungsstörungen

A. **Dominant**
 1. Tuberöse Sklerose
 2. Neurofibromatose
 3. Sturge-Weber-Syndrom
 4. Oxycephalie (Turmschädel durch prämature Nahtsynostosen)
 5. Chorea Huntington
 6. Dystrophia myotonica
 7. Noonan-Syndrom.

B. **Geschlechtsgebunden — erblich**
 1. Mucopolysaccharidose I (Pfaundler-Hurler-Syndrom)
 2. Lowe-Syndrom
 3. Gangliosidosen
 4. Vasopressin-Resistenz
 5. familiäre Hyperuricaemie

C. **Rezessiv-erblich (gesichert oder wahrscheinlich)**
 1. Amaurotische Idiotie (Gangliosidose)
 2. Phenylketonurie
 3. Galaktosaemie
 4. endemischer Kropf (Kretinismus)
 5. Laurence-Moon-Biedl-Syndrom
 6. Ahorn-Sirup-Krankheit
 7. Homocystinurie
 8. Hyperhistidinämie
 9. Familiäre Dysautonomie
 10. Alkaptonurie
 11. Albinismus
 12. Hartnup-Syndrom
 13. Cystathionurie
 14. Arginin-Bernsteinsäure-Schwachsinn
 15. Citrullinurie
 16. Hyperammonämie
 17. Cystinose
 18. Gluco-Amino-Phosphat-Diabetes
 19. Hyperglykämie
 20. Histidinämie
 21. Imidazolacidurie
 22. Hyperprolinämie

23. Hydroxyprolinämie
24. Joseph-Syndrom
25. Oasthouse-Urin-Syndrom
26. Familiäre, genetische Mikrocephalie
27. Crigler-Najjar-Syndrom
28. Porphyria erythropoetica
29. Hypophosphatasie

Chromosomen-Anomalien
(s.a.S. 65)
Das umfassendste dokumentierte Krankengut liegt beim *Down-Syndrom (Mongolismus)* vor. Die Eigenerfahrung erstreckt sich auf 2.444 Fälle in einem Zeitraum von 20 Jahren. Bei dieser Chromosomen-Aberration scheinen für den progredienten Entwicklungsrückstand Stoffwechselprozesse entscheidender zu sein, als die Chromosomenanomalie. Da das Gehirngewebe im Wachstum am stärksten betroffen ist, empfiehlt sich hier der Einsatz von Gehirngeweben im Abstand von je 5 Monaten, wobei jeweils ein Gebiet aus der Gehirnrinde (Hemisphäre) und den tieferliegenden Partien (Zwischenhirn, Mittelhirn, Hypothalamus) verwendet werden sollte. Darüber hinaus gibt es spezielle Indikationen beim Down-Syndrom, so z.B. die Stärkung der Immun-Abwehr durch Verabreichung von Thymus und Nebenniere und in der Prä-Pubertät 1-2 Mal der Einsatz endokriner Drüsen (Schilddrüse, Pancreas, Nebenniere, Ovar, Testis). Es empfiehlt sich pro Implantation dreimal 100 mg der Lyophilisate zu verwenden, wenn die Behandlung allerdings nach dem 6. Lebensjahr beginnt, sind viermal 100 mg dieser Gewebe wirksamer.

Chromosomen-Aberrationen
1. Katzenschrei-Syndrom (Anomalie des Chromosoms 5)
2. Trisomie 13-15 (PATAU-Syndrom)
3. Trisomie 18 (Edwards-Syndrom)
4. Syndrom der Defizienz an den kurzen Armen des Chromosoms Nr. 4
5. Trisomie 21 (Down-Syndrom)
    a) freie Trisomie 21
    b) Mosaik-Mongolismus
    c) Translokations-Mongolismus
    d) Doppel-Trisomie (48 Chromosomen)
6. Seltenere Aberrationen

Anomalien der Geschlechtschromosomen
1. Monosomie X (45, X)
2. Polysomien
    a) Triple-X-Syndrom
    b) Tetrasomie X
    c) Pentasomie X
3. XY-Polysomien
    a) Klinefelter-Syndrom (XXY-Typ, 47, XXXY)
    b) XX-Typ (46, XX)
    c) XXXY-Typ (48, XXXY)
    d) XXXXY-Typ (49, XXXXY); Fraccaro-Typ
    e) 49, XXXYY und 49 XXYYY
    f) XXYY-Typ (Double male)
4. Gonosomale Mosaike

Eine entsprechende Empfehlung, die vorwiegend auf dem Boden statistischer Ergebnisse erarbeitet wurde, enthält die Tabelle. Zahlenmäßig geringere, aber ermutigende Erfahrungen liegen bei folgenden Chromosomenanomalien vor:

Wolf-Hirschhorn-Syndrom (Chromosom Nr. 4)
Katzenschrei-Syndrom (Chromosom Nr. 5)
Monosomie I
Aberrationen der Chromosomen 9, 12, 15 und 18.
Der Zusammenhang des Prader-Willi-Syndroms mit Störungen des Chromosoms 15 ist nicht gesetzmäßig, gerade aber auf diesem Gebiet kann die Zelltherapie das Schicksal der Kinder erheblich zum Günstigen beeinflussen.

Infantile Cerebralparese

Die infantile Cerebralparese umfaßt einen Komplex von klinischen Bildern, der gekennzeichnet ist durch den Zeitpunkt des Entstehens und die fehlende Progredienz. Es handelt sich um Schädigungen, die das Gehirn in dessen Fetal-Stadium, also vor der Geburt, um die Geburt und in den ersten drei Jahren nach der Geburt bis zur Ausreifung der Markscheiden treffen. Eine Übersicht über die Formen vermittelt die nebenstehende Synopsis.

Für den zelltherapeutischen Einsatz bei der Infantilen Cerebralparese gilt besonders die Altersgrenze im 4. Lebensjahr, da zu diesem Zeitpunkt die Markscheidenreifung und die Aussprossung der Sekundärstrukturen weitgehend – wenn auch noch nicht vollständig – vollzogen ist. Je später in den ersten 4 Lebensjahren die Zelltherapie zusätzlich zu den übrigen Methoden eingesetzt wird, umso geringer müssen die Erfolgschancen beurteilt werden. Diese Aussage betrifft allerdings in erster Linie die hypertonen und hypotonen Formen.

Für die Einzelformen sind folgende Erfahrungswerte hervorzuheben. Bei den hypertonen, spastischen Formen läßt sich eine einmal fixierte und durch Krankengymnastik nicht nennenswert beeinflußbare Spastik jenseits des 4. Lebensjahres durch zelltherapeutische Methoden nicht oder nur unbedeutend beeinflussen. Gebessert werden kann lediglich der biologische Gesamtzustand der Kinder und die geistige Leistungsfähigkeit. Gegenüber dieser relativ geringen therapeutischen Ansprechbarkeit fixierter Spastiken sind bei den dyskinetischen Formen (Choreo-Athetose) und den ataktischen Formen Effekte noch bis in die Zeit jenseits des ersten Lebensjahrzehntes erzielbar, wenn auch geringer als in früheren Lebensabschnitten.

Bei den *hypertonen Formen* kommen zum Einsatz Präparate der Gehirnrinde, der Großhirnhemisphäre, Thalamus, Mittelhirn, Kleinhirn und Rückenmark.

Bei den *hypotonen Formen* der infantilen Cerebralparese sollte vorwiegend fetales Rückenmark, Occipitalhirn, Kleinhirn, Mittelhirn und fetale Muskulatur eingesetzt werden. Hier empfiehlt sich insbesondere eine Zusatzbehandlung mit dem Enzympräparat Coliacron, welches Succinat-Dehydrogenase, NAD-Kinase, Acetyl-CoA-Synthetase und Glutaminsynthetase enthält.

Bei den *dyskinetischen Formen* liegt das Schwergewicht des therapeutischen Einsatzes bei Zwischenhirn, Stammganglien, Hypothalamus, Thalamus, Temporalhirn, Kleinhirn und Frontalhirn.

Bei *ataktischen Formen,* die ihren Ursprung im Kleinhirn oder im Rückenmark haben, sollten in erster Linie Rückenmark, Kleinhirn, Mittelhirn und evtl. Occipitalhirn zum Einsatz kommen.

Infantile Cerebralparese
Hypertone Formen
Muskelhypertonus
Spastische Monoplegie
        Diplegie
        Triplegie
        Tetraplegie
Spastische Hemiplegie

Hypotone Formen
Muskelhypotonie
Stoffpuppen-Syndrom
« Floppy infant »

Dystone Formen
Wechsel von Hyper- und Hypotonie

Dyskinetische Formen
Chorea (Bewegungsunruhe)
Athetose (Bewegungsstarre)
Choreo-Athetose (Nebeneinander und Wechsel von Bewegungsunruhe und Bewegungsstarre)
feinmotorische «Ungeschicklichkeit»

Ataktische Formen
Cerebellare Ataxie
Cerebello-spinale Ataxie

Mischformen
Kombinationen der oben aufgeführten Symptome untereinander mit Sinnesdefekten, trophischen Störungen, Intelligenzverminderungen und psychischen Abweichungen.

Heredo-degenerative Erkrankungen (s.a.S. 96)
Die degenerativen Erkrankungen des ZNS betreffen in erster Linie die Myelinsubstanz der Markscheiden. Hier haben wir Krankheitsbilder zu unterscheiden, die während der Markscheidenreifung auftreten und solche, die nach Abschluß der Markscheidenreifung in den späteren Lebensjahren und Jahrzehnten manifest werden. Zu diesem Bereich gehören die tuberöse Hirnsklerose, die verschiedenen Formen von *Leukodystrophien,* die verschiedenen Formen von *Muskeldystrophien,* als Krankheiten die im Kleinkindesalter beginnen, und auf der anderen Seite Degenerationsformen, wie die *Friedreichsche Ataxie,* die *Multiple Sklerose* oder die *Parkinsonsche Krankheit,* die in späteren Lebensdezennien manifest werden.

Ausgedehntere Erfahrungen auf diesem Gebiet liegen bei der tuberösen Hirnsklerose, der Friedreichschen Ataxie, der Multiplen Sklerose, beim Parkinson-Syndrom vor. Hier hat sich gezeigt, daß die Implantation von Gehirngewebe nicht als die optimale Behandlungsform angesehen werden kann, da die Grundstörung bei diesen Krankheitsbildern im Stoffwechsel liegt und vermutlich von den Resorptionsflächen des Darmes und den Verdauungsdrüsen ausgeht.

Das Behandlungskonzept hat deshalb eine *Ernährungsumstellung,* eine *Substitution mit Verdauungsfermenten* und Vitaminen zu beinhalten; sie wird ergänzt durch die Implantation von Geweben wie fetale Leber, Placenta, fetaler Dünndarm, Pancreas, Muskel. Da viele dieser Krankheiten mit einer Ataxie einhergehen, ist in solchen Fällen der Zusatz von Kleinhirn angezeigt.

Entwicklungsbiologische Möglichkeiten und Grenzen
Das ZNS des Menschen ist das einzige Organsystem, dessen Fetalstadium bei der Geburt nicht vollendet ist; fetale Reifungs- und Differenzierungsprozesse erstrecken sich bis ins 4. Lebensjahr und sind erst mit Vollzug der Markscheidenreifung vollendet. Die Sprossung von Sekundärstrukturen und Bildung von Synapsen geht vermutlich bis zur Pubertät. Daraus ergeben sich einige wesentliche Aspekte für die Vulnerabilität und die therapeutischen Möglichkeiten und Grenzen. Folgende Gegebenheiten sollte man sich dabei vergegenwärtigen:

1. Bei einem Reifgeborenen ist die *endgültige Zahl der Nervenzellen* bereits vorhanden, neue kommen im Laufe des Lebens nicht mehr hinzu und sind durch keine therapeutischen Maßnahmen zu erzeugen.

2. Trotz der endgültigen Zellzahl beträgt das *Gehirngewicht* bei einem Reifgeborenen durchschnittlich 350 g, am Ende des somatischen Wachstums bei gleicher Zellzahl durchschnittlich 1.250 g.

3. Ohne Vermehrung der Neuronenzahl, *verdreieinhalbfacht sich das Gehirnvolumen* durch Sekundärstrukturen des Neurons.

4. Der Hauptzuwachs an Gehirnvolumen (= Gewicht) erfolgt in den ersten drei Lebensjahren, der nachgeholten Fetalperiode des ZNS. Etwa dreiviertel des postnatalen Gehirnwachstums entfallen auf diesen Altersabschnitt.

Aus diesen biologischen Gesetzmäßigkeiten resultiert die höhere Verletzbarkeit des ZNS in den ersten vier Lebensjahren, aber auch die therapeutische Beeinflußbarkeit. Speziell für die Therapieansätze im Rahmen der biologischen Bausteintherapie und des Trainingsprogramms beinhalten die ersten drei Lebensjahre Chancen und Möglichkeiten, die nach dem vierten Lebensjahr nicht mehr gegeben sind. Unterlassene Behandlungsmöglichkeiten in dieser Lebensspanne bleiben lebenslang vertane Chancen, die auch mit einem erhöhten Aufwand nur teilweise noch korrigierbar sind.

Dies ist ein zwingender Grund mit dem Einsatz der Zelltherapie im Rahmen von geistigen und Mehrfachbehinderungen nicht solange zu warten, bis alle anderen Möglichkeiten erschöpft sind, sondern frühzeitig dieses für die Regeneration und Reifung des Nervensystems wertvolle therapeutische Instrument einzusetzen.

.... werde doch ein Idiot.

Rötelnembryopathie als virusbedingte Schädigung in den frühen Schwangerschaftswochen ist eine schwerwiegende Diagnose. Bei Michael war sie noch kompliziert durch eine Störung der Nahrungsresorption, Nahrungsmittelunverträglichkeit, Durchfälle und mangelhaftes Gedeihen. Ein langwieriger Prozeß in der Behandlung von Kleinkindesalter auf, den die Mutter in einem Brief resümmierte.

> ..... Ruhestand. Es ist bedauerlich, doch war Ihre Hilfe so groß, daß es schwer ist, darauf zu verzichten.
> Ich denke noch daran, daß der Leiter der ...... Uni-Kinderklinik mir sagte, ich solle mich so große Mühe auf Michael verwenden, er werde doch ein Idiot. In dieser verzweifelten Lage strahlten Sie Ruhe und Hoffnung aus und gaben uns Vertrauen.
> Die hat es sich gelohnt. Michael ist im Augenblick der Zweite seiner Klasse. Dadurch ist er auch viel sicherer geworden. (Ein Zeugnis lege ich bei.) .....

Zeugnis

für _Michael_
(Vor- und Zuname)

Klasse: 7 B Schuljahr 19 85/86 1. Halbjahr

Versäumte Stunden: 18, davon unentschuldigt — Stunden

Leistungen:

Religionslehre	gut	Englisch Erweiterungskurs¹)	befriedigend
Deutsch	gut		
Gesellschaftslehre			
Geschichte/Politik	gut	Arbeitslehre	
Erdkunde	gut	Technik	gut
Mathematik		Wirtschaft	gut
Erweiterungskurs¹)	befriedigend	Hauswirtschaft	
Naturwissenschaften		Musik	befriedigend
Biologie	gut	Kunst	
Physik	gut	Textilgestaltung	befriedigend
Chemie		Sport	ausreichend
Wahlpflichtunterricht	Heimatkunde		gut

Zusätzliche Unterrichtsveranstaltungen:

Nicht ausreichende Leistungen können die Versetzung gefährden.

Bemerkungen:

Aus fachlicher Hilflosigkeit menschliche Hoffnungslosigkeit zu verbreiten ist ein Phänomen, dem man bei Behinderten dutzendfach in den Anamnesen begegnet. Die den Eltern eingeimpfte Resignation muß als erster Schritt in der Behandlung beseitigt werden; sobald die Eltern die ersten Erfolge sehen – und damit die Falschheit der früheren Prognose erleben – pflegen sie zu wertvollen Helfern des Behandlungskonzeptes zu werden.

Es galt bei Michael zunächst die durch die Rötelembryopathie bedingte Mikrocephalie als Ausdruck der unzureichenden Gehirnreifung zu beheben. Implantationen von fet. Gehirnpräparaten, Gehirnstoffwechsel-fördernde Medikamente standen im Vordergrund. Später wurde der Schwerpunkt auf die Regeneration der Verdauungsorgane – Dünndarm, Leber, Bauchspeicheldrüse – gelegt; das Resultat lag weit entfernt von einem Idioten, Michael zeigte nicht nur gute Schulleistungen, sondern ist auch ein gut gewachsener, aufgeschlossener Junge.

Apallisches Syndrom

Der Verlust der Gehirnrindenfunktion wurde von KRETSCHMER als „apallisches Syndrom" bezeichnet; damit sollte zum Ausdruck gebracht werden, daß die Funktion des Gehirnmantels (pallium) und damit das Bewußtsein, das willkürliche Handeln und die geistig-seelische Persönlichkeitsstruktur verlorengegangen sind.

Dieser Begriff ist einer von mehreren, die den gleichen Zustand ausdrücken wollen. „Decerebrations-Syndrom" deutet den Verlust der Gehirnfunktion schlechthin an, „Stammhirn-Syndrom" oder „Mittelhirn-Syndrom" bringen zum Ausdruck, daß die von diesen Gehirnfunktionen gesteuerten unwillkürlichen Funktionen von Kreislauf, Atmung, Temperatur erhalten sind, die höheren Funktionen der Gehirnrinde aber erloschen.

Die häufigsten Ursachen sind Verkehrsunfälle; daneben sind Sportunfälle, Narkosezwischenfälle, Vergiftungen, Strangulationen, Sturztraumen, Atemstillstände oder Atemblockaden in der Ursachenliste anzutreffen.

Das klinische Bild

ist gekennzeichnet durch generelle Reaktionslosigkeit oder Bewegungslosigkeit. Ob eine tatsächliche Bewußtlosigkeit vorliegt, ist im Einzelfall schwer zu entscheiden. Zunächst kommt es zur Muskelatonie, später zu einer Muskelhypertonie. In schweren Fällen fehlt der Cornealreflex und der Lichtreflex der Pupillen, ebenso kann der Schluck- und Saugreflex fehlen. Der Funktionszustand des Gehirns fällt unter die bei der Geburt vorhandenen Reaktionsmöglichkeiten zurück. Die Augen sind offen, ausdruckslos, starr, meist nach einer Seite und nach oben gerichtet. Optische und akustische Reize werden scheinbar nicht registriert, zumindest nicht beantwortet, taktile Reize können wahrgenommen werden, es ist aber oft schwierig, die Beantwortungsmöglichkeiten zu verstehen.

Der Verlauf
ist geprägt durch eine Decerebrationsstarre. Ein Teil der betroffenen Opfer stirbt innerhalb von Stunden oder Tagen nach dem verursachenden Trauma. Tritt dies ein, handelt es sich in der Regel nicht nur um Schädigungen der Gehirnrinde, sondern auch solche, die den Hirnstamm mit betreffen. Der künstlichen Steuerung der Atmung, der Herz-Kreislauf-Funktion und des Wärmehaushalts sowie der Ernährung sind im Prinzip technisch keine Grenzen gesetzt, praktisch werden diese Grenzen durch den Verlauf aber immer wieder aufgezeigt. Wenn die vegetativen Funktionen erhalten bleiben, gleichzeitig aber die Gehirnrindenfunktionen erloschen sind, entwickelt sich jener chronische Zustand, der dem Vollbild des apallischen Syndroms entspricht: Reaktionslosigkeit auf optische, akustische und taktile Reize, Tetraparese oder Tetraspastik mit Streckstarre, zunehmender Gewichtsverlust bis zum Marasmus, trophische Störungen einschließlich Hautulcera, Infektionsabwehrschwäche. Dieser Zustand kann kompliziert werden durch fokale oder generalisierte Krämpfe, Brechattacken, schwer beeinflußbare Obstipation und Hyperpyrexien aufgrund einer Fehlsteuerung der entsprechenden Hirnzentren.

Je kürzer der apallische Zustand dauert, um so größer ist die Chance einer raschen und vollständigen Wiederkehr der zentral nervösen Funktionen. Aber nur in einem geringen Prozentsatz kommt es zu diesem günstigen Verlauf oder besser ausgedrückt, diese kurzfristigen Situationen der erloschenen Gehirnrinden-Funktion gehören fraglich zum Komplex des apallischen Syndroms. Der Dauerzustand erstreckt sich über Wochen, Monate bis Jahre und bleibt in der Regel stationär, lediglich die Veränderungen an den Muskeln und Gelenken verschlimmern sich progredient, wenn keine Behandlungsmaßnahmen eingeleitet werden. Unbewußte Bewegungsautomatismen (Beuge- und Strecksynergien, Blick-, Wisch-, Kopf- und Nestelbewegungen) und primitive Reizbeantwortungen können sich einstellen, ohne daß sich an der Schwere des Krankheitsbildes grundsätzlich etwas ändert. Das über Wochen und Monate fixierte Apallische Syndrom gilt als Endzustand, der therapeutisch nicht beeinflußbar ist. Eigene Beobachtungen an 33 Fällen verschiedener Genesen zwingen jedoch diese Aussage zu relativieren, da ein Teil dieser Opfer durchaus behandelbar und in einen erträglichen Lebenszustand zurückgeführt werden kann. Dabei sprechen die traumatischen apallischen Syndrome, auch wenn sie monatelang bestanden haben, besser auf die Behandlung an als die chemisch und durch Sauerstoffmangel verursachten.

Das therapeutische Konzept
Die Behandlung des apallischen Syndroms gehört zu den kompliziertesten und aufwendigsten der Medizin, da sie sowohl zeitlich als auch vom personellen Einsatz her ungewöhnliche Anstrengungen erfordern. Zu den Elementen der Behandlung gehört folgendes:

1. Beseitigung aller entbehrlichen Residuen der Intensivbehandlung, dazu gehören die Entfernung von Ernährungssonden (Nasen-, Mund- operative Magensonden, Trachealkanülen, Blasendauerkathetern). Diese Insignien der Intensiv-Medizin stören einerseits bei der notwendigen Trainingsbehandlung und andererseits legen sie wesentliche körpereigene Funktionen lahm.
2. Regelung und Wiederanbahnung der daniederliegenden Funktionen des Verdauungskanals; dies bedeutet Bahnung der Saug- und Schluckreflexe, medikamentöse Behandlung des häufig unmotivierten Erbrechens und der hartnäckigen Obstipation.
3. Injektionsimplantationen von fetalen lyophilisierten Gehirngeweben – je nach Alter zwischen 300 und 600 mg verschiedener Gehirnpartien – eventuell kombiniert mit Placenta, sind eine unentbehrliche Initialmaßnahme zur Regeneration des Zentralnervensystems. Damit wird dem in der Struktur tief geschädigten Gehirn Material zur Reparatur der strukturellen Defekte angeboten.
4. Injektionen von Gehirnhydrolysaten (Cerebrolysin 1-3 ml tgl. über 2-3 Wochen) in Verbindung mit Aminosäure- und Lipidinfusionen in 2-tägigem Abstand. Lipidinfusionen werden manchmal schlecht vertragen und müssen dann abgesetzt werden. Darüber hinaus sollten neurotrope Medikamente gegeben werden, die den Gehirnstoffwechsel und die Membrandurchlässigkeit beeinflussen. Dazu gehören Encephabol, Piracetam, Nootrop, Normabrain und Actihaemyl.
5. Konsequente Reizbahnung von der Peripherie des Körpers durch krankengymnastische Maßnahmen (2-4 mal tgl. über 15-20 Min.), Sprachanbahnung, optische und akustische Reize (Musik, Ansprache, Fernsehen). Bei Tetraspastik und Muskelhypertonie ist es darüber hinaus zweckmäßig elektrische Stimulierungen der Muskelgruppen vorzunehmen.
6. Dem Regenerationsstadium angepaßt sind Lagerungsmaßnahmen und Versorgung mit Hilfsgeräten zu prüfen. Gerade im Zustand der Tetraspastik sind täglich häufige Lagewechsel erforderlich.

Die Injektionsimplantationen von fetalen Gehirngeweben und die Infusionsbehandlung bilden die Voraussetzung für das Wirksamwerden der übrigen therapeutischen Maßnahmen.

Der Behandlungserfolg ist abhängig von der Ursache, der Dauer des apallischen Zustandes und von der Konsequenz in der Durchführung der geschilderten Maßnahmen. Ein Erfolg ist primär nicht zu versprechen. Wir haben aber Einzelbeobachtungen, bei denen nach 3 - 11-monatigen apallischen „Endzuständen" noch erstaunliche Restitutionen erreicht wurden. Eine Gesamtdarstellung ist deshalb sehr schwierig, denn eigentlich müßte jeder Einzelfall beschrieben werden. Aus den Beobachtungen an mehreren apallischen Syndromen, die über das Regenerationstadium hinaus wieder beachtliche allgemeine Lebens- und intellektuelle Funktionen erreichen, läßt sich folgendes aussagen:

Entgegen der Annahme, daß vorwiegend Nervenzellen zugrunde gehen und deshalb der Zustand irreversibel sei, sprechen die Langzeitbeobachtungen bei den traumatischen Formen dafür, daß in erster Linie die Sekundärstrukturen der Neuronen, also die Dentriten, Neuriten, Markscheiden und Synapsen betroffen sind. Folgende Argumente sprechen dafür:

Der Wiederaufbau der Funktionen erfolgt weitgehend in den Reihenfolgengesetzen des Erwerbs dieser Funktionen im Säuglings- und Kleinkindesalter. Dabei bereitet die Sprachmotorik – bei gutem Wortverständnis – die meisten Schwierigkeiten.

Der ins Cytoplasma der Nervenzellen zu verlegende Gedächtnisbesitz bleibt auch nach mehrmonatiger Unterbrechung durch den apallischen Zustand weitgehend und in vielen Einzelheiten erhalten.

Selbst abstrakte Bereiche als Ausdruck höherer Hirnfunktionen können bei sonst schweren Schäden erhalten bleiben. Ein Junge erlernt z.B. nach 5-monatigem apallischem Zustand mit Null-Linien-EEG die Sprache nur undeutlich, kann sich somit nicht ausdrücken, rechnet aber mit Domino-Steinen rasch und richtig.

Die Erinnerung kommt bis zum Zeitpunkt des Bewußtseinsverlustes beim Einsetzen des apallischen Syndroms wieder, setzt aber frühestens 3 Wochen nach Behandlungsbeginn ein. Den Regenerationsprozeß sollte man zeitlich nicht zu kurz bemessen, er kann sich über 5 - 6 Jahre erstrecken. Am langsamsten ist die Regeneration der Sprache und der Grobmotorik der Extremitäten, wobei das Laufen-Lernen und die Statik mitunter sich erst nach 3 - 4 Jahren wieder einstellen.

Es muß allerdings betont werden, daß in einem Teil der Fälle von apallischem Syndrom auch der größte Aufwand nur zu bescheidenen Zielen führt. Dies ist vornehmlich dann der Fall, wenn im Rahmen des Grundschadens ein Hydrocephalus entstanden ist oder größere Teile des Gehirns vollkommen zerstört wurden. Insbesondere bei ausgedehntem Hydrocephalus internus und Schädigung der Nervus opticus (Sehnerves) bleiben die erzielten Resultate weit hinter den Erwartungen zurück.

Zurück aus dem Jenseits

Der 11-jährige Michael R. aus einem Kleinstädtchen Südhessens freut sich wie jedes andere Schulkind, wenn die Schule aus ist. Am 19. April 1974 fährt er mit dem Fahrrad nach Hause und spielt dabei übermütig mit einem Freund; sie stoßen sich gegenseitig, um zu sehen, wer früher vom Rad fällt. Dies passiert Michael mit dem Unglück, daß er dabei gegen einen Lastwagen fällt und von diesem mitgeschleift wird.

In eine Intensivstation einer Neurochirurgischen Abteilung eingeliefert bleibt dort Michael bis zum 19. Juni, also 3 Monate, ohne eine Reaktion auf seine Umgebung zu zeigen. Er wird beatmet über eine Trachealkanüle, ernährt über eine Nasensonde und trägt einen Blasenkatheter zur Urinentleerung. Die Diagnose lautet „Apallisches Syndrom"; sie soll ausdrücken, daß dabei die Gehirnrindenfunktion weitgehend erloschen ist und ein menschlicher Kontakt zur Umgebung nicht mehr möglich. Nach 3 Monaten wird den Eltern von den behandelnden Ärzten nach der Erinnerung der Mutter folgendes gesagt: „Wir können für Ihren Jungen nichts mehr tun, es wäre das Beste, wenn Sie für ihn einen Pflegeplatz suchten". „Selbstverständlich erkundigt man sich in einer solch tragischen Situation überall, ob noch etwas zu erwarten ist. Aber alle Ärzte, mit denen wir sprachen, vertraten die Meinung, daß dies ein Endzustand sei und Michael würde wohl nie mehr ein Wort sprechen und Kontakt mit den Eltern aufnehmen können." Durch Zufall wurden sie von einem Arzt auf die Möglichkeit einer zelltherapeutischen Behandlung aufmerksam gemacht, die dann im Juni 1974 eingeleitet wurde. Die Zelltherapie wurde durchgeführt mit 300 mg fetalen Gehirnpräparaten und Placenta. Dabei kommen anfänglich Mittelhirn, Großhirnhemisphäre und Frontalhirn zum Einsatz. Der Schwere der Erkrankung entsprechend wird ein mehrschichtiges Behandlungsprogramm aufgebaut, wobei zunächst die Insignien der Intensivbehandlung entfernt werden müssen. In den ersten Tagen wurde die Nasensonde entfernt, später des Blasenkatheter und die Trachealkanüle, um damit ein systematisches Trainings- und Allgemeinstimulierungsprogramm aufbauen zu können. Aus den Erfahrungen mit früheren Fällen wußte man, daß die Menschen mit Apallischem Syndrom durchaus Vorgänge der Umgebung mitbekommen, aber nicht in der Lage sind, darauf zu reagieren und irgendwie erkennen zu geben, daß sie etwas verstehen. Die Stimulierung erfolgt über elektrische Reize der spastisch gelähmten Muskulatur, ein intensives krankengymnastisches Übungsprogramm, eine Sprachanregung und Stimulierung mit Musik und optischen Reizen. Fast während der ganzen Tageszeit ist jemand um den Jungen, um ihn anzuregen.

Parallel dazu läuft eine Infusionsbehandlung mit Traubenzuckerlösung, in die stoffwechselaktive Substanzen für die Funktionsanregung des Gehirns gegeben werden.

Nach 3 Wochen wacht Michael aus seiner fast 4-monatigen Bewußtlosigkeit auf. Aus der Sicht der Eltern stellt sich dies so dar:

„3 Wochen nach der ersten Zellbehandlung konnte Michael aus der Klinik entlassen werden, 7 Wochen nach der Implantation nimmt der vorher taub und stumm daliegende Junge alles wahr, beginnt Lallaute von sich zu geben, versucht „Mama" zu artikulieren. Er beginnt mit der linken Hand kräftig, mit der rechten zunächst schwach zu greifen." Ein Jahr nach Behandlungsbeginn kann Michael mit Unterstützung gehen und Sätze formulieren, wenn auch die Aussprache undeutlich ist. An die Ereignisse vor dem Unfall und bis zum Unfall kann er sich gut erinnern. Das Kurzzeitgedächtnis ist dagegen noch schwach ausgeprägt."

Die Implantationen werden im Abstand von 5 Monaten wiederholt und im Verlaufe des 2. Behandlungsjahrs ist Michael wieder fähig die Schule zu besuchen. Er kann mit einiger Unterstützung alleine gehen, hat seinen Sinn für Humor wieder gewonnen, arbeitet gern und die Leistungen in der 7. Klasse seiner Schule sind zufriedenstellend.

Chromosomale Syndrome

Die technischen Fortschritte in der Isolierung und Markierung der Chromosomen haben es ermöglicht, eine große Anzahl von Krankheits-Syndromen Anomalien der Chromosomen zuzuordnen. Definieren wir Syndrom als eine gesetzmäßige Kombination von Symptomen, so wird verständlich, daß bei Fehlkonstruktionen der Erbträger – in Form und Funktion – weitgehend einheitliche Abweichungen in Form und Funktion des Körpers resultieren. Erstaunlich bleibt aber hierbei die erhebliche Variabilität. Bei den meisten Chromosomen-assoziierten Syndromen haben wir

a) relativ viele Einzelabweichungen von der „Norm"
b) obligate Symptome, die für die Diagnose gefordert werden,
c) fakultative Symptome, die häufig gefunden werden, aber nicht vorkommen müssen.

Abirrungen von Bauplan und Zahl gibt es sowohl bei den 22 Autosomenpaaren, die den Körper prägen, als auch dem Geschlechtschromosomenpaar.

Die Aufdeckung einer Chromosomenanomalie führt nicht selten zur therapeutischen Resignation mit dem Hinweis „Fehler an der genetischen Substanz kann man nicht reparieren". Dabei sind die meisten chromosomalen Syndrome nicht erblich, sondern zufallsbedingt. Im Gegensatz dazu stehen die Enzymopathien, bei welchen keine sichtbaren Veränderungen an den Chromosomen vorliegen, die aber in der Regel erblich sind.

Als Beispiel für die menschliche, ärztliche und gesellschaftliche Problematik soll das Down-Syndrom herausgegriffen werden.

Down-Syndrom
Seit der Erstbeschreibung des Syndromes 1866 durch den englischen Arzt Langdon-Down gilt dieses Krankheitsbild als Prototyp einer schweren geistig-körperlichen Behinderung, die sich in der lange gebräuchlichen Bezeichnung „Mongoloide Idiotie" niederschlug. Das Syndrom galt als therapeutisch unbeeinflußbar und anachronistische Medizinerkreise versuchen dies auch heute noch so darzustellen.

Dabei liegt nunmehr eine über 30-jährige Erfahrung an Tausenden von Down-Patienten vor. Allein das eigene Krankengut umfaßt 2 452 Down-Syndrome mit Beobachtungszeiten über bis zu 33 Jahren.

Unter den angeborenen Mehrfachbehinderungen gehört das Down-Syndrom zu den häufigsten. Auf 1000 Geburten muß mit 1 - 2 Down-Syndrom-

Kindern gerechnet werden, wobei bei der weißen Rasse in der Regel mit einem Down-Syndrom auf etwa 660 Geburten gerechnet wird.

Geburtshelfer, Kinderärzte, Hebammen und Schwestern sind die ersten, die mit dem Problem „Wie", „Wann", „Was sage ich den Eltern" konfrontiert werden. Aus den Anamnesen der über 2400 Down-Syndrom-Kinder geht immer wieder hervor, welch tiefen und nachhaltigen Eindruck die „Aufklärung" über das Leiden bei den Eltern hinterläßt. Negative oder gar abwertende Formulierungen haften oft lebenslang als vollständig erhaltene Sätze im Gedächtnis der Eltern. Für das Schicksal der Familie ist es deshalb wichtig, den Eltern eine sachlich fundierte Auskunft zu geben, die frei von Vor- und Unwert-Urteilen ist. Der gröbste und häufigste Fehler, der dabei gemacht wird, ist den Eltern jede Hoffnung zu nehmen, wenn die aufklärenden Personen ein Bild zeichnen, das es eigentlich nicht mehr geben sollte.

Das Krankheitsbild. Das Down-Syndrom ist eine Mehrfachbehinderung, welche die anthropometrische, statomotorische, psychisch-soziale und die intellektuelle Komponente der Entwicklung, also die Gesamtpersönlichkeit in Form und Funktion betrifft. Auf Chromosomenebene werden 3 verschiedene Formen von Chromosomenanomalien angetroffen, und zwar die sog. *freie Trisomie 21, Translokationen von Chromosomenteilen* auf andere Chromosomen und *Mosaikbildungen,* bei denen ein Teil der Zellen normale Chromosomensätze, ein anderer Teil der Zellen atypische Chromosomensätze aufweist. Entsprechend den Chromosomenanomalien wird das Down-Syndrom auch häufig als *Trisomie-21* oder *Trisomie-G* bezeichnet.

Für das Lebensschicksal wiegen die phänotypischen Veränderungen des Gesichtes, Kopfes und Körperbaus ebenso schwer wie die intellektuellen Ausfälle. Da die Störung schon früh in der Embryogenese, bei den ersten Reduktionsteilungen einsetzt, findet man zahlreiche Abnormitäten an allen Keimblattderivaten. Rund 120 Anomalien werden in über 2% der Fälle registriert, über 200 Anomalien können vorkommen. Keines dieser Zeichen ist für sich beweisend, da es nicht in 100% der Fälle vorkommt. Selbst die häufigsten Symptome wie die Trisomie-21 (96%), die Mikrocephalie (92%) und die Brachymelie (94%) finden sich nicht in jedem Fall. Erst aus der Summation mehrerer bei Down-Syndrom gehäuft vorkommenden Krankheitssymptome ergibt sich die klinische Diagnose, die cytogenetisch erhärtet werden sollte. Speziell in der Neugeborenen-Periode ist die Diagnosestellung manchmal nicht einfach und in dieser Lebensperiode unterlaufen die meisten Fehldiagnosen.

Die Chromosomenanomalien bestätigen zwar die Wechselbeziehung mit den klinischen Symptomen des Down-Syndroms, nicht aber deren ursächliche Bedeutung. Die Chromosomenaberrationen sind wahrscheinlich schon Folge eines vorgeschalteten Prinzipes in der Funktionen der Keimzellen, die nur durch ihre morphologische Nachweisbarkeit als Ursache imponieren. Wenn das Ausgangsmaterial 2 normale Chromosomensätze von Vater und Mutter sind, und aus den Vereinigungs- und Teilungsprozessen abnorme Strukturen resultieren, so beweist dies, daß der Irrtum unterwegs passiert und die Chromosomenanomalie schon Resultat dieses vorgelagerten Prozesses und nicht Ursache des Syndromes ist.

Unabänderliches Schicksal oder behandelbare Krankheit?
Diese Fragestellung beschäftigt in den letzten 30 Jahren nicht nur Eltern und Ärzteschaft, sondern auch Krankenversicherungen und Parlamente. Die Behandlungsansätze gehen davon aus, daß das Down-Syndrom keine Chromosomen-morphologisch geprägte schicksalhafte Endsituation ist, sondern eine in wesentlichen Teilsyndromen korrigierbare Krankheit. Dafür sprechen folgende Fakten:

1. Die körperliche statomotorische, intellektuelle und psychische Entwicklung fallen mit zunehmendem Alter fortlaufend gegenüber der Altersnorm ab. Viele, das Schicksal und die Stellung des Kindes prägende Symptome sind nicht vorgegeben, sondern entwickeln sich sekundär im Laufe des Wachstums und durch Vernachlässigung.
2. Zahlreiche, primär nicht ausgeprägte, im Laufe des Wachstums sich einstellende Symptome sind nur über eine *Mitbeteiligung des Hormonsystems* möglich, wie der Minderwuchs, die Zeichen der Schilddrüsenunterfunktion, die Unterentwicklung der Geschlechtsorgane und die Nebenniereninsuffizienz.
3. Die *Proportions- und Wachstumsverschiebungen des Gehirn- und Gesichtsschädels* sind bei der Geburt und in den ersten Lebensmonaten milde ausgeprägt oder nicht vorhanden. Hier liegen die Meßwerte vorzugsweise noch in der Streubreite der Norm, und zwar um den Mittelwert.
4. Mit zunehmendem Alter bleibt das *Gehirn-Schädelwachstum* gegenüber der Norm zurück, davon sind die Hinterhauptregionen am stärksten betroffen. Die Unterentwicklung des Gehirns ist also *keine primär angelegte Fehlbildung*, sondern Folge von Stoffwechsel- und Reifungsprozessen bzw. deren Störungen, die erst nach der Geburt wirksam werden.
5. Parallel zu dem zurückbleibenden Gehirnvolumenwachstum prägt sich die *mongoloide Physiognomie* stärker aus, da der Gehirn- und Gesichtsschädel mit zunehmendem Alter schwerer verformt wird.
6. Die *Infektionsabwehrschwäche* trägt bei der allgemeinen Mesenchymschwäche zur Entwicklungsbehinderung wesentlich bei.
7. Reagieren die Down-Syndrom-Neugeborenen in den ersten Lebensmonaten noch weitgehend normal auf Umgebungsreize, so bleibt die *intellektuelle Entwicklung mit zunehmendem Alter zurück*. Eine der Hauptursachen für den Grad des Zurückbleibens ist die mit der therapeutischen Resignation verbundene Vernachlässigung der Kinder.

8. Es besteht *keine direkte Relation zwischen dem Typ des Chromosomenbefundes, der klinischen Symptomatik und der intellektuellen Entwicklung.* Am deutlichsten wird diese fehlende Korrelation beim Mosaikmongoloismus, bei welchem ein verschieden hoher Prozentsatz von Körperzellen und -geweben eine normale Chromosomenstruktur aufweist.

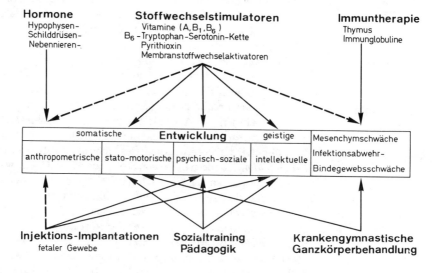

Abb. 10: Mehrschichttherapie beim Down-Syndrom

Down-Syndrom: Behandlung

Medikamentöse Basis-Behandlung beim Down-Syndrom
Grundschemen, die individuell zu variieren sind

A. Säuglinge bis 4. Lebensmonat
1. Rp. *Thyreoid dispert* 0,05
   S. Mo, Mi, Fr. 1 Tabl.
2. *Multibionto-Tropfen*
   S. 30 Tropfen tägl.
3. *Membraviat*
   S. 1 Tabl. tägl.
4. *Encephabol-Saft*
   S ½ Meßlöffel tägl.
5. *Pankreon-Tabl.*
   S. 1 Tabl. tägl.

B. Säuglinge vom 5.–12. Lebensmonat
1. Rp. *Thyreoid dispert* 0,1
   S. Mo, Fr. ½ (bis 1) Tabl.
2. *Astrumin*
   S. Mi, Sa. 1 Tabl.
3. *Multibionta-Tropfen*
   S. 30 Tropfen tägl.
4. *Membravit*
   S. 1 Tabl. tägl.
5. *Nootrop (oder Normabrain) 800*
   S. ¼ Tabl. tägl.

C. Kleinkinder vom 2.–5. Lebensjahr
1. Rp. *Thyreoid dispert* 0,1
   S. Mo, Fr. 1 Tabl.
2. *Astrumin*
   S. Di, Do, Sa. 1 Tabl.
3. *Membravit*
   S. 1 Tabl. tägl.
4. *Mulgatol-Gelee*
   S. 2 Teelöffel voll tägl.
5. *Indovert-Saft*
   S. 2 Teelöffel voll tägl.

D. Kinder vom 6.–12. Lebensjahr
1. Rp. *Thyreoid dispert* 0,3
   S. Mo, Mi, F. ½ Tabl.
2. *Astrumin*
   S. Di, Sa. 1 Tabl.
3. *Membravit*
   S. 1 Tabl. tägl.
4. *Combionta*
   S. 1 Drag. tägl.
5. *Vitalestal*
   S. 1 Drag. abends tägl.

E. Ältere Schulkinder und Jugendliche
1. Rp. *Thyreoid dispert* 0,3
   S. Mo, Mi, Fr. ½ (bis 1) Tabl.
2. *Astrumin*
   S. Di, Do, Sa. 1 Tabl.
3. *Membranaktivator (Membravit)*
   S. 1 Tabl. tägl.
4. *Eunova*
   S. 1 Drag. tägl.
5. *Neurotrat forte*
   S. Mo, Mi, Fr. 1 Tabl.

Die Substitution von Schilddrüsenpräparaten ist individuell nach den klinischen Symptomen zu reduzieren oder zu erhöhen. Der Vitamin-B$_1$-Bedarf ist hoch, einen Tagesbedarf von 100–150 mg muß man unterstellen. Die Substitutionsdosis ist mit der Ernährung abzustimmen.
Die Polyvitamin-Präparate sollten niedrige Calcium- und Vitamin-D-Anteile enthalten. Die individuelle Wahl zwischen Combionta, Eunova, Fortiplex, Vitalestal richtet sich nach den Zusatzstoffen der Präparate.

Tab. 5: Down-Syndrom: Basisbehandlung

Tab. 6: **Injektions-Implantationen bei Down-Syndrom**
Die angegebene Reihenfolge und Organkombination hat sich aus statistischen Aufschlüssen über das Gehirn-Volumen-Wachstum ergeben. Sie bezieht sich daher primär auf das Schädelwachstum, die physiognomischen Veränderungen und damit verbunden auf die soziale und intellektuelle Entwicklung. Von dieser Reihenfolge kann und soll individuell – nach den vorliegenden Symptomen oder Störungen – abgewichen werden.

Für Schädel-(Gehirn)-Wachstum
1. Fet. Mittelhirn . . . . 100 mg
   Fet. Großhirnrinde . . . . 100 mg
2. Fet. Rückenmark . . . . 75 mg
   Fet. Kleinhirn . . . . 100 mg
3. Hypothalamus . . . . 100 mg
   Fet. Occipitalhirn . . . . 100 mg
4. Fet. Zwischenhirn . . . . 100 mg
   Fet. Großhirnrinde . . . . 100 mg
5. Hypophyse geschlechtspez. . . 80 mg
   Fet. Temporalhirn . . . . 100 mg
6. Thalamus . . . . 100 mg
   Fet. Frontalhirn . . . . 100 mg
7. Fet. Stammganglien . . . . 50 mg
   Fet. Parietalhirn . . . . 100 mg

Diese Reihenfolge wird im Abstand von je
5–6 Monaten in den ersten
6 Lebensjahren
von je
6–9 Monaten jenseits der ersten
6 Behandlungsjahre
wiederholt, wenn nicht die klinische Symptomatologie eine andere Reihenfolge/Kombination oder Quantität ratsam erscheinen läßt. Bei Behandlungsbeginn jenseits des ersten Lebensjahres sollten für die ersten beiden Implantationen je 300 mg gegeben werden.

Therapeutische Ansätze
Geht man in der praktischen Bewertung des Down-Syndroms davon aus, daß es sich um eine Krankheit mit progredientem Entwicklungsrückstand handelt, so ergeben sich folgende therapeutische Forderungen:

1. *die Behandlungsmaßnahmen so frühzeitig als möglich einzuleiten um die Entstehung zahlreicher Symptome zu verhindern*
2. *das progrediente Gehirnvolumen-Defizit zu mildern*
3. *die sekundären hormonellen Ausfälle auszugleichen*
4. *die Infektions-Abwehrschwäche zu beseitigen*
5. *die Bindegewebe- und Stützgewebeschwäche zu beheben*
6. *die durch therapeutische Resignation ausgelöste Deprivation und Zusatzschädigung dieser Kinder zu verhindern und*
7. *eine dem erreichten angepaßte Pädagogik zu gewährleisten*

Da das Down-Syndrom eine Mehrfachbehinderung ist, muß eine Therapie auf mehreren Ebenen einsetzen (siehe Abb. 8). Dazu gehören:

1. *Injektionsimplantationen fetaler Gewebe (Zelltherapie)*
2. *Basisversorgung mit*
   a) Hormonen
   b) Stoffwechselstimulatoren
3. *Immuntherapie*
4. *Krankengymnastische Ganzkörperbehandlung*
5. *Sozialtraining, Pädagogik*
6. *Sprachanbahnung und Sprachtherapie*

Eine praktische Übersicht über die Implantationen und die medikamentöse Basisbehandlung geben die nachfolgenden tabellarischen Übersichten.

Durch eine frühzeitige und konsequente Behandlung läßt sich das Schicksal der Down-Syndrom-Kinder nachhaltig beeinflussen. Rein von der Symptomatik her sind dadurch etwa 1/3 der sich entwickelnden Symptome zu vermeiden bzw. behebbar. Ein weiteres Drittel ist zu bessern. Die Tab. 11 gibt darüber eine Übersicht.

Tab. 7: **Additive Implantationen beim Down-Syndrom**
Da beim Down-Syndrom andere Organe (Thymus, Schilddrüse, Nebenniere, Gonaden, Leber, Niere u.a.) mit betroffen sind und eine generelle Cytomembran-Stoffwechselstörung vorliegt, empfiehlt sich die zusätzliche Einbeziehung anderer Gewebe in den langfristigen Plan der Injektionsimplantationen.

Alternativ oder zusätzlich zu implantieren:

a) *bei Infektionsschwäche*
   Thymus .... 100 mg
   Nebenniere .... 100 mg

b) *bei achondroplastischem Typ* (tiefe, breite Nasenwurzel, Mikromelie)
   Knorpel .... 100 mg
   Placenta .... 150 mg

c) *bei erheblichem Minderwuchs,* wenn nicht ossär bedingt (siehe b)
   Kombination endokriner Gewebe (Hypothalamus, Schilddrüse, Nebenniere geschlechtsspez.)

d) *zwischen 6.–10. Lebensjahr*
   Schilddrüse .... 100 mg
   Leber .... 150 mg

e) *bei Mädchen zwischen 6.–10. Lebensjahr*
   Nebenniere .... 100 mg
   Eierstock .... 120 mg

f) *bei Jungen zwischen 8.–10. Lebensjahr*
   Zwischenhirn .... 100 mg
   Nebenniere männlich ..... 100 mg
   Hoden .... 100–150 mg

g) *bei Hyperurikämie*
   Placenta .... 150 mg
   Fet. Niere .... 100 mg

h) *bei Linsen-Glaskörper-Veränderungen* (frühzeitig)
   Placenta .... 150 mg
   Linse .... 25 mg
   Glaskörper .... 25 mg

i) *bei Alopecie*
   Fet. Zwischenhirn .... 100 mg
   Nebenniere .... 100 mg
   Fet. Leber .... 150 mg

k) *bei Verdauungsschwäche*
   Dünndarm .... 100 mg
   Pankreas .... 100 mg
   Leber .... 150 mg

l) *bei Herzfehlern*
   Herz .... 120 mg
   Lunge .... 100 mg
   Leber .... 150 mg

Biosoziale Situation des Down-Kindes

Für die biologische Situation und die soziale Einordnung dieser Personengruppe wurde in den letzten 20 Jahren ein gewaltiger Schritt vollzogen. Vergegenwärtigt man sich, daß über einen Zeitraum von mehr als 100 Jahren der „Mongolismus" als Beispiel einer unbeeinflußbaren Schwachsinnsform, der man zeitweise mit dem Beinamen „Idiotie" gerecht zu werden vermeinte, dargestellt wurde, ist mit diesem stereotyp gezeichneten Bild die Situation der heutigen Down-Patienten nicht mehr vergleichbar.

Biometrische Daten

Frühzeitige, mehrschichtige und konsequente Behandlungen haben einen tiefgreifenden Einfluß auf Wachstum, Körperform und Gesichtsgestaltung.

Körperlänge bei Down-Kindern

Während Down-Syndrom-Jungen unbehandelt eine Endgröße zwischen 148 - 151 cm erreichten, liegt die durchschnittliche Endgröße der behandelten Down-Jungen bei 161 cm. Down-Mädchen erreichten unbehandelt durchschnittliche Körperlängen von 138 - 142 cm, wobei der Wert 138 cm auffallend oft als Einzelwert angetroffen wurde. Zur Zeit liegt die Durchschnittsgröße behandelter Down-Mädchen bei 150 cm.

Körpergewicht

Das Körpergewicht bei Down-Kindern ist weitgehend den Normalwerten angeglichen. Berücksichtigt man jedoch den relativen Kleinwuchs, so ergibt sich mit dem Alter ein progredientes Übergewicht, sowohl bei Jungen, als auch bei Mädchen, wobei das Übergewicht bei Mädchen in der Pupertät am deutlichsten ist.

Kopfumfang

Während die Mikrocephalie früher eine der konstantesten und die Ausdrucksform des Menschen prägendsten Symptome waren, hat sich durch die Behandlung der Kopfumfang weitgehend der Norm der Bevölkerung angenähert. Die Endwerte liegen bei Jungen zur Zeit im Mittel bei 54,2 cm, bei Mädchen bei 52,3 cm, in einer neuen Erhebung bei 52,8 cm.

Stellung in der Familie

Um die Stellung der Familie in ihrem Milieu zu erfassen, wurde eine prospektive Studie durchgeführt. Den Eltern wurde anläßlich eines Behandlungstermines ein formloses DIN A 4-Blatt mit folgenden Fragen ausgehändigt.

Welche Eigenschaften ihres Kindes würden Sie als positive/negative hervorheben?

Diese Fragen sollten ohne Vorbereitung innerhalb einer Stunde beantwortet

werden. Voraussetzung für die Einbeziehung in die prospektive Erhebung waren
a) eine jahrelange, den zeitgemäßen Erkenntnissen entsprechende medikamentöse, erzieherische und trainingstherapeutische Behandlung,
b) Leben in der Familie
c) ein Mindestalter, das die Beurteilung von Eigenschaften zuließ.

Auf je 100 Einzeleltern (oder Elternpaare) entfielen bei den Notierungen auf 793 positive Äußerungen 376 negative. Die positiven und negativen Äußerungen sind je nach Anzahl der Nennungen in den Tabellen 8,9, wiedergegeben. Durchschnittlich standen pro Kind 7,9 positiven Äußerungen, 3,8 negative Äußerungen gegenüber. „Äußerung" entspricht dabei nicht streng „Eigenschaft", da mitunter Fähigkeiten und Unfähigkeiten als Eigenschaften angegeben waren.

Tab. 8: Von den Eltern als positiv gewertete Eigenschaften (Fähigkeiten ihrer Down-Kinder)

1. Freundlichkeit, Liebesbedürftigkeit	59 von 100
2. Hilfsbereitschaft	56
3. Kontaktfreudigkeit	42
4. Interesse an Umwelt + Lernen	40
5. Selbständigkeit	40
6. Fröhliches Wesen	33
7. Gutes Gedächtnis	31
8. Musikliebe	30
9. Interesse am Sport	23
10. Ordnungsliebe	22
11. Anpassungsfähigkeit	19
12. Fähigkeit, sich selbst zu beschäftigen	19
13. Empfindsamkeit	17
14. Ausdauer	11

Diese frei formulierte Charakterisierung zeichnet ein recht deutliches Bild der positiven und negativen Eigenschaften der Down-Persönlichkeit. Ergänzend zu den häufig genannten Eigenschaften sollen nachfolgend auch diejenigen, die unter 10 % erwähnt wurden, aufgezählt werden:
10 - 5 Nennungen erhielten:
Geht gerne zur Schule, ist höflich, geduldig, verträglich (nicht nachtragend), brav, rücksichtsvoll, fleißig, schlagfertig, charmant.
4 - 2 Nennungen erhielten:
Lebhaftigkeit, Nachahmungsfähigkeit, sauberes Essen, Eitelkeit, Anstrengungsbereitschaft, Tierliebe, freigiebig, ehrgeizig, durchsetzungsfähig, guter Orientierungssinn, gute Verfassung, ruhig, ehrlich.
Die Eigenschaft „eitel" wurde nur bei Mädchen registriert, Down-Syndrom-Jungen werden häufig als „höflich" bezeichnet. Bei Mädchen im Schulalter wird die Fähigkeit, sich allein zu beschäftigen, hervorgehoben.

Tab. 9: Von den Eltern als negativ gewertete Eigenschaften (Fähigkeiten ihrer Down-Kinder)

1. Eigensinn, Bockigkeit	62 von 100
2. Konzentrations- und Ausdauermängel	32
3. Trägheit, mangelnde Initiative	20
4. Sprachprobleme	19
5. Ängstlichkeit	10
6. Eßprobleme	10
7. Aggressivität	9
8. Distanzlosigkeit	8

Von den negativen Verhaltensweisen unter 10 % erhielten Nennungen 7 - 4: Mangelhafte Sauberkeit, Schlafstörung, Unruhe, Weglaufen, Mittelpunktstreben, mangelnde Feinmotorik, Überempfindlichkeit, rechthaberisch, kontaktscheu.
3 oder 2 Nennungen entfielen auf:
langsam, mangelnde Durchsetzungsfähigkeit, Nägelkauen, geräuschempfindlich, schwindelnd, überlautes Sprechen.

Erziehungs- und Bildungssituation
In einer weiteren prospektiven Studie, die über ein Jahr lief, wurden 470 Down-Syndrom-Kinder hinsichtlich ihrer Erziehungs- und Bildungssituation analysiert.

Im Vorschulalter wurden dabei Unterteilungen nach Besuchen von Regelkindergärten, integrierten Kindergärten und Sonderkindergärten getroffen. Im Schulalter lag die Differenzierung zwischen Regelschule, Lernbehindertenschule, Integrierter Schule und Sonderschule G (geistig Behinderte). Die Veränderungen der sozialen und Bildungssituation von Down-Kindern und -Jugendlichen wird nirgends deutlicher als in dieser prospektiven Erhebung. Zur Zeit besuchen im Vorschulalter 62,3 % Kindergarten-Einrichtungen oberhalb des Niveaus der „Tagesstätte" des Sonderkindergartens. Die Mehrzahl der Kinder besucht Regelkindergärten, eine geringere Zahl integrierte Kindergärten.

Im Schulalter ist festzuhalten, daß heute 28,3 % der Down-Kinder schulische Einrichtungen besuchen, die oberhalb des Niveaus der Sonderschulen für geistig Behinderte liegen. Innerhalb dieser Zahlen, die im Einzelnen aus Tab. 10 zu entnehmen sind, sind 2 Ergebnisse von besonderer Bedeutung:

a) Die schulische Situation der Mädchen ist wesentlich besser als die der Jungen.
b) Unter den Kindern bis zum 10. Lebensjahr ist das „Schulniveau" höher, als bei Kindern und Jugendlichen zwischen dem 11.- 20. Lebensjahr.

Altersklassen: Jahre Monate	4 43-54	5 55-66	6 67-78	7 79-90	8 91-102	9 103-114	10 115-126	11 127-138	12 139-150	13 151-162	15 163-174	16 175-198	Gesamt
weiblich													
Regelkindergarten	7	14	17	6									44
Integrierter Kindergarten	3			2									5
Sonderkindergarten	3	7	3	2									15
													64
männlich													
Regelkindergarten	4	13	16	6	2								41
Integrierter Kindergarten	3		2	3	1								8
Sonderkindergarten	6	6	18	12									43
													92
Schultyp													
weiblich													
Regelschule					1	2				1	2		10
Lernbehinderten-Schule					7	5	4	3	5	6	4	4	42
Integrierte Schule			1		2	2	2		1		3		10
Sonderschule G				4	10	14	12	13	8	7	14	14	96
													158
männlich													
Regelschule				1		1					2		2
Lernbehinderten-Schule				2	4	5		3		3	1	1	20
Integrierte Schule			1	1		1		1					5
Sonderschule G				1	13	20	18	12	6	21	28	10	129
													156

Tab 10: Schul- und Kindergarten-Situation bei Down-Kindern (n=470)

Zusammenfassend bleibt hervorzuheben, daß sich die Lebenssituation des Down-Patienten durch die Behandlungsmaßnahmen grundlegend geändert hat. Aussehen und Bildungsfähigkeit des Down-Kindes sind heute weit entfernt von dem einförmig gezeichneten Negativ-Klischee in Lehrbüchern und Lexika. Der entscheidende Durchbruch war die Einbeziehung der Zelltherapie in das Behandlungskonzept, da erst die Implantation des fetalen Meterials die Basis für Korrekturen der körperlichen und geistigen Fehlentwicklung schufen.

Tab. 11: Therapeutische Beeinflußbarkeit der wichtigsten Symptome in Rahmen des Down-Syndroms

behebbar	Symptome zu bessern	nicht beeinflußbar
Sattelnase	Hypertelorismus	Irisflecken
enge Augen- spalten	Epikanthus mongoloide	Dentitions- anomalien des Milchgebisses
Strabismus	Augenachsenstellung	ausladende
Konjunktivitis	Nystagmus	Becken-
Blepharitis	Modellierungs-	schaufeln
Makroglossie	anomalien des Ohres	Pseudo-
strohiges Haar	Dentitionsanomalien	epiphysen
Obstipation	des bleibenden Gebisses	Synostosen
Mikrozephalie	Verhaltensanomalien	Chromo-
Hypognathie	flache Pfannendächer	somen-
Bänderschwäche	Coxa valga	anomalie
Muskelhypo- plasie	Brachymelie	Flügelfell Vierfinger-
Muskelhypotonie	Brachykarpie	furche
Nabelbruch	Klinodaktylie	Sandalen-
Leistenbrüche	Cheilosis	furche
Ossifikations- verzögerungen	Hypogenitalismus Sozialentwicklung	Affenfurche Hautleisten-
Osteoporose	stato-motorische Entwicklung	muster
Infektions- abwehr- schwäche	Sprachentwicklung intellektuelle (nicht abstrakte) Entwicklung	nicht operable Herzfehler abstraktes Denken
Hautverdickung	Physiognomie	
Specknacken	Körperlänge	
operable Herz- fehler		

Sonntag wird es nie Abend

Für die Familie Sillain wird dieser Sonntag unvergessen bleiben, denn er ergoß alle Höhen und Tiefen des Lebens wie aus einem leckgewordenen Füllhorn des Guten und Schlechten. Die Geburt eines Sohnes nach zwei inzwischen 8 und 10 Jahre alten Töchtern war für den alteingesessenen Handwerksbetrieb am Marktplatz des rauhen Schwarzwaldstädtchens ein fast unfaßbares Glück. Ein Glück, daß die Familie morgens überschüttete und noch am gleichen Tag in abgrundtiefes Unglück verwandelte. Wenig taktvoll war am Nachmittag dem Vater mitgeteilt worden, daß Michael nicht gesund, sondern mongoloid sei. In Maria, der Mutter, stieg dabei die Vision eines entstellten, sprachunfähigen, kretinartigen Wesens auf, eine Version, die ihren Glauben an Gott am gleichen Tag tief erschütterte, an dem sie ihn morgens dankbar gepriesen hatte. Sie hatte das Gefühl, in ihrem Leben würde es nie mehr einen Sonntag geben.

Seit jenem denkwürdigen Sonntag sind 6 Jahre vergangen. Nach Tagen der Mutlosigkeit hatten die Eltern das Schicksal ihres Kindes ebenso entschlossen in die Hand genommen, wie sie den elterlichen Handwerksladen aufgebaut und zu einem Musterbetrieb gestaltet hatten. Entgegen allen Voraussagen ließen sie Michael medizinisch und pädagogisch betreuen und hatten bald festgestellt, daß die trüben Prognosen nicht eintrafen. Michael lernte gehen und sprechen wie ein gesundes Kind, sein Aussehen wurde mehr durch die bei der Geburt gestellte Diagnose, als durch sein Gesicht belastet. Michael sprach, scherzte, war artig und voll Strolchereien in einem Nebeneinander, wie es nur bei Kindern vorkommt. Noch bevor Eltern und Schwestern es merkten, war Michael vom gestempelten Außenseiter zum Mittelpunkt der Familie geworden – wenn er nicht da war, fehlte einfach etwas im Haus. Wenn er vom Kindergarten kommend die Stube betrat, erst dann wurde aus der hart arbeitenden Familie eine Familie.

Der Sonntag wurde ganz von Michael geprägt. Das Frühstück war eine feierliche Handlung, bei der alle Familienmitglieder – Eltern und Schwestern – sich ausgiebig Zeit nehmen mußten.
Michael wußte immer irgendetwas, die Frühstückszeit zu verlängern. Anschließend ging er mit dem Vater in die Kirche, laut und deutlich allen Vorbeikommenden „Guten Morgen" wünschend. Der Gasthausbesuch nach der Kirche gehörte ebenso zur festen Einrichtung, wie das gemeinsame Mittagessen und der Sonntagsnachmittagskaffee.

Alle Leute des kleinen Städtchens kannten Michael und erwiderten freundlich seinen Gruß. Freilich ab Sonntagmittag gabs bei Michael eine Grenze, die er nicht überschritt. Der Sonntag mit der Familie war für ihn so schön, daß er nicht zu Ende gehen durfte. Jeden Gruß wie „Guten Abend" oder „Gute Nacht" erwiderte Michael mit einem „Guten Morgen" oder „Guten Tag", denn Sonntag durfte es bei ihm nicht Abend werden, ein Gefühl, das sich auf die ganze Familie übertrug.

Sechs Jahre vorher erschien es so, als würde es bei Familie Sillain keinen Sonntag mehr geben. Sechs Jahre später gab es durch Michael nur noch lange und ausgefüllte Sonntage, denn Sonntag wurde es nie Abend.

Auf der Fingerspitze Gottes

Seit den frühen Kindertagen waren sie es gewöhnt, daß die Eltern vor dem Schlafengehen noch einmal ins Kinderzimmerr kamen, um „Gute Nacht" zu sagen – zu ungewöhnlich späterer Stunde zwischen 1 und 1/2 2 Uhr in der Nacht. Peter hatte als Kleinkind mit Down-Syndrom mancherlei Probleme mit der Sauberkeitserziehung, und so hatte sich dieser Rhythmus für ihn und seine Schwester eben eingebürgert. Er war inzwischen 18 Jahre alt, hatte die Waldorf-Schule absolviert. Dank der Eltern und der konsequenten medizinischen Betreuung war das in ihm schlummernde Entwicklungspotential voll entfaltet – in manchen Bereichen mehr als der Durchschnittsmensch verstehen kann.

In all den zurückliegenden Jahren konnte sich die Mutter nicht daran erinnern, Peter einmal zu gewohnter Zeit des „Gute-Nacht-Sagens" schlafend angetroffen zu haben – bis auf jene Nacht im 18. Lebensjahr. Na gut, dachte sich die Mutter: Ich weiß nicht warum, aber wenn er so tief schläft, will ich ihn nicht wecken.

Um 4 Uhr morgens stand der Junge noch torkelnd verschlafen vor dem Bett der Mutter. „Mußtest du zur Toilette?" fragte sie. „Das auch", war die knappe Antwort, um kurz vor dem Zu-Bett-Gehen noch hinzu zu fügen:
„Ach ja, ich wollte dir sagen, daß Onkel Heinz nicht mehr hier ist. Ich habe gesehen, wie er auf den Händen Gottes stand. Der liebe Gott hat seine großen Hände weit offen gehalten, und Onkel Heinz stand ganz klein auf seiner Fingerspitze". Dann zog er die Bettdecke über sich und schlief in den Morgen.

Um 8 Uhr morgens klingelte das Telefon: „Ich muß dir leider mitteilen, daß mein Bruder Heinz heute Nacht entschlafen ist!" „Ich weiß schon", entgegnete Peters Mutter. „Wieso weißt du es schon, hat dich meine Mutter schon verständigt"? „Nein, ich kann dir aber sagen, wann er gestorben ist; um 4 Uhr morgens. Peter kam zu meinem Bett und hat es mir auf seine Art gesagt." „Das ist ja unglaublich", kam zögernd die Stimme auf der anderen Seite, „Peter hat Heinz in seinem schweren krebskranken Zustand überhaupt nicht gesehen".

„Unglaublich für viele andere, nicht für mich", erwiderte die Mutter und erinnerte sich an eine andere Begebenheit, die kurz zurücklag. Ein Berufskollege des Vaters, der seit langer Zeit wieder einmal zu Besuch gekommen war, hatte die Familie von einem Ausflug nach Hause gefahren. Man bedankte sich beim Abschied und Peter bemerkte später „Gerd ist ein guter Freund, aber er war schon einmal ganz nah bei Gott; er stand da in einer Schlange, aber Gott hat ihm gesagt: drängle dich nicht vor, du bist noch nicht dran".

Als die Eltern dem Berufskollegen Gerd dies beim nächsten Zusammentreffen erzählten, wurde dieser ganz weiß im Gesicht. „Ja, es ist etwas über 1/2 Jahr her, da hatte ich einen schweren Herzinfarkt und lag mehrere Tage ohne Bewußtsein auf der Intensivstation; niemand glaubte damals daß ich durchkomme".

Diese unerklärbaren Gaben sind für unser Durchschnittsverständnis nicht rationell faßbar, aber liegen tief in der Persönlichkeitsstruktur besonderer Menschen. Dies mag vielleicht verdeutlicht werden, als Peter bei der Vorstellung eines Eurhythmie-Musikbegleiters diesen mit den Worten begrüßte „Ach ich weiß, du bist ein guter Freund, ich kenne dich schon lange von früher her, als du auch noch Engel warst".

Ein Menschheitstraum – ewige Jugend und Gesundheit

Erste Versuche
Es mag Erfahrung oder Glaube sein – die Einverleibung menschlicher oder tierischer Organe aus jungen und vitalen Organismen zur Stärkung des Körpers und des Geistes, läßt sich zurückverfolgen bis zum Ursprung der Heilkunde. In einem der ältesten medizinischen Dokumente, dem Papyrus von Ebers, später bei ARISTOTELES und dem älteren PLINIUS werden eine Reihe von Präparaten aufgeführt, die aus tierischen oder menschlichen Organen hergestellt wurden. In Mesopotanien soll man Gewebe junger Tiger verwandt haben. Hippokrates hat Froschhaut auf Menschen transplantiert. Aus allen Bereichen der chinesischen, römischen und griechischen Kultur liegen Berichte über heilende Wirkungen tierischer Organe und Organsubstanzen vor.

Im Mittelalter hat PARACELSUS diese Richtung der medizinischen Behandlung neu formuliert als er im 16. Jahrhundert die Dogmen der damaligen Zeit aufstellte „Herz heilt Herz – Niere heilt Niere". Paracelsus implantierte nicht nur Unterhautzellgewebe verstorbener Menschen, sondern er ist auch der Initiator der therapeutischen Richtlinie „Similia similibus curantur". Dies bedeutet, daß Organerkrankungen von dem entsprechenden Organgewebe geheilt werden, also Leber heilt Leber, Niere heilt Niere, Gehirn heilt Gehirn. Dieses damals als Axiom, das heißt als unumstößliches Gesetz, aufgefaßte Prinzip hat sich bis in die neueste Zeit, insbesondere in der Homöopathie fortgesetzt. (Gawlik W., 1986).

In England hat 1771 HUNTER, in Göttingen 1849 BERTHOLD die substituierende Wirkung implantierter Hoden bei kastrierten Hähnen festgestellt. Die wissenschaftliche Entwicklung im heutigen Sinn beginnt eigentlich mit den Versuchen von CLAUDE BERNARD 1857, von dem auch der Begriff der „Inneren Sekretion" stammt. BROWN-SEQUARD injizierte sich 1889 selbst Hundehoden-Extrakt, konnte allerdings nur eine kurzfristige Wirkung feststellen.

In diesem Jahrhundert entwickeln sich einige von diesen Therapien zu vorübergehenden Moderichtungen, so die von VORONOFF durchgeführten Implantationen von Affenhoden bei alternden Männern. Die Technik der Injektionsimplantation wurde wohl erstmalig von dem Breslauer Chirurgen KÜTTNER 1929 mitgeteilt, geriet aber wieder in Vergessenheit; auch KURTZAHN und HÜBENER hatten schon 1927 Schilddrüsengewebe durch Injektion zur Behandlung myxomatöser Kinder übertragen.

Zu den zeitbedingten Moderichtungen gehören:

Frischdrüsentherapie von ZAJIZEK,
Hydrolysate von KASAKOW,
Gewebe-Therapie von FILATOW,
Organimplantationen von DESTUNIS,
Tissular-Therapie von CORDARO,
Placenta-Therapie nach BERNHARD,
Immuno-Therapie mit BOGOMOLETZ-Serum,
Organextrakt-Therapie (Iloban, Ripason, Campolon, Recosenin, Padutin, Actihaemyl usw.)
Organüberpflanzung (DEMICHOW).

Während bei den soliden Organen der Gedanke, diese zu zerkleinern und zu injizieren zunächst offensichtlich über Jahrhunderte ferne lag, ist diese Methode beim Knochenmark und seinen Derivaten, dem Blut seit altersher bekannt. Die *Bluttransfusion* und die *Knochenmarksübertragung* kann deshalb zu den ältesten zelltherapeutischen Verfahren gerechnet werden.

Wir zitieren Paul UHLENBRUCK (1963):
Eine Stelle aus dem 7. Buch der Metamorphosen des Ovid schildert wie Medea, die Zauberin aus Colchis, ihren Schwiegervater Anchises (Aeson) mit Hilfe von frischem Blut verjüngt habe. Das alte Blut habe sie vorher abgelassen. An der betreffenden Stelle der Dichtung heißt es:

„*Quid nunc dubitatis inertes*
Stringite gladios veteremque haurite cruorem
Ut repleam vacuas juvenili sanguinis venas."

Medea soll, wie ein Schriftsteller des Mittelalters CLAUS BORRICHIUS behauptete, die Verjüngung durch Übertragung von frischem jugendlichen Blut von ägyptischen Priestern gelernt haben.

Der noch im 18. und 19. Jahrhundert für die Transfusion gebräuchliche Name „*Medeas Curmethode*" (cura medeae) ist auf Ovids Dichtung zurückzuführen.

Auch bei HIPPOKRATES finden wir Hinweise, Blut als Mittel zur Krankenbehandlung zu verwenden. Ausgehend von der Vorstellung, daß die Krankheit auf einer schlechten Blutmischung beruhe, empfiehlt er als Heilmittel gegen die Fallsucht das Bluttrinken. Vierhundert Jahre später äußern PLINIUS SECUNDUS (23-79 n. Christi) und AULUS CORNELIUS CELSUS (um 50 nach Christi) die gleiche Auffassung.

Die Übertragung tierischen Blutes ist in den ersten Ansätzen mißglückt, als JEAN BAPTISTE DENIS Blut vom Hammel auf den Menschen 1667 übertrug. Daraus ergibt sich, wie weit der Weg bis zur heutigen Perfektion und Technik der Blut-und Knochenmarktransfusionen ist; mußten schließlich in den vergangenen Jahrhunderten, vor allem aber in diesem Jahrhundert die vielen immunologischen Komponenten des menschlichen Blutes und die Unterschiede zum tierischen Organismus aufgeklärt werden.

Die Geburtsstunde
der modernen Zelltherapie schlug im Jahre 1931.
Paul NIEHANS, zu dieser Zeit Chirurg in Bern, wurde dringend zu einem chirurgischen Kollegen gerufen. Dieser hatte bei einer Frau eine Kropfoperation durchgeführt und dabei versehentlich die Nebenschilddrüsen mitentfernt. Die frischoperierte Frau verfiel in Krämpfe, die sich nicht beheben ließen und drohte in diesem Zustand zu sterben.

Der operierende Chirurg, der von den Drüsenimplantationen NIEHANS wußte und auch seine endokrinologische Ausbildung kannte, hoffte durch eine Drüsenimplantation das entfernte Organ irgendwie ersetzen zu können. Für eine Implantation einer ganzen Nebenschilddrüse blieb aber keine Zeit.

Blitzschnell kam dabei bei NIEHANS der Gedanke auf, nicht die ganze Drüse, sondern dünne Scheiben von Nebenschilddrüsengewebe zu übertragen. Er zerkleinerte die Nebenschilddrüsen zu einem Brei, gab physiologische Kochsalzlösung hinzu und injizierte diese Kombination in den Bauchmuskel. Er konnte damit nicht nur schneller handeln, sondern vergrößerte die Oberfläche des transplantierten Organs um das Tausendfache; damit war eine schnellere Wirkung und eine größere Wirksamkeit ermöglicht.

Die Krämpfe der Frau lösten sich innerhalb der nächsten Stunde und kehrten nicht wieder. Das als *Tetanie* bezeichnete Krankheitsbild war durch diese intuitive Behandlung behoben. Ein großartiger Erfolg, der zugleich Ausgangspunkt für einen langjährigen Irrtum war. Da die Frau 21 Jahre diesen lebensbedrohlichen Zustand überlebte, war NIEHANS der Meinung, daß die injizierten Zellen im Körper angewachsen seien und von dort aus die Funktion der entfernten Nebenschilddrüse übernommen hätten. Es dauerte viele Jahre, ihn davon zu überzeugen, daß ein Anwachsen fremden Gewebes, auch wenn es fetaler Natur ist, nicht möglich sei.

PAUL NIEHANS bezeichnete diesen Vorgang selbst als Geburtsstunde der Zelltherapie. Er hatte damit gezeigt, daß zerkleinertes Gewebe wirksam ist und nicht ganze Organe transplantiert werden müssen, um Wirkung zu erzielen. Zum Erstaunen der damaligen Fachwelt hatte er aber auch damit bewiesen, daß die Injektion von „fremdem Eiweiß" nicht unbedingt zu einem

Schock führen muß, wenn der Empfängerorganismus dieser Eiweißstoffe bedarf. Wie sooft stand ein Zufall, ja sogar ein Notfall am Anfang einer großen Entwicklung in der Medizin.

Später Frühling

Jahrzehnte lang hat ein Großteil der Welt über ihn gelacht: den kleinen Clown mit krummen Beinen, zappeligen Schritten und ernstem Gesicht, mit dem man jene lächerlich zu machen pflegte, die bedeutend sein wollten.

Belächelt wurde auf der ganzen Welt sein Entschluß im 8. Lebensjahrzehnt ein um über 50 Jahre jüngeres Mädchen zu heiraten. Ein unerschöpflicher reizvoller Stoff für die Unterhaltungen in den Salons bei Gala-Bällen und für die Klatschspalten. Was soll dabei schon heraus kommen?

Erstaunt war die Gesellschaft, als aus dieser Ehe das erste Kind gemeldet wurde.

Fassungslos verfolgte man die Geburt weiterer 4 Kinder in den folgenden Jahren, so als ob der Clown der Welt auch noch bis in 9. Lebensjahrzehnt hinein Streiche spielen wollte.

Was den wenigsten bekannt war, war die Tatsache, daß jener weltberühmte Mann in der Nachbarschaft eines weltberühmten Arztes lebte, der ihn jährlich zelltherapeutisch betreute. Über die Behandlung selbst liegen keine Aufzeichnungen vor. Man weiß nur von Angehörigen des Klinikpersonals, in welchem die Behandlung und Betreuung stattfand, daß nach dem 5. Kind die junge Frau dem betagten Clown eine Weiterbehandlung nicht mehr gestattet haben soll.

Revitalisierung

Zu einer der ältesten Traumvorstellungen der Menschheit gehört die „*ewige Jugend*", wobei die meisten Menschen nicht an Sturm und Drang, Irrungen und Wirrungen, auch nicht die Leiden des jungen Werther, sondern an den erfolgreichen aufsteigenden Schenkel des Erwachsenen-Daseins denken. Auf dem Plateau des Erfolges verweilen ist der wirkliche Traum. Von der Inkarnation östlicher Religionsphilosophien über die Mythen der Griechen, den „Jungbrunnen", die „Altweibermühle" bis zu den Drüsenimplantationen dieses Jahrhunderts zieht sich der rote Faden. Zielgerichteter sind die Methoden der Naturvölker. Ob es sich um Zaubersäfte der Medizinmänner, oder das Pulver aus getrockneten Hoden bei Eingeborenen-Stämmen Afrikas handelt, die *Erhaltung der Zeugungsfähigkeit und Fruchbarkeit* sind die eigentlichen Ziele.

Mit der Verwendung von jugendlichen Geweben kam natürlich die Zelltherapie von Beginn an diesem Traum von „*Verjüngung*" und „*Lebensverlängerung*" entgegen; in das öffentliche Bewußtsein trat die Therapie sehr häufig mit dem Etikett eine „*Verjüngungskur*" zu sein. Die „*Rejuvenation*" des englischen

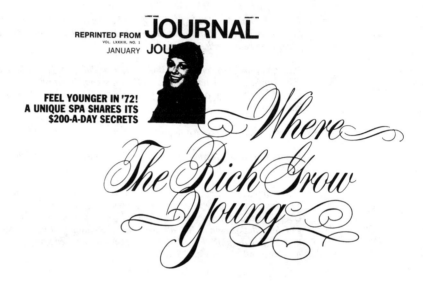

Abb. 11: Schillernde Werbung für „Verjüngungskuren".

Sprachgebrauches drückt dies noch konkreter aus. Tatsächlich geht es bei den therapeutischen Bestrebungen nicht primär um eine Verjüngung, sondern um eine Wiederherstellung oder Besserung biologischer Funktionen, deren Gesamtkapazität man als *„Vitalität" (= Lebensentfaltungskraft)* bezeichnet. Interpretieren wir die Vitalität als optimale Entfaltung der in einem Lebewesen vorhandenen Funktionen (Fähigkeiten), so bedeutet „Revitalisierung" eine Wiederherstellung verlorengegangener Funktionen.

Vitalität ist zugleich ein Begriff, der den Gesamtorganismus mit seiner Dreiheit — Körper, Seele, Geist — beinhaltet. Obwohl es bei den Funktionsminderungen mehrheitlich nur um Teilbereiche geht, z.B. Gangstörungen, Wortfindungsschwierigkeiten, depressive Verstimmung, will der Begriff Vitalitätsverlust immer die Gesamtpersönlichkeit erfassen. Einer Revitalisierung, d.h. einer Wiedergewinnung verlorengegangener Funktionen, muß also immer eine *Devitalisierung*, d.h. ein Verlust von Lebensfunktionen vorausgehen. Diese Tatsache sollte man sich vergegenwärtigen, wenn die Frage nach Objektivierung einer Therapie gestellt wird. Die Objektivierung muß sich zwangsläufig auf einzelne Phänomene beschränken, der Patient dagegen erwartet die Besserung seines subjektiven Befindens und seines subjektiven Schicksals, d.h., daß er sich besser oder beschwerdefrei fühlt. Der Wissenschaftler stellt also an die Revitalisierungsbehandlung andere Ansprüche und erwartet meßbare Daten von Einzelfaktoren, der behandelnde Arzt und der Patient richten ihr Ziel auf eine Besserung des Zustandes und eine Hebung des Wohlbefindens aus, das nicht einfach in Zahlen zu fassen ist, weil es sich um ein qualitatives Phänomen, und nicht um ein quantitativ meßbares handelt. Der Kliniker und praktisch handelnde Arzt wird sich deshalb vorwiegend an den Symptomen der Gesamtpersönlichkeit orientieren. Eine der maßgeblichsten Leitsymptome des Vitalitätsverlustes enthält die nachfolgende Tabelle.

Devitalisierungs-Symptomatik

«Persönlichkeit»
Initiative-Verlust, «Kraftlosigkeit»
Affektive «Leere»
Einfalls- und Erlebnisleere
Allgemeine Unsicherheit
Egozentrik
Handlungsunfähigkeit
Verlust der Zurechnungsfähigkeit

Grobmotorik
Steife Haltung
Unsicherer Gang
Kleinschrittiger Gang
Verminderung der Gehstrecke
Schwierigkeiten beim Treppensteigen
Gehen mit Hilfsmitteln

Feinmotorik und Koordination
Mimikverarmung
Reduzierte Gestik
Feinschlägiger Tremor
Zittrigkeit
Greifunsicherheit
Rastlosigkeit

Sozialverhalten/Psyche
Mißmut
Selbstvorwürfe
Verlust zwischenmenschlicher
Beziehungen
Lebensangst
Eremitismus
Interesseverlust an
    Sport
    Politik
    Bekannten
    Umgebung
    Hobbies

Intellektuelle Leistungen
Auffassungsfähigkeit beeinträchtigt
Auffassungsvermögen durchlässig
«sinnlose» Fehlhandlungen
Gedächtnisstörungen
Konzentrationsvermögen vermindert
Merkfähigkeitsverminderungen
Schwerbesinnlichkeit
Einsilbigkeit
Stereotype Monotonie (Klagen, Loben)
Einbuße des Kurzzeitgedächtnisses
Reduktion des Wortschatzes
Orientierungsmängel

Organgebundene Alters-Regressionen
Altersatrophie der Haut
Gefäßsklerose
Cerebralsklerose
Herzinsuffizienz (Altersherz)
Lungenemphysem
Verdauungsinsuffizienz
Potenzabfall
Altersdiabetes
Leber-Funktionseinbußen
Altersimmuninsuffizienz

Vitalitätsverluste können altersbedingt oder krankheitsbedingt sein. In der aufsteigenden Phase des Lebens, der Jugend, entfaltet ein Lebewesen seine biologischen Fähigkeiten, in der Reifephase benützt es diese erworbenen Fähigkeiten und verliert sie in der regressiven Phase, der Alterung in reziproker Reihenfolge. Revitalisierungsprobleme sind deshalb vorwiegend Altersprobleme. Geriatrica als Mittel, die die Altersphänomene erleichtern sollen, werden in Massen angeboten, angefangen vom guten Rat „mehr spazieren zu gehen" bis zu den geheimnisumwitterten Zauberwurzeln aus einem möglichst fernen Land.

Wahrscheinlich ist die Zelltherapie die einzige unter den vielen Geriatrica, die beiden Ansprüchen

a) einer experimentellen Absicherung, und
b) einer praktischen Bewährung

gerecht werden kann.

Revitalisierung wurde von A. KMENT wie folgt definiert:

„Revitalisierung ist eine nach Überschreitung des Vitalitätsmaximums anhand mehrerer Altersparameter objektivierte längere Erhaltung oder Wiedererlangung eines Vitalitätsniveaus, das signifikant einem biologisch jüngerem Alter entspricht als es dem Organismus chronologisch zukommt".

Tab. 12: **Altersparameter im Langzeitversuch bei Ratten** *(n. KMENT)*
Bestimmung zu 5 Zeitpunkten (9, 15, 21, 27, 32 Monate) an je 168 Tieren

Parameter		Meßwerte je Tier	Meßwerte/Gruppe
Motorische Aktivität	elektronisch kinematographisch	240	40 320
Laufleistung		1	168
EKG		60	10 080
Schwanzsehne	isometr. Kontraktion	120	20 160
	therm. Löslichkeit	2	336
	Hexosamin	2	336
Haut	thermisch lösl. Kollagen	1	168
	Hexosamin	1	168
Aortenelastizität		40	6 720
Lipofuscin	chemisch: Herz, Gehirn	4	772
	histologisch: Frontalhirn Hippocampus Kleinhirn	150	12 000
Succinodehydrogenase	Herz Leber	4	672
Plasmalipide		2	372
Plasmacholesterin		2	372
Mineralstoffe Spurenelemente	Herz, Niere	10	1 680
	total		94 324
	Gesamtversuch:		ca. 472 000 Meßwerte

Diesen definitionsgemäßen Anforderungen ist KMENT mit seinen Mitarbeitern in Untersuchungsreihen zwischen 1960 und 1986 in einem bisher einzigartigen Umfang nachgekommen. In Langzeitversuchen, über deren Umfang und Anlage die Tabelle 12, beispielhaft einen Eindruck vermittelt, wurden verschiedene Einzelkriterien an größeren Kollektiven von Versuchstieren überprüft. In Labyrinthversuchen, Messungen der Gewebeatmung, Nachweis der energetischen Zelleistung an Mitochondrien, Kollagen-Untersuchungen, Elastizitätsbestimmungen in der Haut und an der Aorta wurde der Einfluß der Injektion von lyophilisierten Geweben, speziell Hodengewebe nachgewiesen.

Praxis und Klinik
Während sich im Experiment Erfolg oder Wirkungslosigkeit an Einzelparametern gut objektivieren und reproduzieren lassen, stehen Wirkung und Objektivität auf klinischer Ebene vor schwierigeren Problemen. Erfolg oder Nichterfolg einer Behandlung sind Summanden aus objektiv faßbaren Fakten und subjektiven Empfindungen, die sich dem analytisch-naturwissenschaftlichen Nachweis entziehen. Im Lebensprofil eines Menschen können 3 Abschnitte unterschieden werden:
a) die *Progressive Periode* der Reifung mit Säuglings-Kindes-Jugendalter und Adoleszenz: diese Lebensperiode umfaßt die Zeit von der Geburt bis zu etwa 20 Jahren, wobei der Adoleszenz-Prozeß sich durchaus länger hinziehen kann
b) die *Reifeperiode* zwischen dem 3. und 5. Lebensjahrzehnt
c) die *Regressive Periode,* die Alterung, die im 5. Lebensjahrzehnt einsetzt und bis zum Ende der biologischen Existenz reicht.

Der Verlust an biologischen Funktionen, die letzten Endes der Existenz dienen, geht in der regressiven Periode in umgekehrter-spiegelbildlicher Reihenfolge zum Erwerb wieder verloren. Am Ende dieser Einbußen steht ein Lebewesen, das seine Existenz aus eigener Kraft nicht mehr sichern kann. Im Extremfall ist der Mensch im hohen Alter in der gleichen Situation wie ein Neugeborenes: er kann sich nicht mehr fortbewegen, muß ernährt werden, hat seine hygienischen Funktionen verloren und keinen bewußten Kontakt mehr zu den Umgebungsvorgängen, soweit sie nicht seine Person unmittelbar betreffen. Der Vitalitätsverlust setzt im 4. bis 5. Lebensjahrzehnt ein und schreitet im individuell unterschiedlichen Tempo, aber mit logarythmitischer Progredienz fort. Er umfaßt alle Sektoren der biologischen Funktionen, die Grobmotorik, Feinmotorik, Koordination, Sprache, das Sozialverhalten und die intellektuellen Leistungen.

Diese Funktionen greifen organismisch ineinander und ergeben als Summe das Gesamtbild der Persönlichkeit. Dabei wird die biologische Stellung des Menschen in seinem Milieu mehr von den Extremen als vom Durchschnitt dieser Fähigkeiten bestimmt. Besondere Leistungen auf einem oder mehreren Sektoren oder besondere Mängel bestimmen die soziologische Stellung mehr als die Durchschnittsqualitäten.

Die medizinische Behandlung alternder Menschen steckt in den Kinderschuhen. Der oft wiederholten Forderung auf Integration alter Menschen in die Gesellschaft steht von dieser Gesellschaft kein entsprechendes Angebot gegenüber und ärztlicherseits beschränken sich sehr häufig die Maßnahmen auf den Rat „mehr spazieren zu gehen" und die Verschreibung von Vitamin-Präparaten. Die Behandlung muß aber, wie bei den Entwicklungsverzögerungen im progressiven Abschnitt des Lebens, im Kindesalter, eine auf die Gesamtpersönlichkeit abgestellte, d.h. ganzheitsmedizinische sein, innerhalb welcher das Training der körperlichen, sozialen und geistigen Fähigkeiten eine Schlüsselstellung einnimmt.

Die spezielle Aufgabe, die der Zelltherapie dabei zukommt – und ihr letzten Endes einen legendären Ruf eingetragen hat – ist die Regeneration altersabbaubedingter Leistungen der Organe und Organsysteme. Experimentelle Grundlagen und praktische Erfahrung liegen hier in erheblichem Umfang vor, dabei werden als typische „*Revitalitionskombinationen*" empfohlen:

bei Frauen
Hypothalamus, Nebenniere weiblich, Eierstock, Placenta-Bindegewebe.
bei Männern
Hypothalamus, Frontalhirn, Nebenniere männl. Leber, Placenta, Hoden.
Von diesem Präparationen werden 100 bis 150 mg des Lyophilisats gegeben. Die aus dem Empirie entstandenen Kombinationen leisten in der Revitalisierung gutes, werden aber den Unterschieden des Einzelfalles nicht gerecht. Die Gewebewahl sollte sich vielmehr nach den Leit- und Begleitsymptomen orientieren. Eine entsprechende Orientierungshilfe gibt die Tabelle 13.

Tab. 13: Gewebewahl nach der Symptomatologie im Rahmen der Revitalisierungsbehandlung

Symptome	Gewebewahl
Störungen der Grobmotorik	Großhirn, Großhirnrinde, Rückenmark
Störungen der Feinmotorik	Thalamus, Zwischenhirn, Stammganglien, Kleinhirn
Störungen der Koordination	Thalamus, Zwischenhirn, Stammganglien, Kleinhirn
Störungen des Antriebs, der Initiative, Störungen der Merkfähigkeit, Gedächtnisses	Frontalhirn, Thalamus, Hypothalamus Temporalhirn, Großhirn
Intellektueller Abbau	Großhirnrinde, Großhirnhemisphäre
Cerebralsklerose	Placenta, fet. Arterie, Großhirn
Gefäßsklerose	Placenta, fet. Arterie, Bindegewebe
Altersherz	Herz, Placenta, Arterie, Leber
Hyperurikämie	Niere, Placenta, Leber
Leberfunktionsschwächen	Leber, Magenschleimhaut, Placenta
Potenzstörungen	Hoden, Nebenniere männlich, Hypothalamus (Zwischenhirn), (Leber)
Klimakterium	Ovarium, Nebenniere weiblich, Hypothalamus, Zwischenhirn, Placenta weiblicher Fet.
Degenerative Veränderungen an Skelett und Gelenken	Knorpel, Knochenmark, Bindegewebe, Placenta, Parathyreoidea
Immuninsuffizienz	Thymus, Nebenniere, Milz

In dieser Tabelle ist die Wahl der zu implantierenden Gewebe in Beziehung gesetzt zum Symptom, d.h. der Störung. Praktisch wird man so vorgehen, daß man die schwerwiegensten Symptome an 1. Stelle berücksichtigt, und die weniger hervortretenden Symptome als zweitrangig betrachtet. Insgesamt sollten nicht mehr wie 6-7, in der Regel 5-6 Gewebepräparationen verabfolgt werden. Bei einem Gesamtlyophilisat-Gehalt von 500-800 mg entspräche dies 1 500 bis 4 000 mg der Frischgewebe.

Zeitpunkt der Revitalisierung
Je geschwächter, ausgelaugter, abgebauter ein alternder Mensch ist, um so mehr bedarf er einer guten Voruntersuchung und einer gezielten Nachbehandlung. Da das biologische Soll vom biologischen Haben mit zunehmendem Alter immer weiter auseinanderklafft, nimmt die Regenerationsfähigkeit mit zunehmendem Alter ab. Dies ist ein Grund, weshalb man mit einer Revitalisierungsbehandlung nicht zu spät beginnen sollte. Sie ist um so erfolgreicher, je früher sie einsetzt (Abb. 12) und je regelmäßiger sie im Verlauf des Alters durchgeführt wird. Als optimales Alter für den Beginn einer Revitalisierungsbehandlung gilt das 5. Lebensjahrzehnt, wobei in diesem Alter Wiederholungsimplantationen im Abstand von 2 - 4 Jahren angebracht sind. Wird die Behandlung später begonnen, ist es erforderlich, sie häufiger zu wiederholen, am zweckmäßigsten im Abstand von 1 - 2 Jahren. Auch Behandlungsbeginne im 8. und 9. Lebensjahrzehnt führen zu meßbaren Erfolgen, man sollte dabei aber den therapiebegrenzenden Effekt der schon eingetretenen degenerativen Gewebevorgänge für das Erwartungsmaß der Besserung berücksichtigen, und dies auch dem Patienten erläutern.

Mehr als bei jungen Menschen und Kindern sollten im Anschluß an die Implantationen strapazierende körperliche und geistige Arbeit innerhalb der Belastungsphase von 7 - 14 Tagen vermieden werden. Dies gilt insbesondere für die Midlife-Krisen und die Streß-Symptome, weil diese Menschen recht häufig die Ansicht vertreten, daß sie sich eine Ruhephase von einigen Tagen nicht leisten können. Im Anschluß an die Zellbehandlung sind stoffwechselanregende Medikamente und Kombinationen von Polyvitaminen, Mineralien, Spurenelementen, Membranaktivatoren und Neurodynamica zu empfehlen. Da nicht selten auch eine Appetitverminderung oder eine mangelhafte Nutzung der Nahrung vorhanden ist, ist das Einbeziehen von Fermentpräparaten des Magen-Darm-Kanales zu erörtern. Für den Dauererfolg ist eine Analyse des Lebensstils von Bedeutung, weil daraus Belastungsfaktoren der Gesundheit sich ergeben und eliminiert werden können. Dies trifft speziell für die Art der Ernährung und den Umgang mit Genußmitteln (Rauchen, Alkoholgenuß, Kaffeemenge), die Medikamenteneinnahme (Schlafmittel, Schmerzmittel, Beruhigungsmittel) zu.

Je mehr ganzheitsmedizinisch der Behandlungsplan aufgestellt und durchgeführt wird, um so höher ist der Anfangs- und Dauererfolg der Zelltherapie, die im Rahmen dieses Konzeptes die Hauptaufgabe, nämlich die Regeneration der alternden Gewebe trägt.

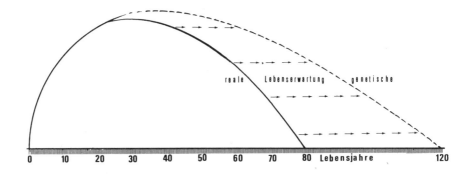

Abb. 12:
Differenz zwischen biologischem «Soll und Haben». Je früher eine Revitalisierungsbehandlung einsetzt, umsomehr ist sie eine Vitalitätserhaltung.

Tab. 14: **Leitsymptome der «Devitalisierung»**

Antriebslosigkeit
Aktivitätsverlust
Rasche Erschöpfung
Herabgesetzte physische Leistungsbreite
Reduzierte psychologische Reaktivität
Herabgesetzte Alkohol-Toleranz
Herabgesetzte Nikotin-Toleranz
Verlust von Ambitionen
Herabgesetztes Selbstsicherheitsempfinden
Unmotivierte depressive Verstimmungen
Schwunglosigkeit
Verzweiflung
Konzentrationsmangel
Verschlechterung des Gedächtnisses
Schlaflosigkeit
Kontaktstörungen
Vereinsamung

Leit- und Begleitsymptome altersbedingter Funktionsminderungen
Da beim „Altersabbau" die im Vordergrund stehenden Funktionsverluste im Zentrum der Aufmerksamkeit des Betroffenen stehen, werden sie meist als Gründe eines Behandlungswunsches genannt: Nachlassen der Merkfähigkeit, Abrufschwierigkeiten von Namen, Vergeßlichkeit, Durch- und Einschlafstörungen, Nachlassen von Potenz oder Libido, Gleichgewichtsprobleme, Gangunsicherheit, Infektionsanfälligkeit, Gelenkbeschwerden, Appetitstörungen. Weniger häufig werden allgemeine Klagen vorgebracht. „Nicht mehr so leistungsfähig"; „keine Spannkraft"; „zu nichts mehr Lust"; „Erfolg oder Mißerfolg sind mir gleichgültig"; „das Arbeiten fällt mir schwerer"; „habe das Gefühl, eine Auffrischung täte gut"; „habe das Interesse an den Ereignissen (z.B. Sport, Politik) verloren"; „brauche zu allem viel länger als früher". Es ist überraschend, wie mit relativ wenigen Formulierungen des subjektive Gefühl der nachlassenden Vitalität ausgedrückt wird.

Der Behandlungsplan kann nur sinnvoll gestaltet werden, wenn er sich nicht nur auf die geklagten Beschwerden beschränkt, sondern das Spektrum der ganzen Persönlichkeit erfaßt.

Der Nachweis von Störungen kann auf verschiedenen Ebenen erfolgen, auf molekularer, zellulärer, geweblicher Organebene oder beim Organismus. Die Untersuchungen unterhalb der Organebene dienen vornehmlich der Diagnostik und Abklärung pathogenetischer Zusammenhänge und sind deshalb für die Behandlungskonzeption wertvoll. In der Praxis wird man sich vorwiegend an den klinischen Symptomen und den anamnestischen Angaben orientieren. Einen Orientierungsrahmen vermittelt die Tab. 13.

Die Persönlichkeit
ist mehr als der „Organismus", d.h. mehr als die Summe der Meß- und Funktionswerte eines Lebewesens. Vitalitätsentfaltung und Vitalitätsverlust müssen deshalb an der Persönlichkeit, dem Subjekt beurteilt werden, objektive Organbefunde gehen damit nicht zwangsläufig parallel. Ein organisch kranker Mensch kann durch Disziplin und Willensstärke eine berufliche, kulturelle oder sozial hochgestellte Persönlichkeit sein, ein organisch Gesunder dagegen genau das Gegenteil.

Die Veränderungen der Persönlichkeit zu erfassen stellt mehr als eine Registrierung von einzelnen Symptomen und Merkdaten dar, ist in der Summation aber eine Wahrnehmung der daraus sich ergebenden Gesamtsituation. Die Betreuung und medizinische Behandlung ist ein ganzheitsmedizinisches Problem.

„Das war alles so schön eingeschlafen"

Die Pastorin war eine ebenso redegewandte wie energische Frau, der das Wohl ihrer Gemeinde — und ihr eigenes Prestige — Lebensinhalt waren. Den Alterungserscheinungen des Pastors folgte sie mit wachsender Besorgnis. Solange sich diese Ausfälle im familiären Bereich offenbarten, wurden sie mit Ermahnungen „sich nicht gehen zu lassen" beantwortet. Als aber bei den Predigten die Heilige Dreifaltigkeit durcheinander gebracht, die geschichtlichen Vorgänge in beliebige Jahrhunderte verlegt und die Namen der Kirchenmitglieder recht großzügig vertauscht wurden, entschloß sie sich zum Handeln.
Dem Internisten der benachbarten Großstadt trug sie diese Beschwerden vor, nicht ohne anzumerken, daß sie sich an die fehlende Manneslust des Pastors seit Jahren gewöhnen mußte. Der Arzt übernahm die Behandlung und hörte — wie in vielen Fällen — monatelang nichts. Die Behandlung bestand in einer Revitalisationskombination, die in den älteren Jahrgängen aus einer Kombination von Gehirngeweben und endokrinen Organen sich zusammensetzt.
Auf der Fußgängerzone der Stadt trafen sich Pastorin und Internist nach rund einem halben Jahr wieder. Der freundlichen Erkundigung des Internisten „wie es dem Herrn Gemahl gehe" begegnete die Pastorin mit fragenden bis etwas feindseligen Blicken und nur zögernd formte die sonst redelustige Dame die Worte: „Im großen und ganzen geht es ihm gut; er hat wieder Lust an der Arbeit, verwechselt die Namen nicht mehr, und auch seine Predigten sind wieder in Ordnung. Soweit haben Sie ihn ja gut wieder hingekriegt. Aber da sind Dinge, die gar nicht im Sinne meines Behandlungsbegehrens liegen. In sexueller Hinsicht war alles so schön eingeschlafen — und jetzt fängt es wieder von vorne an. Ganz abgesehen davon, daß er ein auffallendes Interesse für ein junges Mädchen aus dem Kirchenchor entwickelt. Dies alles lag nicht im Interesse meines Behandlungsauftrages und ich muß Sie fragen, ob dies wirklich nötig war?"
Der Internist stand etwas verdutzt-verlegen vor der eifernden Frau, die sich dann auch barsch verabschiedete:
„Das nächste Mal überlegen Sie besser, was Sie tun!"

Degenerative Leiden

Übersetzt man „degenerativ" wörtlich mit „entartet", oder „von der Art abweichend", so wird der deutsche Ausdruck dem Inhalt der lateinischen Wurzel nicht gerecht. Gemeint ist damit eine Funktionseinbuße aufgrund gestaltlicher Veränderungen der Zellen und Gewebe. Die Zelle als Realisationsprinzip des Lebensprozesses und die Grundsubstanz als ihr Mutterboden erfüllen dabei ihre Aufgaben nicht in der optimalen Weise. Für die meisten sogen. Krankheitsprozesse wäre der Ausdruck „regressiv" (= rückschrittlich) geeigneter, weil es sich tatsächlich um einen Rückschritt vom Funktions-Optimum handelt.

Von der Ursache her haben wir es mit folgenden Grundvorgängen zu tun:

1. Biologischer Altersabbau

Im Lebenszyklus eines Menschen unterscheiden wir eine Reifungs-(Entwicklungs-), eine Reife- und eine Alterungsperiode. Der altersbedingte Abbau der Zell- und Organleistungen stellt eine mehr oder minder rasche Entfernung vom Leistungsmaximum dar. Die Gewebe und Organe altern dabei zu unterschiedlichen Zeiten und in unterschiedlichem Tempo. Der Körper verfügt über eine hohe Kompensationsfähigkeit, die nachlassenden Funktionen einzelner Organe auszugleichen. Der Altersabbau, der nach pessimistischen Auffassungen mit der Geburt, sicher aber im 4. Lebensjahrzehnt beginnt, verläuft deshalb nicht sprunghaft, sondern allmählich. Im ungünstigsten Fall bricht der philharmonische Gleichklang „Leben" durch den Ausfall eines Instrumentes (=Organs) zusammen, im günstigsten Fall des hohen Alters verklingen die Instrumente ohne vorherigen Mißklang.

2. Umweltbedingte Degenerationen

Während seiner biologischen Existenz ist der Mensch einer Unzahl von Bedrohungen und Belastungen ausgesetzt, die ihn oder einzelne seiner Organe fordern und überfordern. Unter den heutigen Zivilisationseinflüssen sind es vor allem die *Umweltfaktoren Luft, Wasser, Nahrung, Strahlung.* Den bedeutsamsten Faktor stellt sicher die künstliche Aufbereitung und Konservierung der Nahrung dar, die dem Körper vom Säuglingsalter an überlastet. Regional spielt die Schadstoffüberlastung der Luft (Industriegebiete, Innenstädte) eine nicht minder große Rolle. Individuell können Langzeitüberlastungen durch den Beruf (Staublunge bei Bergarbeitern, Gelenkdegenerationen bei Preßluftarbeitern, Spitzensportlern, Hautdegenerationen bei Farmern in heißen Ländern u.a.) vorzeitige Degenerationen einzelner Organe herbeiführen. Auch Lebensgewohnheiten und Genußgifte (Venenleiden bei sitzenden Berufen, Leberschädigungen durch Alkohol, Lungenschädigung durch Rauchen) überfordern die physiologische Leistungsspanne einzelner Organe und verkürzen sie damit.

3. Krankheitsbedingte Degenerationen
Durch wiederholte oder chronische Infektionen kann es zu Degenerationen und vorzeitigem Abbau des Organismus oder einzelner Organe kommen. Dies kann durch krankheitsbedingte Strukturverluste (=Gewebeuntergang) oder durch Ablagerung von und Überlastung mit infektionsbedingten Folgesubstanzen (Amyloid, Toxine) geschehen. Der Leistungsabfall wird bei chronischer Bronchitis die Lunge früher treffen als andere Organe, bei chronischer Hepatitis die Leber und bei rheumatischer Arthritis die Gelenke.

Die Abbauerscheinungen des Gesamtorganismus wurden im Kapitel „Revitalisierung" behandelt, die degenerativen Erscheinungen der Organe in den zuständigen Abschnitten. Gesondert herausgehoben werden sollen hier die Degenerationen des Nervensystems, weil sie von großer praktischer und zunehmender zivilisatorischer Bedeutung sind.

Degenerative Krankheiten des Gehirns, der Nerven und der Muskeln.
Die Nervenzelle ist eine Funktionseinheit, die vom Zellkörper in der grauen Rinde über die langen Ausläufer (Axone) bis zum Erfolgsorgan (z.B. Muskel) reicht. Der Stoffwechsel bildet einen Kreislauf, der vom Zelleib zentrifugal und von der Peripherie zentripetal, also zum Gehirn hin gerichtet ist. Aus diesen engen Funktionsverknüpfungen heraus ist es sinnvoll, die Krankheiten des Gehirns, der Nervenleitungen, und der Muskulatur – soweit die damit zusammenhängen – gemeinsam zu behandeln. Die Tabelle 15 gibt eine Übersicht über die wichtigsten Formen, die meist mit Eigennamen „verziert" sind.

Tab. 15:
Spektrum der cerebro-spino-neuro-muskulären Degenerationen

Leukodystrophien

Metachromatische Leukodystrophie (Sulfatid-Lipidose),
Globoid-Leukodystrophie (Morbus KRABBE; Cerebrosid Lipidose),
Spongiöse Markdegeneration (CANAVAN; VAN BOGAERT u. BERTRAND),
Sudanophile Leukodystrophien (Morbus PELIZEUS - MERZBACHER).

Demyelinisierungs-Krankheiten
Diffuse Sklerose (Encephalitis periaxialis SCHILDER),
Disseminierte Sklerose (Multiple Sklerose),
Neuromyelitis optica (DEVIC-Syndrom).

Cerebro – oculäre Degenerationen
Amaurotische Idiotie – Infantile Form (TAY-SACHS),
Spätinfantile Form (BIELSCHOWSKY)
Juvenile Form (SPIELMEYER-VOGT),
Tapeto-retinale Degeneration.

Spino-cerebellare Degenerationen
Friedreichsche Ataxie,
Ataxia teleangiectatica (LOUIS-BAR-Syndrom),
Abetalipoproteinämie (Acanthosis; BASSEN-KORNZWEIG-Syndrom),
Refsum-Syndrom,
Myoklonus – Encephalopathie des Kindes (KINSBOURNE-Syndrom).

Cerebrocutane Degenerationen
Tuberöse Sklerose (BOURNEVILLE),
Neurofibromatose (V. RECKLINGHAUSEN),
Angiomatosis retinae et cerebelli (V. HIPPEL-LINDAU).

Spino-neuro-muskuläre Degenerationen
Neurale Muskelatrophien
(WOLFARTH-KUGELBERG-WELANDER;
WERDNIG-HOFFMANN;
CHARCOT-MARIE-TOOTH-HOFFMAN);
DEJERINE-SOTTAS),
Progressive Muskelatrophien (DUCHENNE; ERB),
Myatonia congenita (OPPENHEIM),
Myatonie (THOMSEN),
Karnithin-Myopathie
Myasthenia gravis (ERB-GOLDFLAM),

Amyotrophe Lateralsklerose (CHARCOT-Syndrom),
Syringomyelie.

Degenerationen der Basalganglien
Hepatolenticuläre Degneration (WILSON)
Dystonia musculorum deformans (Torsionsdystonie),
Huntington - Chorea,
Pigmentdegeneration des Globus pallidus (HALLERVORDEN-SPATZ),
Morbus Parkinson.

An dieser Stelle sollen nur jene praktisch wichtige Formen von Degenerationskrankheiten besprochen werden, bei denen sich sinnvolle Ansätze für eine Zelltherapie ergeben. Die meisten dieser Krankheiten gehen von der weißen Substanz des Gehirns (= Mark) aus, deren wichtigstes Bauelement das Myelin ist. Will man die Krankheiten von der Ursache heraus behandeln, muß man sich mit den Stoffwechselzusammenhängen beschäftigen.

Myelin
Myelin ist die vorherrschende Komponente der weißen Gehirnsubstanz (Gehirnmark); es besteht aus Protein-Lipid-Schichten (Eiweiß-Fett-Verbindungen), welche die langen Ausläufer der Nervenzellen, die Axone (Neuriten) umgeben. Als Art Isolierschicht garantieren sie, daß der Impuls der Nervenzelle von der „grauen" Gehirnrinde mit dem Zellkörpern tatsächlich bis zum Erfolgsorgan (Muskel, Haut, Ohr, Auge) geleitet wird. Diese weiße Substanz ist bei der Geburt unausgereift. Obwohl bei der Geburt alle Gehirnzellen bereits vorhanden sind und später keine neue hinzukommen, ist das Gehirn zum Zeitpunkt der Geburt als einziges Organ noch nicht in der Lage, die selbständige Lebenserhaltung zu gewährleisten. Es hat Teile der embryonalen und fetalen Entwicklung nachzuvollziehen. Erst mit Ausreifung der Sekundärstrukturen (Dendriten, Synapsen, Axone, Glia) und der Isolierung der Nervenfaserleitungen durch Myelin (Markscheiden) wird im 4. Lebensjahr die fetale Entwicklung beendet und damit eine eigenständige Lebenssicherung durch das Nervensystem erreicht.
Fehlentwicklungen können in dieser Reifungsperiode in Form von *Markreifungsstörungen* auftreten und nach Abschluß der Markreifung als Degenerationen in Form von *Entmarkungskrankheiten*.
Die Myelinumhüllung der Nervenfasern, die Markscheidenreifung ist die Arbeitsleistung je einer Schwann'schen Zelle. Diese umgibt pro Internodiumsstrecke die Nervenfaser spiralig. Während der Reifung wandelt sich das Cytoplasma der Schwann'schen Zelle in zwiebelscheibenförmig angeordnete Myelinringe um, bis es verbraucht ist. Jede Myelinschicht stellt ein Syntheseprodukt der Schwann'schen Zellen in Form einer Doppelmembran von an-

nährend 85 Å Dicke dar; große Nervenfasern können bis über 100 solcher Doppelmembranen in der Markscheide führen (Abb. 13).
Für die Leitung der Nervenimpulse entlang der Membran der Nervenfaser haben die Myelinscheiden eine zweifache Aufgabe: Isolierung des Impulses und Stoffwechselaufgaben. Die Myelinscheiden umgeben segmentiert die Nervenfaser; der Zwischenraum zwischen den Segmenten heißt Knoten, das längere myelinisierte Stück *Internodium* (Zwischenknotenzone). Der Nervenimpuls springt von Knoten zu Knoten. Durch den Volumenumfang reduziert die Myelinscheide die elektrische Kapazität zwischen (dem zylindrischen Kondensator) Nervenfaser und dem umgebenden Milieu auf weniger als 1%. Bei der Impulsleitung bleibt das myelinisierte Zwischenknotenstück passiv, damit wird eine Leitung in relativ kurzer Zeit ermöglicht.

Die Leitungsgeschwindigkeit ist grob proportional dem Nervenfaserdurchmesser, bei Säugetieren im Verhältnis 6:1. Marklose Fasern von 0,2-1 mm Durchmesser haben eine Impulsgeschwindigkeit von 0,2-2m/sec, markhaltige Fasern mit einem Durchmesser von 2-20mm leiten mit 12-120m/sec. Durchmessergröße der Nervenfaser und Myelindicke scheinen mit der «Notwendigkeit» schneller Informationen in Beziehung zu stehen.

Mitochondrien
Mitochondrien sind die Energiestationen der Zelle; es sind Gebilde von rundem elliptischen, filiformem, nieren-, keulen- oder handelförmigem Querschnitt. Ihr Querdurchmesser beträgt 0,18 (Retina) bis 2,0 (Herzmuskel), die Länge 1,0 bis 5,0 (bis extremerweise 14,0) μm. Bei aller Formverschiedenheit folgt der architektonische Bau einem Grundplan: Mitochondrien besitzen 2 Elementarmembranen, eine äußere und eine innere, mit einer Gesamtdicke von 100 bis 250 Å. Durch diese Doppelmembranen sind die Mitochondrien vom übrigen Cytoplasmaraum abgegrenzt. Der Raum zwischen äußerer und innerer Membran beträgt 100 - 200 Å, er wird auch als äußere Phase bezeichnet. Die innere Membran bildet Einstülpungen gegen das Lumen. Diese haben die Aufgabe, die Oberfläche der inneren Membran zu vergrößern, sie werden als innere Phase zusammengefaßt. Auf diesen Ausstülpungen findet man Partikel mit einem Durchmesser von etwa 100 Å. Sie sitzen auf einem Stiel von etwa 35 Å Durchmesser.

Stoffwechselaktive Gewebe sind mitochondrienreich, wie z.B. Leberzellen, Drüsenzellen, Nierenepithelien, Herzmuskel. 1 g Leber soll 33^{10} Mitochondrien beinhalten.

Bezogen auf die Zellmasse entfällt auf die Mitochondrienfraktion ein prozentualer Anteil von 10-25%. In der Mitochondrienfraktion sind 70% Proteine (davon vorwiegend Enzym-Eiweiß), 3% RNS und 27% Lipide; 60% dieses Lipidanteils sind Phosphatide.

In den Mitochondrien wird über den Krebszyklus durch Dekarboxylierung und Dehydrierung Pyruvat (Brenztraubensäure) abgebaut; dabei wird CO_2 freigesetzt und Wasserstoff auf Koenzyme übertragen (NAD und FAD). Der Wasserstoff wird über die Atmungskette dem O_2 bis zum Cytochromsystem entgegengeführt. An drei Stellen wird Energie gebildet und damit sind die Mitochondrien die Energiestationen der Zelle und führen ein weitgehend autonomes Dasein.

Pathogenetische Kette
Aus den weitgehend gesicherten Gliedern in der Entstehung der degenerativen Krankheiten läßt sich zwar keine lückenlose Kette bilden, sie reichen aber zu einer theoretischen Konzeption aus, die ihre Schlüssigkeit inzwischen in der Praxis unter Beweis gestellt hat. Danach ergeben sich folgende pathogenetische Zusammenhänge:

Im Duodenum und oberen Dünndarm kommt es zu einer fehlerhaften Degradation oder/und Resorption von Lipiden. Dabei spielen die hochungesättigten Fettsäuren – speziell Linol- und Linolensäure – eine entscheidende Rolle. Ob dem Mangel an Delta-6-Desaturase die zentrale Rolle zukommt, ist weniger von Bedeutung als der daraus resultierende «Webfehler» der Phospholipide. Dieser führt über Funktionsanomalien der Lipidschicht der Cytomembranen zu Funktionsstörungen in mehreren Organen des Körpers. Speziell davon betroffen sind die Doppelmembransysteme von stoffwechselaktiven Geweben: Myelinscheiden der markhaltigen Nerven, Mitochondrien der Herz- und Skelettmuskulatur, Syntheseorgane wie Leber und Pankreas. Die Fehlfunktion der inneren Mitochondrienmembranen ihrerseits ist verantwortlich für die Störungen des Dehydrogenase-Komplexes und konsekutiv der Zellatmung.
Von den Veränderungen des Darmtraktes – Beispiel: Friedreichsche Ataxie – über die Funktionstörungen des Pankreas (in 20% manifester Diabetes, in weiteren 30% abnormer Glukosetoleranz), der Leber (Taurinstoffwechsel, Hyperbilirubinämie), zur «mitochondrialen Deprivation» (Cardiomyopathie, Herzinsuffizienz, Herztod in der Hälfte der Fälle, Skelettmuskelatrophie) und schließlich zur Myelindegeneration ergibt sich eine schlüssige Kausalkette.

Therapeutische Ansätze
Der skizzierte Erkenntnisstand berechtigt nicht nur, er verpflichtet mit aktiven Behandlungsmaßnahmen dort anzusetzen, wo

a) *Abweichungen von physiologischen Vorgängen bekannt und*
b) *therapeutische Mittel zur Behebung dieser Abweichungen verfügbar sind,*
c) *Vorsorgemaßnahmen geeignet sind, die Manifestation der «Krankheit» zu mildern oder zu verhindern.*

Diesen Voraussetzungen entsprechend stützt sich die Behandlung der Friedreich'schen Ataxie auf 3 Säulen:

1. *Die Ernährung (Diät),*
2. *Substitution der Funktionsschwächen (Enzym-Substitution),*
3. *Regeneration der Zell- und Organfunktionen.*

Diese Prinzipien können abgewandelt auch für andere degenerative Erkrankungen des zentralen Nervensystems in Anwendung gebracht werden.

Ernährung (Diät?)
Das Fragezeichen hinter «Diät» soll andeuten, daß die erforderlichen präventiven Maßnahmen mehr eine Ernährungsumstellung zu einer vernünftigen natürlichen Ernährung beinhalten, als eine Diät mit Restriktionen zum Ausdruck bringen soll.

Im Laufe der letzten 3 Generationen hat sich in den Industrieländern die Ernährungsgrundlage zwischen den Kategorien

Lebensmittel – Nahrungsmittel – Genußmittel

zunehmend in Richtung Nahrungs-und Genußmittel verschoben. Aufbereitung, Konservierung, Färbung, Verpackung dienen anderen Zwecken als der Ernährung. Das Denken in Kalorien und prozentualen Verteilungen von Eiweiß, Kohlenhydraten und Fetten im Zusammenwirken mit Maßnahmen, die Nahrungsmittel dauerhaft «steril» zu halten, haben fast alle Lebensmittel – (=mit lebenden Inhaltsstoffen) – zu reinen Nahrungsmitteln (=Energielieferanten) gemacht. Die wesentlichen Bestandteile für den Auf- und Abbau eines Nahrungsproduktes, die Fermente (Enzyme), gehen bereits bei Temperaturen zwischen 45-50°C teilweise verloren. Diese in den «Lebensmitteln» enthaltenen Enzyme sind wirksame Helfer beim Nahrungsabbau im Verdauungstrakt.

Denaturierung der Lebensmittel und Vernichtung ihrer Fermente haben dazu geführt, daß in bestimmten geographischen Regionen und in den Industrie-Ballungszentren Lebensmittel kaum mehr zur Verfügung stehen, und die Ernährung sich ganz auf konservierte Nahrungsbestandteile und Genußmittel beschränkt. Dem Organismus wird damit eine doppelte Last aufgebürdet: Durch Entzug der Fermente und Naturstoffe (Mineralien, Spurenelemente) werden ihm Hilfsstoffe für den Nahrungsabbau entzogen, durch die Denaturierung der Stoffgruppen in konservierten Nahrungen gleichzeitig aber die Last aufgebürdet, Stoffverbindungen abzubauen und zu verarbeiten, für die der Stoffwechseleigenapparat nicht eingestellt ist.

Die Häufung von degenerativen Erkrankungen in den Ballungsgebieten Nordamerikas, in England, Irland und den Orkney-Inseln, aber auch die extreme Häufigkeit von Darmkrebs in Island dürften mehr auf die Umwelteinflüsse (Trockenfleisch, Konserven, wenig frische Lebensmittel) als auf ethnische Faktoren zurückzuführen sein.

Vom theoretischen Standpunkt auszugehen bedeutet dies, daß die Verteilung der Nahrungsaufnahme soweit als möglich in die Richtung «Lebensmittel» zurückgeführt werden sollte, unter gleichzeitiger Reduktion der denaturierten Nahrungs- und vor allem der Genußmittel. Dies ist theoretisch viel leichter ausgesprochen, als praktisch realisiert, da insbesondere in den Großstädten die Voraussetzungen für den Verbraucher recht schwierig sind.

Zu empfehlen sind:

Vormahlzeiten aus unkonservierten, möglichst reifen Früchten oder Fruchtsäften folgender Herkunft:
Papaya, Mango, Ananas, Melonen, Feigen, Birnen, Äpfel, Pfirsiche, Aprikosen, Beerensorten der Saison.
Die Fermente dieser Früchte dienen als Abbauhilfe für die nachfolgende Hauptmahlzeit.

Die *Hauptmahlzeiten* sollten niedrig an tierischem Eiweiß, an raffinierten Kohlenhydraten (weißer Zucker, weiße Mehle, Backwaren aus weißen Mehlen) sein, und eine Fettversorgung mit ausreichend ungesättigten Fettsäuren garantieren. Tierisches Eiweiß sollte von frischem weißem Fleisch (Kalb, Fisch – speziell Forelle –, Huhn, Pute) stammen, rotes und konserviertes Flisch ist weitgehend zu reduzieren. Eine Ausnahme machen hier kleinere Mengen roher Leber, Milz oder Tartar als Ergänzung zu Rohkosttagen. Aus den Anamnesen der meisten Patienten ergibt sich, daß sie instinktiv fettes Fleisch aus ihrer Nahrung entfernen, gepökeltes, gegrilltes und geräuchertes Fleisch sollte deshalb ganz vermieden werden. Geeignete Eiweißquellen sind Milch und Eispeisen, wobei Milch undenaturiert und die Eier möglichst roh (geschlagen oder in Fruchtsäften) genossen werden sollten.

Die *Fettzufuhr* sollte sich vorwiegend auf die pflanzlichen Fette konzentrieren, unter Reduzierung der Fette tierischen Ursprungs. Die besten Quellen für hoch ungesättigte Fettsäuren sind (s.S. 210):
Leinöl, Mandelöl, Senfsamenöl, Walnußöl.

Die besten Fettquellen sind Öle, die reichlich Linol- und Linolensäure enthalten (s.S. 211). Sofern die Versorgung mit der Nahrung nicht gewährleistet ist, bietet das Evening-Primerose-Oil eine gute Versorgungsquelle. Als Linolensäure-Präparat steht EFAMOL zur Verfügung. Zu vermeiden sind Schweinefett und denaturierte Proteinfett-Komplexe, wie sie in vielen konservativen Fleischspeisen angeboten werden.

Es ist wichtig, soweit als möglich konservierte, denaturierte, gefärbte, gebleichte und mit Volumenexpandern versehene Nahrungsmittel zu meiden. Ein bis zwei Rohkosttage mit kleinen Milch-, Käse- und Eizutaten pro Woche dienen wesentlich der Aktivierung der Verdauungsorgane.

In der Praxis bietet die Umstellung der Ernährung eines der wesentlichsten und schwierigsten Probleme bei den Erkrankten, da die Familiengewohnheiten oft über viele Generationen hinwegreichen und solche Umstellungen sehr schwer umzusetzen sind. Es bedarf einer erheblichen Überzeugungskraft, hier die Voraussetzungen für einen dauerhaften Erfolg zu schaffen, denn ohne Ernährungsumstellung ist auf lange Sicht ein Erfolg bei den degenerativen Erkrankungen des zentralen Nervensystems nicht zu erwarten.

Enzymsubstitution
Solange die kausalen Enzymdefekte bei den einzelnen Degenerationskrankheiten nicht bekannt sind, empfiehlt sich eine breit angelegte Enzym-Substitution zu den Hauptmahlzeiten. Die Enzympräparate ergänzen dabei das natürliche Angebot der Nahrung und ersetzen es dort, wo eine konsequente Diät mit undenaturierten Lebensmitteln nicht durchführbar ist. Die Präparate sollten fett-, eiweiß- und cellulosespaltende Fermente enthalten. In Frage kommen:
Wobenzym-Tabletten, 2x2 bis 3x3 täglich als Quelle pflanzlicher und bakterieller Enzyme.
Vitafestal (1 bis 3 Dragees tägl. als Kombination von Verdauungsfermenten, Vitaminen und Spurenelementen).
Bilicombin 1 bis 2 tägl. als Quelle fettspaltender Enzyme.
Panpur, Panzynorm, Enzynorm oder *Kreon* in einer Dosierung von 1 bis 3 Dragees oder Kapseln tägl., sind ebenfalls geeignete Fermentkombinationen.
Im angelsächsischen Wirtschaftsraum sind *Enzym Digest, Betain HCL, Papain, Bromelein* und *Mycozym* entsprechend wirksame Präparate.
Die Wirksamkeit der diätetischen Maßnahmen wird, nach den Erfahrungen von MOUNT durch intravenöse Injektionen von *Vitamin B1* (100mg/ml), *B12* (1000mcg/ml) und *Rohleberextrakt* – z.B. Reticulogen/Lilly – und *Efamol* als Linolensäurequelle gesteigert. Erfahrungen mit europäischen Leberextraktpräparaten liegen auf diesem Gebiet noch nicht vor.

Regeneration der Zell- und Organfunktionen
Bei den meisten degenerativen Erkrankungen liegen Zellstoffwechselstörungen in verschiedenen Ebenen vor, von den intestinalen Schleimhautzellen angefangen bis zum Endglied des Prozesses, den Nervenzellen und vor allem dem entscheidenden Zwischenglied, den Cytomembranen in den Mitochon-

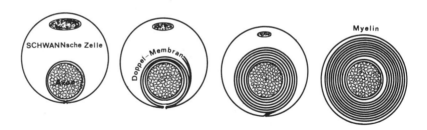

Abb. 13:
Markscheidenreifung: Eine Schwann'sche Zelle umgibt das Axon und produziert Doppelmembranen, die sich zwiebelschalenartig um die Nervenfaser legen; bei diesem Prozeß wird das Cytoplasma der Schwann'schen Zelle «aufgebraucht».

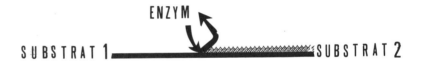

Abb. 14a

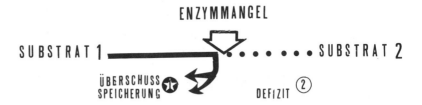

Abb. 14b

Abb. 14a, b: Enzyme sind „Lotsen", die ein Substrat (1) in ein anderes Substrat (2), auch Produkt genannt überführen (a). Bei Enzymmangel kommt es einerseits zu einem Defizit an Substrat 2 (= Mangelsituation), andererseits zu einem Stau vor dem Block (= Überschuß, Speicherung) 14b.

drien. Frühere langjährige Versuche, mit fetalen Gehirngeweben die Krankheiten zu beeinflussen, brachten keine überzeugenden Resultate. Die Einbeziehung der Initialglieder des Stoffwechsels führte zu einem beachtlichen Druchbruch auf diesem Gebiet.

Die Regeneration der – gestörten – Verdauungsorgane wird auf zwei Wegen angestrebt:

a) Durch Injektionsimplantation

Je nach Schwerpunkt der klinischen Symptomatik kommen dafür folgende Organe in Frage:

fetale Leber	150 mg
fetaler Dünndarm	100 mg
fetales Pankreas	100 mg
Placenta, geschlechtsspezifisch	150 mg
Nebenniere, geschlechtsspezifisch	100 mg

In die Erörterung des Implantationsplanes sind je nach Gewichtigkeit der klinischen Organe folgende Gewebe bzw. Organe einzubeziehen:

Kleinhirn
Herz
Niere
Magen
Duodenum
Colon

b) Die Regeneration des Magen-Darm-Traktes kann über die Injektionsimplantation von fetalen Geweben hinaus durch orale Anwendung von Ultrafiltraten gefördert werden. Dafür geeignet ist speziell ein *Ultrafiltrat aus fetaler Leber, fetalem Pankreas, Placenta und fetaler Dünndarm-Mucosa*. Eine entsprechende Präparation ist als LPPM verfügbar, jedoch nur in beschränktem Ausmaß, da eine Registrierung als Arzneimittel noch nicht vorliegt.

Die drei Säulen der skizzierten Behandlung

Ernährung, Enzymsubstitution und Organregeneration

bilden die Basis des Behandlungskonzeptes und eröffnen neue Möglichkeiten zur Behandlung bisher als unbehandelbar etikettierter Degenerationskrankheiten des Nervensystems. Die hier skizzierten Behandlungsprinzipien haben sich auch bei **Multipler Sklerose, tuberöser Sklerose** und anderen Degenerationen bewährt. Bei vielen dieser seltenen Degenerationskrankheiten reicht allerdings das Erfahrungsgut zeitlich und mengenmäßig für eine endgültige Beurteilung nicht aus. Dagegen läßt die Beobachtung an etwa 60 Fällen von **Friedreich'scher Ataxie** schon heute den Schluß zu, daß nicht nur ein Stillstand der Progression erreichbar, sondern auch eine Rückbildung verlorengegangener Funktionen möglich ist. Ergänzt werden sollte diese Behandlung durch eine ausreichende Versorgung mit Vitamin B, da die B-Vitamine an vielen enzymatischen Prozessen beteiligt sind. Darüber hinaus kann eine Haaranalyse über den Mineral- und Spurenelement-Haushalt des Körpers Auskunft geben und eine entsprechende *Substitution fehlender Elemente* von Nutzen sein. Mangelzustände werden vor allem in Bereich von Kupfer, Mangan, Selen, Zink und Kalium gefunden, während der Kalziumwert in den Geweben relativ hoch liegt.

Den allgemeinen Behandlungsgrundlagen der degenerativen Leiden der weißen Hirnsubstanz sollen einige spezielle Hinweise für die zelltherapeutische Regenerationsbehandlung angeschlossen werden.

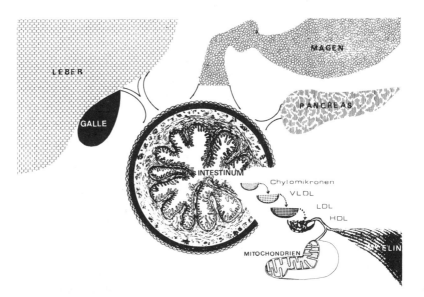

Abb. 15: Pathogenetische Kette der Friedreich'schen Ataxie (Synopsis einer Arbeitshypothese). Eine insuffiziente Degradation und/oder Resorption der Lipide – an der Leber, Pancreas, Duodenum und Jejunum beteiligt sind – führt zu einem «Webfehler» der Phospholipide und Lipoproteine. Dadurch werden vor allem Phosphatidylcholin und Cardiolipin als integrierende Bauelemente der Cytomembranen betroffen. Im Organismus steht die Degeneration der Doppelmembransysteme «Myelin» und «Mitochondrien» im Mittelpunkt der klinischen Folgesymptomatik.

Degenerative Leiden

Multiple Sklerose:	fet. Leber	fet. Muskel
	fet. Dünndarm	fet. Placenta
	fet. Pankreas	Nebenniere
		fet. Bindegewebe

Vorsicht mit Gehirnpräparaten, da eine Autoimmunkonstellation gegen Myelin vorliegt.

Friedreich'sche Ataxie:	fet. Kleinhirn	Placenta
	(fet. Mittelhirn)	fet. Pankreas
	fet. Leber	fet. Muskel
	fet. Dünndarm	Nebenniere
Tuberöse Sklerose:	fet. Leber	fet. Pankreas
	Placenta	fet. Retina
	fet. Bindegewebe	fet. Herz
		fet. Niere
Metachromatische	fet. Leber	fet. Rückenmark
Leukodystrohpie	fet. Dünndarm	fet. Muskulatur
	Placenta	
Parkinson'sche Krankheit:	fet. Mittelhirn	fet. Leber
	fet. Stammganglien	fet. Plancenta
	fet. Frontalhirn	Nebenniere
	fet. Kleinhirn	
Huntington'sche Chorea	fet. Stammganglien	fet. Leber
	fet. Zwischenhirn	Placenta
	fet. Temporalhirn	Nebenniere
	fet. Kleinhirn	
Amyotrophe Lateralsklerose:	fet. Rückenmark	fet. Pankreas
	fet. Muskel	Nebenniere
	fet. Magen	Placenta
	fet. Leber	fet. Dünndarm
Myasthenia gravis	fet. Thymus	fet. Dünndarm
	fet. Muskel	Nebenniere
	fet. Rückenmark	Placenta
	fet. Leber	
Muskeldystrophien,	fet. Muskel	fet. Pankreas
progressive	fet. Leber	Placenta
	fet. Dünndarm	Muskelenzyme!
	fet. Rückenmark	
Muskelatrophien, spinale	fet. Rückenmark	fet. Dünndarm
	fet. Sakralmark	Placenta
	fet. Muskel	

Die **Alzheimer'sche Krankheit**

ist eine Sonderform der Altersdegeneration des Gehirns, die vorwiegend die graue Substanz (Gehirnrinde) betrifft. Die dentritischen Verzweigungen des Zelleibes ringeln sich korkenzieherartig auf, werden mit Aluminium imprägniert. Dadurch wird das gegenseitige Informationssystem zwischen den Nervenzellen unterbrochen. Es folgt ein mehr oder minder rascher Abbau aller geistiger und motorischer Leistungen. Zum Unterschied vom physiologischen Leistungsabbau geht der Funktionsverlust beim Morbus Alzheimer zu früh und zu rasch vor sich.

In den Frühstadien hat man mit der Zelltherapie noch gute bis überraschend gute Erfolge, in Spätstadien nicht mehr. Die Behandlung sollte also bei den ersten Symptomen des geistigen Abbaus beginnen und dann konsequent über Jahre fortgesetzt werden.

Zur Anwendung kommen dabei folgende Gewebe:

*Hypothalamus, Thalamus, Zwischenhirn
Frontalhirn, Temporalhirn, Kleinhirn,
Großhirnrinde, Großhirnhemisphäre, Placenta.*

Da es sich meist um einen allgemeinen Abbau der Vitalität handelt, sind neben den Gehirnpräparaten evtl. Notwendigkeiten von Seiten der *Stoffwechsel-, Herz-Nierenleistung* zu prüfen und diese Organe gegebenenfalls in die Kombinationen miteinzubeziehen.

Nur zu Fuß zum Altar

Pat war in jenem Alter, in dem ein junges Fotomodell von Weltruhm träumt, als das Schicksal die ersten Warnzeichen setzte. Der Gang wurde unsicher, manchmal hatte sie Gleichgewichtsschwierigkeiten, die Muskelkraft der Beine ließ nach. Gerade in jener Lebensperiode der expansiven Lebensentfaltung mußte das bildhübsche Mädchen erfahren, wie es langsam, aber stetig bergab ging. Schließlich erfuhr sie die vernichtende Diagnose „Friedreich'-sche Ataxie", zugleich mit der Auskunft, daß es dagegen kein Mittel, keine Behandlung gäbe.

Mit 22 Jahren landete sie im Rollstuhl, nicht mehr fähig sich auf eigenen Beinen aufrecht zu halten. Infekte und Herzprobleme waren Anlaß zu häufigen Krankenhausaufenthalten. Während einer solchen Krankenhausbehandlung pflegte sie Peter, eine männliche „Schwester". Peter gab Pat wieder etwas Lebensmut, und verliebte sich in die gelähmte, hübsche Frau, die inzwischen im neunundzwanzigsten Lebensjahr stand und die letzten 7 Jahre im Rollstuhl verbracht hatte. Peter machte Pat ein Heiratsangebot, das sie mit der Ausrede „Ich will nicht mit dem Rollstuhl vor den Altar; sollte ich je einmal in der Lage sein, den Weg vom Auto zum Altar auf eigenen Beinen gehen zu können, dann werde ich dich heiraten" beantwortete. Insgeheim hatte sie nach den Erfahrungen der letzten 10 Jahre mit dem ständigen Bergab keine Hoffnung, daß dies jemals möglich sein würde.

Zu diesem Zeitpunkt erfuhren Peter und Pat über eine Selbsthilfegruppe in Kanada von einer Behandlungsmöglichkeit. Das veranlaßte die Engländerin die Behandlung in Deutschland einzuleiten. Neben einer Umstellung der Ernährung, Verdauungsfermenten, Vitaminen und Spurenelementen wurden Zellimplantationen durchgeführt. Zum ersten Mal seit 10 Jahren bemerkte Pat, daß es nicht weiter bergab, sondern wieder bergauf ging. Die Muskelkraft nahm zu, die eiskalten Hohlfüße wurden besser durchblutet, die depressive melancholische Grundstimmung wich einem zunächst zweifelnden, dann vorsichtigen Optimismus, der seinerseits die geistige und körperliche Aktivität anregte. Und siehe da, 4 Monate nach Behandlungsbeginn trugen die Beine wieder den eigenen Körper, wenn er gestützt wurde.

Nach 5 Monaten war es soweit, Pat konnte mit Unterstützung einige Schritte gehen und wurde an ihr Versprechen erinnert. Sie bewältigte auch die 90 Schritte vom Auto zum Altar an der Seite von Peter und heiratete unter großer Anteilnahme der englischen Presse und des Fernsehens. Denn es kommt nicht so oft vor, daß Menschen, die jahrelang gelähmt im Rollstuhl verbringen, auf eigenen Füßen zum Altar schreiten.

Tumorbehandlung – ein therapeutisches Mehrschichtproblem

Der weltweite Kampf gegen den „Krebs" müßte nach der Zahl der Erfolgsmeldungen und empfohlenen Therapien im medizinischen Schriftum eigentlich schon gewonnen sein. Nur gelegentlich dringen die kritischen Stimmen durch, die darlegen, wie wenig bislang wirklich erreicht und in welcher Sackgasse man sich mit der Triade „**Stahl-Strahl-Cytostatica**" tatsächlich befindet. Die Situation auf diesem Schwerpunktgebiet medizinischer Forschung wird gekennzeichnet durch 2 Eckpfeiler: Riesige Geldmengen auf der einen, Ideenlosigkeit auf der anderen Seite. Zu sehr unterdrückten gerade im Bereich des praktischen Vorgehens die konventionellen Methoden jede Regung, andere Wege zu beschreiten. Alle bisherigen Therapieverfahren richten sich gegen den Krebs und den betroffenen Organismus. Nur allmählich setzt sich die Erkenntnis durch, daß biologische Wege, welche die Abwehrkraft des Organismus heben, wohl die besseren Alternativen beinhalten. Krebsentstehung und Krebsbehandlung spielen sich auf verschiedenen Ebenen des Körpers und der Seele ab – jede sinnvolle Therapie muß deshalb mehrschichtig orientiert sein und sollte keinen zusätzlichen Schaden stiften.

Begriff und Häufigkeit
Unter dem Dachbegriff „Krebs" werden Gewebsneubildungen zusammengefaßt, die durch eigengesetzliches Wachstum die Funktionen und die Existenz des Organismus, in welchem sie sich bilden, bedrohen. Diese Neubildungen kommen bei allen lebenden Formationen einschl. der Pflanzen vor, scheinen jedoch bei langlebigen und hochdifferenzierten mehrzelligen Lebewesen am häufigsten zu sein. Dies ist wahrscheinlich der Grund, daß Krebs bei Menschen die häufigste Krankheit und nach den Herz-Kreislauf-Erkrankungen die zweithäufigste Todesursache ist. Eine Übersicht über die Verteilung der verschiedenen Krebsformen nach Angaben der US Cancer Society vermitteln die Tab. 16 und 17.

Biologisch intakte Zellverbände integrieren sich in einen Gewebsverband oder ein Organ durch eine Art Selbstorientierung und Selbstkontrolle ihres Wachstums. Sie beenden das Wachstum dort, wo sie an Nachbarstrukturen stoßen. Das Krebsgewebe hat diese Selbstkontrolle weitgehend verloren, beendet das Wachstum an Berührungszonen nicht, wächst dadurch expansiv oder infiltrierend in die Nachbargewebe und bildet einen außerhalb der Funktionsgesetze des Organismus stehenden Gewebekomplex, eben den „Tumor". Der Begriff „Tumor" wird weitgehend synonym für Krebs verwendet, auch wenn er nicht streng damit übereinstimmt. Die „Bösartigkeit" ergibt sich aus dem parasitären Charakter – der Tumor verbraucht und entzieht Nah-

Tab. 16:
Prozentuale Organhäufigkeitsverteilung von Krebs bei Männern und Frauen nach Angaben der US American-Cancer-Society:

Erkrankungen

Männer		Frauen
23%	Haut	13%
3%	Mundbereich	2%
	Brust	23%
19%	Lungen	5%
11%	Dickdarm	13%
9%	übrige Verdauungsorgane	7%
	Uterus	14%
6%	Harnorgane	3%
7%	Leukämien und Lymphome	6%
11%	alle übrigen	14%

Tab. 17:
Prozentuale Organhäufigkeitsverteilung von Krebs bei Männern und Frauen nach Angaben der US American-Cancer-Society:

Todesursachen

Männer		Frauen
2%	Haut	1%
3%	Mundbereich	1%
	Brust	21%
30%	Lungen	9%
12%	Dickdarm	15%
15%	übrige Verdauungsorgane	13%
9%	Prosata	
	Uterus	7%
6%	Harnorgane	3%
10%	Leukämien und Lymphome	10%
13%	alle übrigen	20%

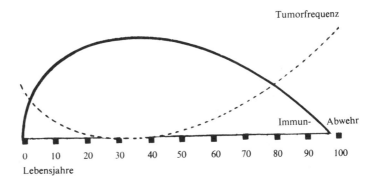

Abb. 16:
Reziprozität zwischen Immunabwehrvermögen und Tumorhäufigkeit im Lebensprofil.

rungsbestandteile, welche für die ökonomischen Erfordernisse des Wirtsorganismus notwendig sind – und der Rücksichtslosigkeit des Wachstums gegenüber den gesunden Nachbargeweben. Die Erhöhung des Durchschnittsalters der Menschen einerseits und die schwerwiegenden Veränderungen seines Lebensumfeldes andererseits haben dazu geführt, daß in den hochzivilisierten, dichtbesiedelten Industriestaaten heute jeder 6. bis 8. Mensch an Krebs erkrankt. Wie unterschiedlich die Bösartigkeit ist, ergibt sich aus einem Vergleich der Tabellen über die prozentuale Krebsverteilung bei Erkrankungen und jener bei den Todesursachen. Als Beispiele seien herausgegriffen, daß der Hautkrebs als Erkrankung 23% der Krebserkrankungen bei Männern ausmacht, während nur 2% der Männer an Hautkrebs sterben. Auf der anderen Seite entfallen 19% der Krebserkrankungen der Männer auf Lungenkrebs, während dieser in 30% die Todesursache ist.

Pathogenitätsprinzip
Bösartige Tumoren haben 4 Eigenschaften gemeinsam:
1. *Das Mißverhältnis zwischen Zellkern und Cytoplasma zu Ungunsten des Cytoplasmas.*
2. *Ungehemmtes und ungesteuertes Wachstum.*
3. *Entdifferenzierung im Sinne einer formalen Arretierung auf Vorstufen der Zellreifung.*
4. *Tendenz zur Bildung von Tochtergeschwülsten (Metastasen).*

Das Mißverhältnis zwischen Zellkern und Zelleib beinhaltet wahrscheinlich das entscheidende Grundprinzip der Krebszelle. Energiefluß und biochemische Regulationen sind auf eine harmonische Wechselbeziehung zwischen Zellkern und Cytoplasmaorganellen angewiesen. Wenn der genetische Raum des Zellkerns größer wird im Verhältnis zum Wirtschaftsraum der Zelle, dem Zelleib, geht die ökologische Harmonie der Zelle verloren. Diese Fehlsteuerung geht vermutlich doppel-gegengleisig: Der Zellkern bringt seine Information nicht oder falsch kodiert über den Nucleolus an die Centriolen und die Ribosomen. Die Centriolen verlieren den Zellteilungs-Steuerungsmechanismus, die Ribosomen die Fähigkeit arteigenes Protein zu bilden, das in den Körper integriert werden kann. Da alle Zellorganellen von der Information des Zellkernes abhängig sind, wird der Wirtschaftsraum der Zelle seiner Aufgabe, die Zelle mit dem zur Korrektur der Fehlentwicklung notwendigen Stoffen zu versorgen, nicht mehr gerecht. Die Anhäufung von genetischem Material (DNS), das nicht sinnvoll in Strukturen (RNS-Proteine) umgewandelt werden kann, zwingt die Centriolen zu einer gesteigerten Teilungsrate, da der relativ kleine Cytoplasmaraum infolge unzureichender Versorgung des Zellkerns dessen Existenz bedroht. Das ungehemmte Wachstum nicht in die Körperökologie einbeziehbarer Formationen ist Grundprinzip der Malignität. Die Bösartigkeit des schrankenlosen, vor den physiologischen Strukturen nicht haltmachenden, weil nicht integrierbaren Wachstums ist auf diesen Mechanismus zurückzuführen.

Tumoren als Reifungshemmungen
Das ungehemmte, im Sinne der Organismusfunktion ungesteuerte Wachstum geht auf Verlust der Fähigkeit zurück, bei Kontakt mit Nachbarzellen das Wachstum einzustellen. Im Prinzip werden damit primitive embryonale Eigenschaften wieder entwickelt. Das Mesenchym (enchain = hineingießen) füllt durch rasches Wachstum während der Embryonalzeit die Räume zwischen dem inneren und den äußeren Keimblatt aus, prägt damit weitgehend die Form eines Organismus. Während aber hierbei das Wechselspiel zwischen mesenchymaler Dynamik und ektodermaler Kontrolle funktioniert, ist dieser Kontrollmechanismus jenseits der Embryonalperiode nicht mehr vorhanden. Der Begriff „Entdifferenzierung" geht vom Grundgedanken einer Rückentwicklung in embryonale Vorstufen aus, praktisch auf die Evolutionsstufe der Einzeller ohne Sauerstoff-Stoffwechsel. Für die Wertung therapeutischer Ansätze wäre es deshalb besser nicht von malignen Tumoren zu sprechen, sondern von *Ausreifungsstörungen*. Damit würde sich ein neuer Gedankengang aufdrängen; *statt der Zerstörung der unausgereiften Zellen die Ausreifung zu fördern, um damit wieder Harmonie in die Körpergewebe zu bringen.*

Eine weitere Folge des ungesteuerten Wachstums ist die Metastasierung, d.h. die Eigenschaft bösartiger Tumoren an anderen, mit dem Primärtumor nicht direkt in Kontakt stehenden Körperregionen, Tochtergeschwülste zu bilden.

Ätiologie

Die Entstehungsmechanismen der Krebsgeschwülste sind letzten Endes nicht aufgeklärt. 6 Ursachengruppen stehen in Diskussion.

1. *Genetische Ursachen.* Die Therapie stützt sich auf generationsüberbrückende familiäre Häufungen von Tumoren und speziellen Tumorarten.

2. *Strahlengenese,* die ihre Stütze in den Strahlenkrebsen der Röntgenpioniere hat, sowie den Leukämiehäufungen nach Atombombenexplosionen, der überdurchschnittlichen Disposition für Hautkrebs bei übertriebener Exposition an natürlicher Strahlung (Hautkrebs der Farmer) oder Radioaktivität im Bergbau (Schneeberger Lungenkrebs).

3. *Chemische Karzinogenese.* Von den rund 1000 Verbindungen, die im Experiment oder beim Menschen Krebs erzeugen können sind einige als Bestandteile der natürlichen Umwelt besonders bedeutsam. Diese führen vorwiegend zu Karzinomen der äußeren (Haut), noch mehr der inneren Kontakt- (Lunge, Nasenraum) oder Ausscheidungsfläche (Harnblase). Als wichtigste Stoffe gehören dazu: Ruß, Zigarettenrauch, Teere, Mineralöle, Nickel-Chrom-Verbindungen, Asbeste.

4. *Viruskarzinogenese.* Der Rolle von Viren in der Krebsentstehung standen lange 2 gewichtige Argumente dagegen. Viren führen normalerweise zu einer spezifischen Immunität und nicht zum Tumor; andererseits sind Tumoren nicht infektiös, was man bei einer viralen Genese erwarten sollte. In der Zwischenzeit sind aber mit einigen Viruskategorien, insbesondere mit dem Herpes-Virus, den Epstein-Barr-Virus sichere Wechselbeziehungen mit der Tumorentstehung erwiesen.

Viel weitergebracht haben alle Theorien der Krebsentstehung das Verständnis nicht. In den letzten Jahren setzt sich deshalb die von H. HOEPKE (1930) in die Diskussion gebrachte körpereigene Abwehr mehr und mehr in den Mittelpunkt.

5. Ausgehend von der Vorstellung, daß Krebszellen im Körper laufend entstehen, von der *körpereigenen Immunabwehr* aber immer wieder vernichtet werden, fußt die Immunhypothese auf der Annahme, daß das Versagen der Immunabwehr die eigentliche Ursache für die Entstehung und Ausbreitung von bösartigen Tumoren sei. Davon leitet sich als logische Konsequenz in der Therapie der Versuch der Verstärkung der Immunabwehr ab. Immunstimulatoren und Immunmodulatoren wird steigendes Interesse entgegengebracht.

6. *Evolutive Theorie.* Zurückgreifend auf WARBURG's Auffassung hat SEEGER P.G. (1985) das Krebsgeschehen auf eine Reduktion des oxidativen Stoffwechsels und ein Zurückfallen auf den Gärungsstoffwechsel in den Mittelpunkt der Krebsentstehung gestellt.

Normalerweise gewinnt der Warmblüterorganismus 80 % seiner Energie über den Oxidationstoffwechsel der Mitochondrien, und nur 20 % über den Gärungsstoffwechsel. Die entartete Zelle fällt auf den Gärungsstoffwechsel zurück und muß sich wegen der geringen Energielieferung vermehren, um den Energiebedarf zu sichern.

Tatsächlich ergeben sich hierbei Parallelen zur Evolution. Die Einzeller wuchsen und vermehrten sich, ohne sich zu differenzieren. Auch bei der Entstehung im Mutterleib erfolgen die ersten Zellteilungen ohne Anschluß an den Sauerstoff „anaerob"–; erst nach Einbettung der Frucht – die bis dahin aus gleichen Zellen besteht – und Anschluß an die Sauerstoffversorgung beginnt die Differenzierung und Bildung der Organe.

Nicht unerwähnt bleiben soll die Theorie, daß Krebs durch Parasiten verursacht würde, die man bei Lebendbeobachtung direkt nachweisen können (A. WEBER, 1984, 1986).

Therapie
Die Entstehungsmöglichkeiten mußten etwas näher diskutiert werden, um die Notwendigkeit einer breitbasigen Behandlung verstehen zu lernen. Jeder Monotherapie, welche die Wechselbeziehungen zwischen Tumor und Organismus unberücksichtigt läßt, dürfte letztendlich zur Erfolglosigkeit verurteilt sein. Zu den Basiselementen einer ganzheitsmedizinischen Krebsbehandlung gehören:

Änderung des Lebensstiles
Viele Tumoren sind Folgen langfristiger Fehler des Lebensstiles. Mag die zunehmende Umweltbelastung mit Schadstoffen einen gemeinsamen Nenner für die Krebshäufung in den Industriestaaten sein, so lösen spezielle individuelle Noxen bestimmte Tumorarten aus; für den Raucher ist diese der *Lungenkrebs*, für den praller Sonne ausgesetzten Farmer der *Farmer-Hautkrebs;* den Betelkauer der *Mundkrebs.* Der Alkoholiker wird erhöhte Gefahren für *Leberkrebs* oder - metastasen riskieren, der Fehlernährte und chronisch Abführmittel Benutzende für *Darmkrebs* anfällig sein.

Diese über Jahre bis Jahrzehnte körperbelastende Noxen führen eines Tages zum Zusammenbruch der Abwehrvorgänge an den chronisch überlasteten Geweben.
Die Ursachen zu erkennen und zu beseitigen ist eine Voraussetzung für eine sinnvolle Krebstherapie.

Ernährung
Eine Hauptbelastungsquelle für den Stoffwechsel des Menschen in der Industriegesellschaft ist die unnatürliche Ernährung. Das Denken in Kalorien, Kohlenhydraten, Eiweiß und Fetten ist zu primitiv, solange man Mineralien, Vitamine, Fermente und Ballaststoffe vernachlässigt. Hygiene, Konservierung und Zusatzstoffe machen die Nahrungsmittel haltbar, zugleich aber für

die Verdauungsfermente des Magen-Darm-Kanals schwer angreifbar. Diese Belastung des Stoffwechsels beginnt mit der Säuglingsmilch und reicht bis zu den gebrauchsfertigen Senioren-Nahrungen. Eine sinnvolle Ernährung – keine spezielle Diät! – ist eine weitere Voraussetzung in der Basisbehandlung des Krebsleidens. Entsprechende Richtlinien siehe S. 208 ff.

Enzymtherapie
Enzyme sind Lotsen, die Stoffwechselschritte einleiten oder weiterführen, ohne selbst in die (materielle) Bilanz des Vorganges einzugehen. Gestörte lokale oder generelle Stoffwechselabweichungen sind obligate Begleiterscheinungen jedes Krebsleidens.
Enzyme (Fermente) können nicht nur beitragen die Nahrungsaufschließung und -verwertung zu fördern, sondern auch die intermediären Stoffwechselabläufe zu unterstützen.
Neben Fermenten des Verdauungstraktes (Pankreon, Kreon, Combizym, Enzynorm, Panzynorm, Vitafestal) haben sich in der Tumor-Begleit-Therapie vor allem Wobe-Mugos und Wobenzym einen Platz gesichert.

Resistenzsteigerung
Geht man davon aus, daß Krebs nur entstehen kann, wenn die körpereigene Abwehr gegen Tumorzellen versagt, wird die Beachtung der Immunsituation eine Selbstverständlichkeit. Aber genau auf diesem Gebiet werden durch invasive diagnostische und therapeutische Verfahren die größten Sünden begangen.

Resistenzsteigernde Methoden auf phytotherapeutischer oder organotherapeutischer Basis gewinnen an Bedeutung, sind jedoch im praktischen Bereich noch nicht genügend „ausgereift". Immunstimulatoren oder - modulatoren sind speziell dann angezeigt, wenn immunsuppressive Therapien (Cytostatica, Bestrahlungen) vorausgegangen sind.

Die Zelltherapie
sollte integrierter Teil der Tumor-Begleittherapie sein; sie hat zwei Ziele:

1. Steigerung der körpereigenen Abwehr (Immunmodulation), und
2. Anregung der Differenzierungsvorgänge.

Das wirksamste Gewebe ist fetales Mesenchym (Resistocell®), dessen Verwendung folgende Überlegung zugrundeliegt: Tumoren zeigen ein Mißverhältnis zwischen Zellkern und Zelleib, DNS und RNS zuungunsten von Zelleib und RNS. RNS-reiche Gewebe wie das lockere Bindegewebe speziell aus der Nabelschnur sollen helfen, die Ausdifferenzierung des – in seiner Reifung arretierten Tumorgewebes – zu stimulieren. Verbunden damit ist eine generelle Unterstützung des körpereigenen Mesenchyms, welches mit seiner

Pluripotenz die Immunabwehr trägt.

Die alleinige Verwendung von fet. Mesenchym (Resistocell) oder fet. Bindegewebe reicht jedoch nicht aus, da man bei jedem Krebsleiden eine „Parese" des Immunsystems unterstellen muß. Die zelltherapeutische Basiskombination sollte sich zusammensetzen aus

fet. Mesenchym (Resistocell) + fet. Thymus + Nebenniere.

Thymus wegen der zentralen Stellung in der Immunabwehr und Nebenniere als Streß-Reaktionsorgan; im Falle eines Krebsleidens – insbesondere nach Cytostatica, Cortison oder Bestrahlung muß man eine „Erschöpfung" der Nebenniere unterstellen. Unter diesem Gesichtspunkt ist die Zugabe von Hypothalamus erwägenswert.

Diese zelltherapeutische Grundversorgung ist zu ergänzen durch tumororientierte Gewebe (Organe). Unter der Perspektive der „Reifungsförderung" kommen je nach Tumorart

fet. Lunge, fet. Leber, fet. Pankreas, fet. Magen, fet. Dünndarm, fet. Dickdarm, Prostata u.a.

zusätzlich zum Einsatz. Die Gesamtzahl der Gewebe für eine Injektion sollte 6 - 7 nicht überschreiten, um die Belastungsphase nicht zu „überlasten".

Dosierung und Zeitfolge
organtherapeutischer Präparate sind bis heute nicht eindeutig zu beantworten, wahrscheinlich pauschal nicht beantwortbar. Klinische und experimentelle Erfahrungen zeigen, daß eine Mengenbeziehung zwischen vorhandener Tumormasse und Dosis des Implantationsmaterials besteht. Normalerweise hat man mit Milligrammdosen lyophilisierter Gewebe (100 - 800 mg, entsprechend 0,5 - 4,0 g Frischgewebe) gegen Gramm- bis Kilogrammdosen Tumorgewebe anzukämpfen. Differenzierungsförderungen sind vermutlich streng dosisgebunden, während die Immunmodulation weniger von der Dosis abhängig ist.

Die praktische Konsequenz daraus sollte sein, daß man im Gegensatz zu sonstigen zelltherapeutischen Empfehlungen die Intervalle zwischen den Zellimplatationen enger wählt, wobei anfänglich eine gesamte revitalisierende Behandlung mit 6 - 7 Geweben durchgeführt werden sollte und anschließend im Abstand von 4 - 6 Wochen 2 - 3 Gewebe injiziert werden sollten. Unter diesen Geweben sollte Resistocell in Verbindung mit Thymus, Nebenniere, Leber, Milz und Organgewebe regelmäßig verwendet werden.
Über die zelltherapeutische Behandlung, die als additive- oder Zusatzbehandlung bei Tumoren bezeichnet wird, liegt ein umfangreiches klinisches Erfahrungsgut und ein ebenso differenziertes tierexperimentelles Wissen vor.

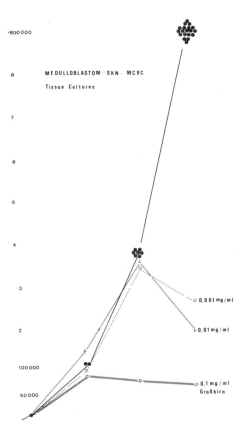

Abb. 17: Dosisabhängigkeit des Einflusses von fet. Großhirn auf eine menschliche Medulloblastomkultur. Bei 0,1/ml Nährflüssigkeit wird die Zellvermehrung nicht nur gestoppt, die Tumorzellen reifen darüberhinaus zu Neuronen (GASH).

Farbiger Dezember

Er hatte das Schicksal aller berühmten Maler dieses Jahrhunderts, ja wahrscheinlich der Maler aller Jahrhunderte, durchlebt. In der Jugend und im frühen Mannesalter entstanden wunderschöne Bilder, die um leben zu können, für Schleuderpreise zwischen 50 und 800 Mark verkauft werden mußten. Dann folgte eine Periode in der seine Kunst nicht gefragt war, er blieb der Malerei aber treu, auch in der Zeit, in der er seinen Lebensunterhalt in einer Großstadt als Milchverkäufer verdienen mußte.

Jetzt, mit 80 Jahren war er weltberühmt, seine früher verschleuderten Bilder kosteten zwischen 50 000 und 200 000 Mark, Beträge an denen sich Zwischenhändler und Galerien bereicherten – nur hatte nichts davon, denn er hatte diese Bilder ja früher für das tägliche Taschengeld verkauft. Ein Porträt wurde ihm für 30 000 Mark abgenommen, die größeren Bilder lagen zwischen 100 000 und 200 000 Mark, aber er konnte nicht mehr malen. In dem einsamen Haus auf einem Hügel stand er vor drei angefangenen Bildern, täglich versuchte er den Pinsel zu führen und setzte sich nach kurzer Zeit wieder resigniert hin. Kraft, Ideen, Schwung hatten ihn verlassen seit er wußte, daß er an einem inoperablen Prostatakarzinom mit Knochenmetastasen litt. Diese Herde in der Wirbelsäule verursachten ihm darüber hinaus beim Stehen erhebliche Schmerzen und die Kreislaufschwäche ließ die Bilder und Konturen auf der Staffelei verschwimmen.

In dieser Situation rief der Hausarzt an und fragte, ob man für diesen bedeutenden Mann nicht doch etwas machen könnte, da er von der konventionellen Medizin als unbehandelbar aufgegeben war und doch durch seine Fähigkeiten noch soviel Wertvolles schaffen könnte.

Das erste Gespräch in seinem Heim verlief skeptisch wie so viele erste Gespräche.
„Wie glauben Sie ein Leiden beeinflussen zu können, das nach allgemeiner medizinischer Ansicht nicht mehr beeinflußbar ist?".
Die Antwort darauf lautete: „Es gibt im Prinzip keine unbehandelbaren Krankheiten, es gibt nur eine ganze Reihe von Krankheiten und Leiden, für die wir den Schlüssel zur Behandlung noch nicht gefunden haben; ist einmal der Schlüssel da, ist die Behandlung gar nicht so schwierig und so eingreifend." Es folgte eine Schilderung der Mehrschritt-Therapie beim Krebs, die damit beginnt, zunächst einmal Lebensstil und Ernährung zu überprüfen. Eine sinnvolle Krebsbehandlung ohne Ernährungsumstellung ist kaum möglich. Enzympräparate, Vitamine, Mineralstoffe und Spurenelemente helfen dem Körper seinen eigenen Stoffwechsel wieder besser zu regulieren. Entscheidend für eine Änderung des schicksalhaften Verlaufes sind jedoch Implantationen von fet. Geweben, die die Immunabwehr des Körpers heben und dem erkrankten Organismus die Möglichkeit zur Regeneration seiner versagenden Organe liefern.

Schon unmittelbar nach der ersten Zellbehandlung machte der Maler eine Bemerkung, die nur als Resultat des scharfen Auges eines Malers verstanden werden kann.

Diese Feststellung begegnet einem oft in den ersten Stunden nach einer zelltherapeutischen Behandlung, insbesondere wenn in die Implantationskombination Placentagewebe einbezogen wurde.

Es vergingen keine drei Wochen, da war das Malen nicht nur möglich, sondern machte ihm wieder Freude und er vollendete in den folgenden Jahren durchschnittlich 3 Bilder pro Jahr. Er legte allerdings auch großen Wert darauf, daß die Zellinjektionen regelmäßig durchgeführt wurden und bestand penetrant auf die Einhaltung der Termine. Es waren wirtschaftlich für ihn wohl die besten Jahre seines Lebens, und künstlerisch schuf er die reifsten Werke. Nur ein Bild stand all die Jahre unvollendet auf der Staffelei. Es zeigte eine langgestielte weiße Rose, die mitten in einer Gewölbeflucht stand, die ins Unendliche zu führen schien. An diesem Bild wurden kleine Änderungen vorgenommen, aber es wurde nicht abgeschlossen.

Im 87. Lebensjahr überraschte er mit der Mitteilung, nunmehr die kalten Winter in unseren Mittelgebirgen satt zu haben; er habe sich ein Haus auf einer subtropischen Insel gekauft und wolle dort den Winter verbringen. Bevor er sein Haus verließ, vollendete er das Bild mit der weißen Rose, die sich im unendlichen Raum verlor. Zwei Monate des Aufenthaltes unter der subtropischen Sonne hatten genügt, den 7 Jahre lang ruhenden Prostata-und Knochenkrebs zu entfachen und einen jähen Schlußstrich unter den farbigen Dezember seines Lebens zu ziehen.

Endokrines System und hormonelle Störungen

Das Hormonsystem des Menschen ist eine über den Körper verteilte Gemeinschaft von Drüsen, die in enger Wechselbeziehung zueinander stehen. Diese Drüsen geben ihre Produkte, die Hormone und ihre Vorstufen direkt in das Blut und in die Gewebeflüssigkeiten ab; sie werden deshalb auch „Drüsen innerer Sekretion" genannt im Gegensatz zu den „Drüsen äußerer Sekretion", die wie Verdauungs-, Bronchial-, Talg-, Schweißdrüsen ihre Produkte in Hohlsysteme oder auf Oberflächen abgeben.

Abweichungen von der normalen Produktionstätigkeit werden als *Überfunktionen* oder *Unterfunktionen* bezeichnet; in milderer Form sind es Funktionsstörungen mit Befindlichkeitsänderungen, in schwerer Form Krankheiten mit vielen Wechselwirkungen auf andere Organe und die Gesamtpersönlichkeit. Die Abb. 18 versucht einen Überblick über die Weitverzweigtheit des Hormonsystems zu geben, dessen Wirkungsfeld sich vom Gehirn bis zu den entferntesten Stellen der Körperperipherie erstreckt.

Die Behandlung von Funktionsstörungen der Hormon-Drüsen unterliegt besonderen Bedingungen. Unterfunktionen werden durch Substitution (Ersatz) der fehlenden Hormone, Überfunktionen durch Unterdrückung der entsprechenden Organfunktion behandelt. Dies sind symptomatische Maßnahmen, die an der Ursache der Störung kaum etwas ändern. Chirurgische Maßnahmen stehen nur ausnahmsweise zur Verfügung, und direkte Transplantationen von endokrinen Drüsen sind bis heute nicht möglich.

In der historischen Entwicklung der Zelltherapie bilden gerade diese Drüsen die Brücke zur konventionellen Transplantation. HUNTER hat 1771 in England, BERTHOLD 1849 in Göttingen die substituierende Wirkung von implantierten Hoden bei kastrierten Hähnen festgestellt. BRAUN-SEQUARD hat sich 1889 selbst Hunde-Hodenextrakt injiziert, dabei allerdings nur eine vorübergehende Wirkung festgestellt. Höheren Bekanntheitsgrad erreicht die „Frischdrüsentherapie" von ZAJIZEK und die Affenhoden-Implantationen bei älteren Männern durch VORONOFF.

Paul NIEHANS ist ursprünglich bekannt geworden als „Zwergdoktor", weil er bei Zwergwuchs durch Implantation von Kalbshypophysen unter die Bauchhaut das Wachstum erstaunlich fördern konnte. Auch der unmittelbare Schritt zur Zelltherapie ging von Drüsen innerer Sekretion aus. Die historische Injektion von Nebenschilddrüsenbrei (1931) unter die Bauchhaut einer Frau, der versehentlich die Nebenschilddrüse operativ entfernt worden war,

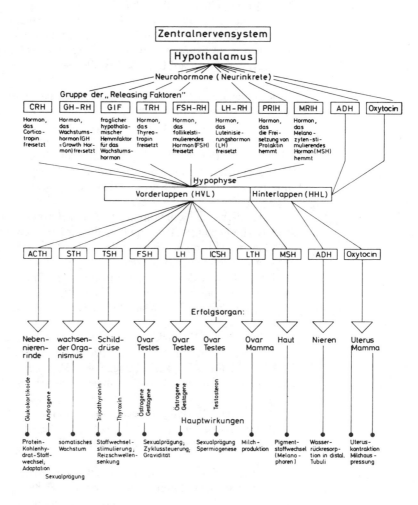

Abb. 18:
Synoptik der Neurokrinie und des endokrinen Systems der glandotropen Drüsen; Schaltstationen. Substrate, Zielorgane und Hauptwirkungen.

zeigte zweierlei auf:

1. Daß es mit der Implantation gelingt, akute Zustände zu beheben;
2. Daß über die Ersatzwirkung (Substitution) hinaus eine Langzeitwirkung erzielt wird – denn diese Frau lebte weitere 21 Jahre ohne Ausfallserscheinungen der Nebenschilddrüsenfunktion.

Mit diesen Beobachtungen ist das therapeutische Wirkfeld der Zelltherapie bei hormonellen Störungen abgedeckt.

Über die unmittelbare Substitution von kleinen Hormonmengen hinaus wird ein echter Langzeit-Regenerationseffekt erreicht, wenn noch „weckbare" Gewebeverbände vorhanden sind.

Auf eine Besonderheit dieses endokrinen Systems muß noch hingewiesen werden. Das im Mittelpunkt stehende Drüsenorgan darf nie isoliert betrachtet werden, denn seine Funktion ist nur in einem dreidimensionalen Wechselspiel möglich. Dazu gehören die übergeordneten, neben- und nachgeschalteten Drüsen. Diese sind in das Konzept der Therapie miteinzubeziehen. Folgen wir bei der Beschreibung der Hierarchie dieses Systems im Körper.

Neuro-endokrine Funktionszusammenhänge
Unter Neurosekretion versteht man die Produktion und Abgabe von Hormonen, und deren Vorstufen durch Nervenzellen des Zwischenhirns. Da diese Syntheseprodukte der Nervenzellen direkt in die Blutbahn der Portalgefäße des Stieles der Hirnanhangsdrüse abgegeben werden, wird die Funktion bestimmter Areale des Zentralnervensystems auch als „Neurokrinie", die Produkte dieser Tätigkeit als „Neurinkrete" bezeichnet. Die gesetzmäßigen, recht engen Zusammenhänge zwischen Zentralnervensystem und endokrinen System waren bislang mehr Studienobjekt von Anatomen, Histochemikern, Endokrinologen, sind in ihrer Bedeutung für die Klinik aber noch nicht ausreichend erkannt und vor allem therapeutisch ausgewertet. Ein gewisses Verständnis der anatomischen Regionen und der Herstellungsprodukte (Hormone) ist für das Verständnis der Zusammenhänge unerläßlich.

Das Zwischenhirn
reguliert eine Reihe lebenswichtiger Funktionen wie der *Körpertemperatur,* des *Blutdrucks,* des *Schlaf-Wachrhythmus,* des *Wasser-* und *Elektrolythaushaltes.* Innerhalb des Zwischenhirns ist speziell der Hypothalamus die *zentrale Schaltstelle* für die Abstimmung körpereigener Regulationen und der Verarbeitung von Umwelteinflüssen. Während die Umwelteinflüsse auf dem Wege der Nervenzuleitung dem zentralen Nervensystem zugehen, erfolgt die Regulierung von endokrinen – und Stoffwechselvorgängen – durch Rückkoppelungsmechanismen. Dieses Koppelungssystem scheint so vielfach abgesi-

chert zu sein, daß echte Fehlleistungen von klinischer Bedeutung recht selten sind, wenn die Funktion des Gehirns selbst intakt ist.

Bei angeborenen Fehlbildungen und stoffwechselbedingten Entwicklungsstörungen des zentralen Nervensystems weisen allerdings recht vielfältige Symptome darauf hin, daß zwischen der gestörten Gehirnentwicklung, der Hormonproduktion mit ihren Auswirkungen auf den Körper recht bedeutsame Zusammenhänge bestehen. Faßbar werden im Bereich der glandotropen, d.h. auf andere Drüsen gerichtete Hormone, vor allem die Auswirkungen des Wachstumshormons (GH = Growth-Hormon; STH = somatotropes Hormon), der Schilddrüsenhormone und Keimdrüsenhormone. Körperliche Auswirkungen und funktionelle Störungen im Rahmen der Reifung, aber auch der Alterung des Gehirns werden unter diesen Gesichtspunkten erst in den Zusammenhängen verständlich. Hierher gehören alle Symptome, die nur über das endokrine System entstehen können, also nicht unmittelbare, sondern mittelbare Folgen der gestörten Gehirnfunktion und damit der Anfangskette des endokrinen Systems sind.

Hypothalamisch-hypophysäre Störungen
Der Hypothalamus als Gehirnregion, die der Hypophyse (Hirnanhangsdrüse) vorgeschaltet ist, darf als Zentrum für die Verarbeitung von Umweltreizen angesehen werden. In dieser Eigenschaft ist er zugleich Schaltstelle für die Beantwortung dieser Reize. Bestimmte Gebiete des Hypothalamus produzieren *Hormonvorstufen,* sogen. *Releasing-Faktoren,* die auf dem Transportweg zur Hypophyse komplettiert werden. Daraus entstehen teils voll wirksame Hormone – wie das Wachstumshormon – teils Kommando-Hormone für andere innere Drüsen, die den Beinamen „trop" (=gerichtet, gezielt) tragen. Beispiele dafür sind das thyreotrope Hormon, das die Schilddrüsentätigkeit reguliert, und die gonadotropen Hormone, die die Geschlechtsdrüsen kontrollieren.

Die Hypophyse selbst dürfte weniger als Produktionsstätte von Hormonen wirken, hier findet vorwiegend die Endverarbeitung zu den vollständigen Hormonen und die Vorratshaltung statt. Die Hirnanhangsdrüse wird deshalb manchmal als „Gallenblase des Gehirns" bezeichnet. Im biologischen und pathologischen Wechselspiel bilden Hypothalamus und Hypophyse eine Funktionseinheit.

Minderwuchs – Zwergwuchs
Von Minderwuchs spricht man nach einer praktischen Faustregel, wenn das Längendefizit 10-20 % des altersentsprechenden Mittelwertes, von Zwergwuchs, wenn das Defizit mehr als 20 % beträgt. Unzureichendes Körperlängenwachstum kann verschiedene Ursachen haben: erblich-anlagebedingte, stoffwechsel-, ernährungs-, skelettbedingte und hormonelle.

Das Körperlängen-Wachstum verläuft in 3 Phasen. In der genetischen Phase der ersten 3 Lebensjahre verdoppelt sich die Geburtslänge beinahe. Vom 4. (3.) bis zum 8.-10. Lebensjahr erfolgt ein von der Hypophyse gesteuertes Wachstum von relativ gleichmäßig 5 - 6 cm pro Jahr. Im Anschluß daran bahnt sich der vom Nebennieren-Geschlechtsdrüsen-System ausgehende Wachstumsschub an, der in der Pupertät und Präpubertät zu Wachstumsschüben bis zu 15 (20) cm pro Jahr führen kann. Von diesen Gesetzmäßigkeiten lassen sich bereits aus dem Zeitpunkt des Eintritts der Wachstumsverzögerung wertvolle Hinweise auf die beteiligten Drüsen und die betroffenen Hormone entnehmen.

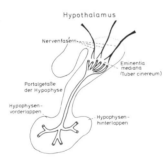

Abb. 19:
Funktionelle Zusammenhänge zwischen Nervenfasern des Hypothalamus und den Portalgefäßen der Hypophyse, in welche die Sekretionsprodukte der Nervenzellen (Neurosekrete) direkt abgegeben werden und damit zu Neurinkreten werden.

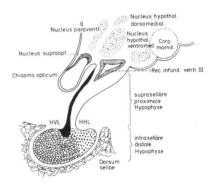

Abb. 20:
Zwischenhirn- und hypothalamische Zentren. Hypophysenstiel und Hypophyse.

Der **hypophysäre Minderwuchs** stellt sich vom 3. Lebensjahr an ein, bleibt über die gesamte folgende Wachstumsperiode wirksam, da durch die „tropen" Hormone auch die nachgeschalteten Drüsen — Schilddrüse, Nebenniere, Hoden, Eierstöcke — nicht richtig in Funktion kommen. Zahn- und Knochenkernentwicklung geben gute Aufschlüsse über das biologische Alter; beide sind umso mehr verzögert, je früher die Störung einsetzt und je ausgeprägter das Hormondefizit ist.

Als die „wissenschaftliche" Behandlungsmethode gilt heute die Zufuhr von menschlichen Wachstumshormonen. Eine teuere, lästige Behandlungsform, von der man theoretisch mehr erwartete, als praktisch erreicht wird. Hohe Kosten, 1 - 2 Injektionen pro Woche über viele Jahre, Überempfindlichkeitsreaktionen bei unterschiedlichen Endresultaten relativieren die hochgesetzten Erwartungen, ganz abgesehen von den Risiken, die aus der Verwendung von Leichenhypophysen als Ausgangsmaterial bestehen (Hepatitis-B, Aids).

Am effektivsten war in Einzelfällen die Kalbshypophysen-Implantation unter die Bauchhaut, wobei nicht alle Fälle gleich ansprechen. Aus einer jahrelangen eigenen Erfahrung an 14 langfristig behandelten „Hypophysen-Zwergen" ergab sich, daß nach Einzelimplantationen Wachstumsschübe bis zu 11 cm, und jährliche Wachstumsraten bis zu 18 cm erzielt wurden.
Bei Nichtansprechen beträgt die Wachstumsrate 2 - 3 cm pro Jahr.

In der Behandlung sollte die meist notwendige Schilddrüsensubstitution nicht vergessen werden. Die zu implantierende Gewebekombination umfaßt vom 3. bis zum 8. Lebensjahr *Hypothalamus (Zwischenhirn), Hypophyse total, Schilddrüse,* vom 8. Lebensjahr an bis zur Pubertät sind *Nebenniere (geschlechtsspezifisch), Hoden, Eierstock* mit einzubeziehen. Für die begleitende orale Substitution sind Drüsen-Gesamtextrakte zweckmäßiger als reine Hormone.

„Zwei Zentimeter zu viel"

Klein zu sein, sei zwar keine Schande, meinte der Bahnbeamte aus dem südbadischen Raum, aber bei seinem Sohn sei das schon ein bißchen arg. Gerd maß mit 13 Jahren 116,5 cm, sein Längendefizit betrug 27 cm. Er sei auch langsam im Wesen, faul in der Schule, insgesamt phlegmatisch, müsse zu allem gestoßen und gezwungen werden.

Die Diagnose „hypophysärer Zwergwuchs" war bald gesichert, das Knochen- und Zahnalter entsprach einem 6-jährigen, lag also 7 Jahre hinter seinem Alter zurück.

Die Behandlung wird zu dieser Zeit noch mit Kalbshypophysen-Implantationen durchgeführt. Ein eingefahrenes Vorgehen garantiert für den reibungslosen Ablauf. Ein Arzt holt auf dem Schlachthof den Kalbskopf, in der Chirurgie entnimmt ein Chirurg die Hypophyse, implantiert sie unter die Bauchhaut innerhalb von 1 - 2 Stunden. Der Rest des Kalbskopfes bildet die Grundlage des „Kalbskopfessens" für Schwestern und Ärzte der Station.

Gerd bekamen die Implantationen gut. In 2 1/2 Jahren wuchs er 21 cm und maß mit 15 Jahren und 10 Monaten 137,5 cm, hatte aber nicht nur sein Längendefizit gemildert, auch seine Schulleistungen waren besser, so daß er die Hauptschule absolvieren konnte.

Der Vater kam jetzt unregelmäßiger mit dem Jungen, eigentlich nur immer dann, wenn er wieder „fauler" wurde, oder Schwierigkeiten in der Lehre hatte. Mit den Implantationen und der Begleittherapie – ohne Wachstumshormon – hatte Gerd mit 19 Jahren schließlich 1,59 m an Körpergröße erreicht.

Verschmitzt meinte der Vater, es müßte eigentlich gelingen „diesen einen Zentimeter bis 1,60 m auch noch zu schaffen" und verlangte mit 19 Jahren noch eine Implantation einer Hypophyse. Die Knochenfugen waren noch offen, also eine gewisse Reserve drin. Tatsächlich, Gerd wuchs nochmals 2 cm und erreichte eine Endgröße von 1,61 m. „Sehns, ich hab's ja gewußt, daß wir's schaffen", konstatierte der Vater ein halbes Jahr nach der letzten Implantation.

Ein Jahr nach dieser Erfolgsmeldung seines Drängens rief der Vater an: „Die letzte Implantation war ein großer Fehler, wir hätten sie nicht machen sollen"!
„Warum, er ist doch noch 2 cm gewachsen und 1,61 ist eine schöne Größe bei diesem ursprünglich so extremen Zwergwuchs" lautete die Antwort.
„Das schon, trotzdem war es ein Fehler. Mit 1,61 muß er jetzt zum Militär, hätten wir es bei 1,59 cm belassen, wäre er freigestellt worden".

Ähnliche Implantations-Kombinationen sind bei
Pubertätsmagersucht,
Fettsuchtsformen, und beim
postpartalen SHEEHAN-Syndrom
indiziert. Bei der *Pubertätsmagersucht* (Anorexia nervosa) empfiehlt sich wegen der komplexen körperlich-seelischen Störung folgende Kombination:
fet. Zwischenhirn, Nebenniere, Placenta
fet. Leber, fet. Dünndarm, Testes/Ovar

Fettsucht
hat neben dem gemeinsamen Nenner einer überkalorischen Nahrungsaufnahme verschiedene Primärursachen; viele davon sind Fehlfunktionen des Zwischenhirn-Hypophysen-Systems. Neben der erforderlichen Nahrungsreduktion können Implantationen von
fet. Zwischenhirn, Hypothalamus, Hypophyse total, Hypophysenhinterlappen
wertvoll sein. Eine spezielle Form stellt die *excessive Fettsucht junger Frauen* dar. Sie gehen nach der Pubertät und im 3. Lebensjahrzehnt oft wie ein Hefekuchen unförmig auseinander. In der Vorgeschichte findet man meist die „Pilleneinnahme" über längere Zeit, insbesondere aber schon früh vor Abschluß der Pubertät. Hier ist eine umfassende Regenerationsbehandlung des gesamten endokrinen Systems angezeigt:
fet. Zwischenhirn, Hypothalamus, Hypophyse total, Hypophysenhinterlappen, Schilddrüse, Nebenniere, Eierstock, Placenta.

Beim **Diabetes insipidus**
ist der Wasser-Elektrolyt-Haushalt infolge einer Störung des Hypophysen-Hinterlappens und hypothalamischer Zentren gestört. Obwohl die Substitutionsbehandlung mit getrocknetem Hypophysenpulver oder dem reinen Hormon über die Nasenschleimhaut eine befriedigende Daueinstellung ermöglicht, sollte eine kausale Behandlung mit
Hypothalamus, Hypophyse, Hypophysenhinterlappen, Niere, Placenta
versucht werden.

Als „**hypothalamische Erschöpfungszustände**"
bilden Überforderungs- und Übermüdungszustände des Hypothalamus eine Grauzone zwischen Gesundheit und Krankheit, Überaktivität und Versagenszuständen. Umtriebigkeit, Rastlosigkeit, Schlafstörungen, Lichtscheu (Träger dunkler Brillen), Gereiztheit, Potenzstörungen, berufliche Schwierigkeiten sind einige der Leitsymptome dieser auch als

„Stress-Syndrom" oder „Manager-Krankheit"

in Erscheinung tretender Reizüberforderung des Hypothalamus.

Neben einer Änderung des Lebensstils – die selten zu realisieren ist – sind folgende Implantations-Kombinationen zu empfehlen:

Thalamus, Zwischenhirn, Hypothalamus, Frontalhirn, Nebenniere, Testes/ Ovar.

Die Betroffenen haben für die Behandlung in der Regel keine Zeit und versuchen die Implantation irgendwie in ihre Tätigkeit zeitsparend einzubauen; hier ist eine strenge Einhaltung einer mindestens 3-tägigen Ruhe kompromißlos zu verlangen, wenn eine Zelltherapie durchgeführt werden soll.

Schilddrüsen-Störungen
Unterfunktionen der Schilddrüse werden als *Hypothyreosen*, Überfunktionen als *Hyperthyreosen* bezeichnet; fehlt die Schilddrüsenfunktion ganz, spricht man von einer *Athyreose*. Liegt die Ursache der Störung in der Schilddrüse selbst, wird sie als *„primär"* bezeichnet, ist sie durch Fehlfunktion anderer Organe ausgelöst, weist der Beiname *„sekundär"* darauf hin. Viele Unterfunktionen der Schilddrüse beruhen auf einer mangelhaften Stimulation der Schilddrüse durch das Gehirn, den Hypothalamus oder die Hypophyse.

Hypothyreose (Schilddrüsenunterfunktion)
Die Schilddrüsenunterfunktion ist die häufigste Störung; ihre gesundheitspolitische Bedeutung wurde so hoch eingeschätzt, daß in mehreren Staaten Früherkennungsuntersuchungen bei Neugeborenen mittels des TSH-Testes durchgeführt werden. Schwere Mangelzustände machen sich schon in den ersten Lebenswochen bemerkbar, leichtere Unterfunktionen im Laufe des Wachstums. Wenig beachtet wird, daß auch beim älteren Menschen im Zuge der nachlassenden Organfunktion Hypothyreosen nicht selten sind.

Von der Normalfunktion bis zum ausgeprägten Krankheitsbild bestehen fließende Übergänge, die bedauerlicherweise auch von den zur Zeit geübten „Schilddrüsen-Tests" nicht erfaßt werden. Leitsymptome sind: Neigung zur Verstopfung, Verdickung der Zunge, Verdickung der Haut, trockene Haut, strohiges, sprödes Haar, Wesensverlangsamung, Initiativemangel.

Im Wachstumsalter kommen Verzögerungen des Größenwachstums und der Knochenentwicklung hinzu. Die Gesamtheit der klinischen Symptome ergibt ein besseres Bild von der Schwere der Störung als die Labortests (T_3, T_4-TSH-Tests), die vor allem bei den sekundären Formen unzuverlässig sind.

Als Behandlungsweg der Wahl gilt die Substitution des Schilddrüsenhormons. Dabei strebt man im Gegensatz zu früher die Gabe der „reinen", d.h. isolierten Hormonen an. Dem Vorteil der – gegenüber Schilddrüsen-Gesamtextrakt – exakteren Dosierung steht ein biologischer Nachteil entgegen. „Monosubstanzen" wie isolierte Hormone sind im Organismus Glieder in einer Stoffwechsel-Kette – und nur in dieser physiologisch funktionsfähig. Sinnvoller ist es daher Gesamtextrakte für die Behandlung zu benutzen, da sie nicht nur das reine Hormon, sondern alle Begleitstoffe enthalten, in denen das Hormon entstanden und eingebettet ist. Der Nachteil der ungenaueren Dosierung dieser Präparate auf Thyreoidea sicca-Basis (= getrocknete Schilddrüsenpulver) stehen die Vorteile der biologsichen Harmonie und geringeren Nebenwirkungs-Risiken gegenüber.

Früh erkannte Schilddrüsen-Unterfunktionen sind mit der Substitutionstherapie so gut einzustellen, daß eine weitgehend normale Entwicklung gewährleistet werden kann. Wird jedoch die Diagnose zu spät gestellt, die Substitution unterdosiert oder – was leider oft geschieht – die Medikamentengabe unterbrochen, weil die Schilddrüsentests (unter der Behandlung) normal waren, können sich Folgen einstellen, die schwer reparierbar sind. Neben den Auswirkungen auf die Entwicklung und den Gesamtorganismus ist dabei vor allem das Vorderhirn betroffen. Die äußerlichen Zeichen sind schmale, flache Stirn, verschmälerter Querdurchmesser des Vorderkopfes, herabgezogene Stirn-Haargrenze. In der Persönlichkeitsstruktur wirkt sich dies als Wesensverlangsamung, Initiativemangel, Defekten in Abstraktions- und Kombinationsvermögen aus.

Erhöhung der Schilddrüsenhormon-Dosis reichen zur Behebung dieser Folgezustände nicht aus.

Thalamus, fet. Frontalhirn, Hypothalamus, Hypophyse, Schilddrüse, Großhirn

sind die Gewebe, die hier eingesetzt werden, je früher, umso effektiver. Nicht vergessen sollte man dabei die Rolle des Jod- und Vitamin-B-Stoffwechsels.

Hyperthyreosen (Schilddrüsen-Überfunktionen)
sind vorwiegend ein Problem der Pubertät, Adoleszenz und des Erwachsenenalters. Geht man von dem Gedanken aus, daß die Überproduktion an Schilddrüsenhormonen auf einen Stoffwechselblock im Transport oder der Weiterverarbeitung beruhen kann, ist auch hierbei die Indikation zu einer Implantation von Schilddrüsengewebe zu prüfen.

Fet. Schilddrüse
wäre im Falle von Autoimmunparesen zu kombinieren mit
fet. Thymus und *Nebenniere*.
Die Erfahrungen darüber sind für eine wertende Aussage zu dünn gesät.

Nebenschilddrüsen-Störungen
Obwohl die lebensrettende Implantation einer Nebenschilddrüsen-Aufschwemmung durch P. NIEHANS (1931) am Anfang der modernen Zelltherapie steht, liegen nur wenige Mitteilungen über die Verwendung dieses Organs vor. Dies liegt wohl daran, daß sich die irrtümliche Entfernung der Nebenschilddrüse bei Schilddrüsen-Operationen nur noch selten ereignet. Außerdem ist die Substitutionstherapie mit AT 10, Vitamin D und Calcium in der Regel ausreichend.

Erstaunlich ist, daß in den bisher mitgeteilten Einzelfällen von

postoperativen Hypoparathyreoismus mit Tetanie
neben dem unmittelbaren Erfolg der Tetaniebeseitigung sich Langzeiterfolge im Sinne einer Heilung einstellen. Auch bei vollständiger Entfernung der Nebenschilddrüsen scheint der Körper stille Gewebsreserven zu haben, welche durch die Implantation zur Funktionsentfaltung ausreifen. Implantiert werden

Nebenschilddrüse, Schilddrüse, Hypothalamus, Placenta.

Wegen der engen Wechselbeziehung zum Nierenstoffwechsel ist bei Nebenschilddrüsenstörungen, die von dort ausgehen,

fet. Niere und *fet. Nebenniere*
mit in das therapeutische Konzept einzubeziehen.

Bauchspeicheldrüsen-Störungen
Die Bauchspeicheldrüse (Pankreas) produziert Enzyme und Hormone. Die Enzyme (Fermente) dienen dem Nahrungsabbau, vor allem der Fett-und Kohlenhydrat-Aufspaltung und werden durch „äußere Sekretion" über Ausführungsgänge in den Darmkanal abgegeben. Gleichzeitig arbeitet das Pankreas als Drüse „innerer Sekretion", baut das Hormon Insulin auf, welches in das Blut zur Regulierung des Zuckerstoffwechsels abgegeben wird. Funktionsstörungen und degenerative Prozesse können die „äußere", „innere" Sekretion oder beide betreffen.

Pankreasinsuffizienzen
führen infolge unzureichender Produktion an Verdauungsfermenten (-enzymen) zu einem unzureichenden Fett- und Kohlenhydratabbau im Dünndarm. Appetitmangel, Völlegefühl, abnorme Gasbildung und Gärungsvorgänge weisen darauf hin. Diese Mangelleistung kann man durch Substitution von entsprechenden Enzympräparaten zu den Mahlzeiten ausgleichen oder versuchen mit Zellimplantaten eine Regeneration der Drüse zu erreichen. Dabei sollte man den gesamten Funktionskreis berücksichtigen, und *fet.*

Bauchspeicheldrüse, fet. Dünndarm, fet. Magen, fet. Leber und evtl. *fet. Gallenblase* benützen; zusätzlich ist die Zweckmäßigkeit zu überprüfen,

Nebenniere und *Placenta*

zu geben. Auf die Besonderheiten der

cystischen Pankreasfibrose
im Rahmen der Mucoviscidose wurde dort (s.S. 195) eingegangen. Akute *Pankreatitis* und *Pankreasapoplexie* sind keine Indikation für eine Zelltherapie, dagegen können die Folgezustände mit der o.g. Kombination angegangen werden.

Diabetes mellitus (Zuckerkrankheit)
Die Zuckerkrankheit ist eine Störung der inneren Sekretion. Man unterscheidet einen Typ I (= Insulin-Mangeldiabetes = Jugendliche Form) und einen Typ II mit relativem Insulinmangel (= Erwachsenenform), der nicht unbedingt „insulinpflichtig" ist. Diabetes mellitus ist begrifflich aus dem Griechischen abgeleitet und bedeutet „honigsüßer Durchfluß". Die klassische Behandlung auf den Prinzipien „Diät" und „Insulinsubstitution" ist theoretisch plausibel unterbaut, praktisch mit mehreren Problemen behaftet. Der Diabetes gilt als Risikofaktor für eine Reihe von Begleit- und Folgekrankheiten, da durch die begleitenden Gefäß- und Kreislaufschäden eine Reihe anderer Organe wie Augen, Nieren, Herz chronisch geschädigt werden. Zu diesen sogen. Spätfolgen gehören:

Kreislaufdysregulationen; Hypertonie, Gefäßverschlüsse; Infarkte; Apoplexien; Augenläsionen an Retina, Linse und Iris; Leber- und Nierenschäden degenerativer Natur; Störungen der Magen-, Darm-, Blasen- und Geschlechtsfunktionen; degenerative Skelett- und Gelenkschäden und trophische Störungen. Die therapeutisch unzulänglich gelösten Probleme waren es, die nach Verfahren verlangten, der symptomatischen Ersatz (Insulin) und Restriktions (Diät)-Behandlung ein kausales Prinzip gegenüberzustellen. Dieser Weg ist experimentell und klinisch beschritten, zur Zeit aber nicht allgemein praktikabel. Einzelmitteilungen über zelltherapeutische Behandlung von Diabetes mellitus liegen schon aus der Zeitspanne zwischen 1950 und 1960 vor. Sie waren zu wenig substanziiert und zu schlecht dokumentiert. NIEHANS selbst war fast besessen von der Möglichkeit einer zelltherapeutischen Behandlung des Diabetes und opferte große Summen für die experimentelle Forschung mit dem Ziel isolierte B-Zellen therapeutisch einsatzfähig zu machen. In der Folgezeit hat es viele Versuche gegeben durch Injektion von Pankreassuspensionen oder B-Zellen den Diabetes zu beeinflussen; dies gelingt im Experiment relativ gut, die Übertragbarkeit auf den Menschen ist aber bisher nicht ausreichend gelungen. Dabei ergaben sich aber folgende Erkenntnisse:

1. Injektionen von Inselzellen in die Bauchhöhle und in das Pfortader-System wirken besser als Injektionen unter die Haut oder die Muskulatur.
2. Fetales juveniles und adultes Gewebe wächst an anderem Ort im Empfängerorganismus zu voll funktionsfähigen Inselzellarealen heran.
3. Isogene Implantate (von Inzucht-Stämmen) funktionieren über Monate, allogene (= homologe) werden abgebaut.
4. Durch immunsupressive Therapie können allogene Implantate über Monate funktionsfähig erhalten werden. Wie weit diabetische Sekundärveränderungen durch Inselzell-Transplantationen behebbar sind, läßt sich zur Zeit nicht endgültig entscheiden.

Injektions-Implantationen von fet. Pankreas haben Einfluß auf den Verlauf einer Zuckerkrankheit. Der Erfolg hängt jedoch vom Typ des Diabetes ab. Während beim Erwachsenen- und vor allem Altersdiabetes ein umfangreiches Krankengut vorliegt, beschränkt sich die Erfahrung beim Typ I (kindlichem Diabetes) auf Einzelfälle.

Beim Erwachsenen-Diabetes erbringt die Zelltherapie eine Verbesserung des Kohlenhydrat-Stoffwechsels, eine Stabilisierung der Blutzuckerwerte und nicht selten die Möglichkeit einer Reduzierung der Insulin-Dosis oder der Tabletten-Behandlung. Diese Erfahrung ergab sich mehrfach als Zufall, wobei der Diabetes im Rahmen einer sog. Revitalisierungsbehandlung günstig beeinflußt wurde.

Schwieriger ist die Problematik beim insulinabhängigen Diabetes der Kinder und der Jugendlichen. Hier haben Implantationen zwar auch einen Einfluß auf den Krankheitsverlauf, in den 2 - 3 Wochen nach den Implantationen sind aber die Blutzuckerwerte und die Stoffwechsellage so instabil, daß man diese Behandlung praktisch nur unter klinischen Bedingungen durchführen kann. Gerade bei Fällen von Zuckerkrankheiten, die schwer auf Insulin einstellbar sind, erweist sich die Zelltherapie als Stabilisierungsfaktor des Stoffwechsels. Entschließt man sich zu einer zelltherapeutischen Behandlung, sollte der Ansatz nicht zu eng gewählt und auf die Bauchspeicheldrüse beschränkt werden. Zum Funktionskreis gehören:

Hypothalamus/Zwischenhirn, fet. Bauchspeicheldrüse, fet. Dünndarm, fet. Magen, fet. Leber, fet. Nebenniere.

Wegen der Beteiligung des Gefäßapparates sollte man bei der Diabetesbehandlung stets *Placenta* mit einsetzen, liegen *Nieren*-und *Augenveränderungen* bereits vor, sind auch diese Organe zu berücksichtigen.

Einer allgemeinen Empfehlung zur Behandlung des Diabetes mit Zellimplantationen stehen folgende, noch unzureichend abgeklärte Gegebenheiten im Wege:

1. Die Instabilität des Stoffwechsels beim insulinabhängigen kindlichen Diabetes in den Belastungsphasen nach der Implantation bedarf einer eingehenden Überwachung über rund 3 Wochen nach der Implantation.
2. Der therapeutische Ansatz mit Pankreas Gewebe ist zu eng, da Magenschleimhaut, Dünndarmschleimhaut, Leber und Nebenniere mit zum Funktionsbereich gehören.
3. Beim Altersdiabetes ist zur berücksichtigen, daß dort in der Regel schlechtere Resorptionsbedingungen vorliegen, bei der Implantationstechnik ist auf eine gute Verteilung der zu implantierenden Suspension Wert zu legen.

Nebennieren-Funktionsstörungen
Die Nebenniere bildet mit ihren in der Rinde produzierten Hormonen eine wichtige Schaltstelle im hormonellen System und in der Streßverarbeitung. Funktion und Versagenszustände betreffen *Hormone, Reizbeantwortung* und *Immunsystem*. Die Isolierung und der therapeutische Einsatz von Corticosteroiden gehören zu den größten medizinischen Fortschritten der letzten Jahrzehnte, allerdings mit vielen Schattenseiten.

Die Nebennierenrindenhormone stimulieren die Geschlechtsdrüsen, so daß der dritte = puberale Wachstumsschub vom Nebennieren-Geschlechtshormonsystem eingeleitet und kontrolliert wird. Ein verspätetes Auftreten der sekundären Geschlechtsmerkmale (bei Jungen jenseits des 16., bei Mädchen jenseits des 15. Lebensjahres) ist in der Mehrzahl der Fälle auf eine unzureichende Leistung dieses Teilstückes der hormonellen Kette zurückzuführen. *Primärer und sekundärer Hypogonadismus,* gekennzeichnet durch unzureichende Entwicklung der Geschlechtsmerkmale und einem ausbleibenden Pubertäts-Wachstumsschub, rechtfertigen den Einsatz endokriner Drüsengewebe in der Zelltherapie. Dabei sollte man stets die gesamte Achse berücksichtigen, und zwar:

Hypothalamus, Nebenniere, Gonaden, Hoden/Eierstöcke.

Gleichgeschlechtliche Placenta sollte in der Regel mit einbezogen werden.

Beim Prader-Willi-Syndrom
steht wohl das Ausbleiben der sekundären Geschlechtsmerkmale im Vordergrund, nicht weniger schwerwiegend sind jedoch die extreme Fettsucht, Freßneigung und das Zurückbleiben der geistigen Entwicklung. Auch hier ist ein ganzheitsmedizinischer Einsatz erfolgversprechend, wobei neben den endokrinen Drüsen während des Wachstums wiederholt auch

Thalamus, Frontalhirn und *Großhirn*

einzusetzen sind.

Das heute bedeutsamste Feld von Nebennieren-Problemen stellen die

künstlichen Schädigungen

durch langfristige Behandlungen mit den – synthetischen – Nebennierenrindenhormonen „Cortisone" dar. Diese Hormone werden weitgestreut und langfristig bei vielen entzündlichen, allergischen, rheumatischen Krankheiten und in der Krebsbehandlung eingesetzt. Dadurch kommt es zu einer Unterdrückung der eigenen Hormon-Produktion und bei hoher und langfristiger Gabe zu einer

Nebennierenrinden-Atrophie.

Diese geht mit einer Abnahme der Streß-Toleranzbreite, der Infektionsabwehr, und der Reaktionsbereitschaft schlechthin einher. Nebennierenrinden-Atrophie nach Cortisonbehandlungen von Asthma bronchiale, Tumoren, Autoimmunkrankheiten, Nephrosen, Crohnscher Krankheit, Ekzemen und vielen anderen mehr sind eigentlich nur durch das konstruktive Prinzip der Organregenertion beeinflußbar. Dazu dienen Implantationen von

fet. Zwischenhirn, Hypothalamus, Hypophyse, Nebenniere total oder Nebennierenrinde.

Die gleiche Behandlung ist angezeigt bei Krankheitszuständen, die unter den Begriffen *Hypercorticismus, Cushingoid, sekundäres Cushing-Syndrom* laufen.

Als Streß-Organ spielt die Nebenniere bei der Infektionsabwehr eine wesentliche Rolle, so daß bei chronischen und rezidivierten Erkrankungen, insbesondere bei Autoimmunkrankheiten, Ermüdungs-Zustände eintreten. Bei diesen Krankheiten sollte man deshalb stets

Nebennierengewebe

in die Implantationen mit einbeziehen.

Störungen der Geschlechtsdrüsen
Zu den Geschlechtsdrüsen im engeren Sinn gehören die Eierstöcke bei der Frau, Hoden und Prostata beim Mann. Die hormonelle Funktion der Geschlechtsorgane ist aber abhängig von den übergeordneten Organen Nebenniere, Hypothalamus, Hypophyse und Schilddrüse.

Potenzstörungen und Libidomangel

können auf einer Unterfunktion der Geschlechtsdrüsen beruhen, aber auch vielfältige andere Ursachen — Nebennierenschwäche, Hypothalamuserschöpfung, psychische und soziale Faktoren — haben. Neben dem organischen Problem sollten deshalb Fragen des Lebensstils ins therapeutische Visier einbezogen werden.

Die Zelltherapie hat auf diesem Gebiet Erfolge aufzuweisen, die mit keinem anderen Behandlungsverfahren auch nur annähernd erreichbar sind; ein Teil des etwas schillernden Weltruhms durch die Behandlung „alternder Playboys" und „spätverliebter Prominenter" ist auf diese Erfolge zurückzuführen. Wenn Kaviar und Austern nicht mehr ausreichen, stellt nicht selten die Zelltherapie „das letzte Mittel" dar.

An Implantationsgeweben kommen dafür in Frage:
Hypothalamus, fet. Zwischenhirn/Hypophyse, Nebenniere, Hoden/Eierstock, Placenta, fet. Leber, Prostata, fet. Mesenchym, gelegentlich: *fet. Schilddrüse, fet. Frontalhirn.*

Infertilität

Die Störungen der Fruchtbarkeit des Mannes haben verschiedene Ursachen, der Häufigkeits-Reihenfolge nach:

Starkes Rauchen mit Kadmiumspeicherung, Alkoholismus, Zuckerkrankheiten;
Operationsfolgen nach Orchidopexie, Varikocelen oder Hydrocelen-Operationen; Entzündungen oder Entzündungsfolgen nach Mumps, Gonorrhoe, Tuberkulose; chronische Prostataentzündung; Hodenverletzungen.

Über die Erfolgsaussichten einer zelltherapeutischen Behandlung sagt der Spermienbefund einiges aus:

Tab. 18: **Zelltherapie angezeigt:**

— wenn Spermiogramm normal
   — oder Oligospermie I
   — oder Oligospermie II
   — eventuell noch bei Azoospermie
— wenn Hodenbiopsie normal
   — oder diffuse tubuläre Hodenatrophie
   — oder herdförmige tubuläre Hodenatrophie
aber Keimepithel noch vorhanden.

Bei Aspermie im Spermiogramm, oder Total-Fibrose im Histologiebefund ist eine Zelltherapie nicht indiziert.

Im Spermiogramm gibt nicht nur die Spermienzahl Aufschluß, sondern auch Abnormitäten der Form, Beweglichkeit und der Fructosegehalt.

Nach positiven Behandlungsresultaten an Zuchtbullen und Zuchthengsten haben sich auch die Erfolgsmitteilungen beim Menschen gehäuft. Die Hodentubuluszellen sind sehr regenerationsfähig und stoffwechselaktiv. Gerade bei Oligospermie (Verminderung der Spermienzahl) sind frappante Besserungen der Spermienproduktion zu erwarten, bei Formanomalien (Asthenospermie) ist zumindest ein Versuch angezeigt. Im Behandlungskonzept darf das Grundleiden – Rauchen, Alkoholismus, Diabetes – nicht außer Acht gelassen werden.

Implantiert werden dabei

Hoden, Sertolizellen, Prostata, Placenta,

oft im Rahmen einer allgemeiner Revitalisierungsbehandlung (s.S. 86).

Ovarielle Insuffizienz
Unzureichende Funktionen der Eierstöcke verursachen im Reifealter der Frau
Amenorrhoen und Oligomenorrhoen,
in der regressiven Phase der ausklingenden ovariellen Leistung, im
Klimakterium
ist die Insuffizienz physiologisch.

Die Ursachen der Störungen der Reifeperiode, verzögerter Eintritt oder verfrühtes Ende derselben haben verschiedene organische und psychische Grundlagen, die es bei einer zelltherapeutischen Behandlung auszuschalten oder zu berücksichtigen gilt. Sicher aber ist die Regenerationsbehandlung der Ovarien ein vernünftigeres Prinzip als die Substitutionsbehandlung mit Hormonen mit den unübersehbaren Nebenwirkungen.

Aus der Skala der potentiell erforderlichen Gewebe

Eierstock total, Eierstock-Follikel, Placenta, Nebenniere, Hypothalamus, Schilddrüse.
Epiphyse, Hypophyse total, Hypophysenhinterlappen

sind die für den Einzelfall indizierten zu kombinieren. Mitunter sind auch *Mamma-Drüsengewebe, Uterusschleimhaut, glatte Muskulatur* zusätzlich angebracht.

Im **Postmenopause-Syndrom**
gesellen sich zu den Auswirkungen der hormonellen Reduktionserscheinungen Symptome der allgemeinen Devitalisierung, die sich von *kosmetischen Problemen der Haut* über das Nachlassen der *Spannkraft, Leistung, Ausdauer* bis tief in *seelische Verstimmungen* und zur *Depression* erstrecken können. Hierbei ist eine gezielte Revitalisierungsbehandlung (s.S. 89) angebracht.

Mildere Teilerscheinungen gestörter Ovarialfunktionen sind durch unbiologische Lebensführung heute auch im früheren Reifealter der Frau häufiger. *Mangelernährung* beim Schönheits-Ideal der „Twiggy-Typen", *übertriebene Abmagerungskuren,* früher und langfristiger *Gebrauch der Pille* sind Eingriffe in die Reifebiologie der Frau, die vorübergehende oder dauernde Unterdrückung der Eierstockfunktion zur Folge haben können.

Bei der
Ovariardysgenesie im Rahmen des Turner-Syndroms
hängt der therapeutische Erfolg vom Vorhandensein ansprechbarer Restgewebe ab. Nach der Gabe von
Eierstock, Placenta, Nebenniere, Hypophyse
erzielt man in Einzelfällen befriedigende – aber nicht normale – Wachstumsraten, in anderen Fällen nichts. Ein Einfluß auf die Entwicklung der skundären Geschlechtsmerkmale wurde bislang nicht erzielt.

Die verzögerte Pubertät
gehört zu den dankbarsten Behandlungsgebieten, weil die Jugendlichen durch die ausbleibenden Reifungszeichen besonders stark unter Minderwertigkeitsgefühlen leiden. Die Ursachen-Abklärung deckt teils familiär – konstitutionelle Verzögerungen teils Schwächen im hormonellen Gefüge auf. Die Primärursache kann auf allen Ebenen des hierarchischen Systems endokriner Drüsen liegen. Klinische Symptome und Hormon-Analysen sind zu Lokalisation des Primär-Defektes geeignet.

An Geweben für die Implantation kommen in Frage:

Zwischenhirn/Hypothalamus/Hypophyse; Schilddrüse, Thymus, Nebenniere, Hoden/Eierstock, Placenta.

Der Körper gibt dem Jugendlichen geschlechtsunterschiedliche Probleme auf:

Mädchen haben häufiger Angst zu groß zu werden, als zu klein zu bleiben. Der Körperform, die mit neuen Bewegungsabläufen gebracht wird, wird mehr Beachtung geschenkt als vorher. Mädchen möchten nicht so dick sein, haben

Sorge, daß die Brüste zu klein bleiben. Bei der häufig asymmetrischen Brustknospung sind Mutter und Tochter ängstlich, ob eine Störung vorliegen könnte. Die Behaarung des Körpers wird ängstlich registriert. Mädchen möchten nicht gerne eine Brille tragen.

Jungen wollen meist gerne größer sein, mehr Muskeln und breitere Schultern haben, setzen ihre neu gewonnenen körperlichen Möglichkeiten bewußter ein (Sport). Zu Beginn der Pubertät taucht häufig die Frage auf, ob die Geschlechtsorgane nicht zu klein sind, später steht die Unreinheit der Haut (Akne) im Vordergrund. Der mit der hormonellen Umstellung einhergehende stärkere und spezifischere Körpergeruch kann bei beiden Geschlechtern Unsicherheit im Kontakt mit der Umwelt hervorrufen.

Mit dem Wachstumstempo und der hormonellen Umstellung parallel gehen Kreislaufprobleme und hormonell bedingte Stimmungsschwankungen. Dazu gehören:

Labilität,
rasche Ermüdbarkeit,
Konzentrationsmangel,
Fahrigkeit,
unberechenbare Reaktionen,
Nervosität.

„Alle Drei"

möchten wir damit unseren Dank zum Ausdruck bringen", stand in einem Brief, der neben einem Blumenstrauß auf einer Kiste Wein vor der Haustür lag.

Der Grund für Geschenk und Brief ging auf einen Vorgang zurück, der etwas mehr als ein Jahr vorher sich ereignete. Ein Frauenarzt, selbst Leiter einer Klinik, hatte angerufen und die Situation seiner Tochter geschildert. In Stichworten:

Lehrerehepaar, die ersten Jahre der Ehe Anschaffungen und Reisen, schließlich – inzwischen war die Frau 29 Jahre – Familienplanung. Aber wie so oft, wenn die Organe jahrelang manipuliert werden, klappte es nicht. Hormonbehandlungen versagten, anatomisch sei „alles in Ordnung". Mit inzwischen 31 Jahren machte sich jetzt eine Art Torschlußpanik breit.

Beim offenen Gespräch mit den Eheleuten klang ein gewisses Schuldgefühl darüber, lange verhindert zu haben, was sie jetzt ersehnten, mit. Die Befreiung von Angst und Schuldgefühlen sollte am Beginn jeder Behandlung stehen, auch wenn das Problem „eigenschuldhaft" entstanden ist.

Bei Eingriffen in das Hormonsystem oder chemischen Mitteln zur Konzeptionsverhütung leidet immer ein Organsystem, vor allem wenn früh, noch vor Abschluß der Reifung damit begonnen wird. Die unbiologischen Manipulationen an Hypothalamus, Hypophyse, Neben-

nieren, Uterus und Vaginalschleimhaut hinterlassen ihre Spuren. Wer kennt sie nicht, die aus dem Leim geratenen extrem fettsüchtigen jungen Frauen, die vor Abschluß der Pubertät mit der Pille begonnen haben, unter Störung des Appetits, der Trinkkontrolle und psychisch leiden?

Die Behandlung muß in einer solchen Situation das gesamte endokrine System erfassen, wenn die Funktion der hormonellen Funktionskette in Gang gebracht werden soll. Dazu gehören Hypothalamus oder Zwischenhirn, Nebenniere, Placenta, Eierstock, manchmal kombiniert mit Schilddrüse oder Bauchspeicheldrüse.

Dieser Rat und die entsprechende Behandlung lagen 13 Monate zurück, als mit Wein und Blumen

alle Drei grüßten.

Stütz-Bindegewebe-System

Die Stützgewebe des Menschen entwickeln sich aus dem mittleren Keimblatt (Mesoderm) über das pluripotente Mesenchym zu geformten und ungeformten Gewebeverbänden und Organen. Zu den geformten Formationen gehören Knorpel, Knochen, Bänder, Fascien, Sehnen (Abb. 21). Zu den ungeformten Verbänden das lockere Bindegewebe, große Teile des Knochenmarks, der Leber, des Thymus und der Milz. Während die geformten Abkömmlinge des mittleren Keimblattes Spezialaufgaben übernommen haben - also Stützgewebe im strengen Sinne des Wortes sind - haben die ungeformten Zweige des Mesenchymbaumes einen Teil ihrer ursprünglichen Gestaltungsvielfalt bewahrt; sie können sich in verschiedenen Richtungen entwickeln - abhängig vom funktionellen Bedarf. Diese Vielfalt der Funktions- und Formentwicklung macht die ungeformten Bindegewebe zu einer Art Verfügungs- und Einsatzpolizei für die Sicherung der individuellen Integrität. Man hat dieses System, das bei den Sektionen als lästiges Hindernis zur Isolierung der Organe beiseite geschoben wird - wegen der weit verzweigten Funktionen in Begriffen wie *„reticuloendotheliales System"*, *„reticulohistiocytäres System"* oder *„aktives Mesenchym"* zusammengefaßt. Alle diese Begriffe werden dem hohen Organisationsgrad und der topografischen Verteilung nicht ganz gerecht. Da eine der Hauptaufgaben die Immunabwehr ist, wird dort - siehe S. 151 eine Gliederung vermittelt.

An dieser Stelle sollen die Fehlentwicklungen und Krankheiten des Stütz-und Bindegewebe-Apparates behandelt werden. Dazu ist es für das Verständnis der Zusammenhänge von Krankheitssymptomen wichtig, um die inneren Zusammenhänge aller Abkömmlinge des Mesenchyms zu wissen, denn nur auf dieser Basis ist ein ganzheitsmedizinisch sinnvolles Handeln möglich und sinnvoll zu konstruieren.

Osteogenesis imperfecta
Die *Osteogenesis imperfecta (Glasknochenkrankheit)* stellt ein Fehlanlage von Knochen, Knorpeln, Sehnen und Bindehäuten dar. Sie tritt in einer schweren und leichten Form auf, dazwischen gibt es mehrere, durch Erbmerkmale charakterisierte Zwischenformen. Bei der schweren Form entstehen schon im Mutterleib Knochenbrüche und Verbiegungen, sodaß die Kinder grob fehlgebildet mit Brüchen und deformierten kurzen Armen und Beinen zur Welt kommen. Bei der leichteren Form kommt es erst später im Laufe des Kindesalters zu Knochenbrüchen aus unbedeutenden Anlässen; sie heilen schlecht und führen oft zur monate- bis jahrelangen Immobilisierung.

Die Glasknochenkrankheit gilt als „unbehandelbar". Dies trifft sicher zu, wenn man eine Behandlung mit Medikamenten oder mechanisch/orthopädischen Mitteln versucht. Erfahrungen über 15 Jahre haben aber gezeigt, daß mit biologischen Maßnahmen bemerkenswerte Erfolge zu erzielen sind. Im Vordergrund stehen dabei Injektions — Implantationen mit

fet. Knorpel, fet. Osteoblasten, fet. Knochenmark, Placenta, fet. Bindegewebe, fet. Leber, fet. Muskel.

Bei der schweren Form kann man damit fast sicher Knochenbrüche über 3 - 4 Monate verhindern, nach dieser Zeit muß die Implantation — von meist 3 der genannten Gewebe = 250-300 mg Lyophilisat, entspricht 1 250 - 1 500 mg der Originalgewebe — wiederholt werden. Unterstützt wird die Behandlung durch *Knorpelhydrolysate* (Arumalon) und *Enzympräparate* (Coliacron), sowie eine Gelatine-Kollagen-reiche Kost, am besten in Rohform (geraspelter Knorpel, Sülze, Gelatine).
Diese Aussage stützt sich auf eine Langzeitbeobachtung an 10 Fällen; eine bemerkenswerte „Falldarstellung" ist nachfolgend wiedergegeben.

Der Fall Hannelore F.

Zwei Entwicklungen waren es, die Eltern und Kind zur Verzweiflung brachten. Hannelore F. erlitt zwischen dem 5. und 8. Lebensjahr insgesamt 13 Knochenbrüche, die sie jeweils für Wochen bis Monate ins Bett fesselten, so daß sie depressiv und verhaltensgestört wurde. Darüber hinaus beobachteten die Eltern, daß Hannelore seit Jahren nicht mehr wuchs. Sie erinnern sich: Unsere Tochter lag 8 Monate in einer Universitätsklinik wegen eines Schenkelhalsbruches zur Untätigkeit verurteilt und weinte ständig. Wir weinten mit, denn bei der Entlassung vor 2 Jahren sagten uns die Ärzte, was wir mit dem Kind machen sollten: „Setzen sie das Kind ruhig in eine Ecke und warten Sie bis es 14 Jahre ist und nicht mehr so wächst." Die Auskunft bekamen wir, obwohl das Kind seit langem nicht mehr gewachsen war.

Die am 20. Dez. 1976 eingeleitete Behandlung führt langsam aber stetig zu einer Änderung des vorgezeichneten Schicksals. Innerhalb von 2 Jahren treten keine Knochenbrüche mehr auf. Langsam lernt Hannelore wieder etwas Gewicht auf die Beine zu nehmen und zu gehen. Die vorher vollständig entkalkten Knochen und insbesondere die tief zusammengefallenen Wirbelkörper lagern wieder Kalk ein, richten sich auf und damit beginnt das seit Jahren verzögerte Körper-Längenwachstum wieder. Mit dem Augenblick, in dem das Mädchen erkennt, daß es nicht ständig abwärts geht, ja nicht nur ein Stillstand der Krankheit erreicht ist, sondern verlorengegangene Funktionen wiedergekommen sind, verschwindet die Depression und Hannelore nimmt gerne wieder den Schulbesuch auf. Die Behandlung mit Implantationen von Knorpel, Knochenmark, Placenta, Leber und Osteoblasten erstreckt sich über 8 Jahre bis zum Abschluß des Körper-Längenwachstums. In diesen Jahren wächst das Mädchen teilweise 4 - 6 cm, besucht die Schule. Dieser Aufwärtstrend wird nur unterbrochen durch eine Knieoperation, die wegen der vorher eingetretenen Verkrümmung und Fehlstellung der Knie erforderlich geworden war. Im Anschluß an diese Ruhigstellung ereignet sich noch einmal ein Knochenbruch, der zur Bettruhe zwingt. Im übrigen blieb Hannelore 8 Jahre bis zum Abschluß der Behandlung frei von Knochenbrüchen.

Ungeformte Stützgewebe:
1. Mesenchym
2. Gallertiges Bindegewebe
3. Retikuläres Bindegewebe
4. Fettgewebe
5. Lockeres Bindegewebe
6. Straffes Bindegewebe

Geformte Stützgewebe:
1. Sehnengewebe, elastisches Gewebe
2. Knorpelgewebe
3. Chordagewebe
4. Knochengewebe
5. Gefäßsystem

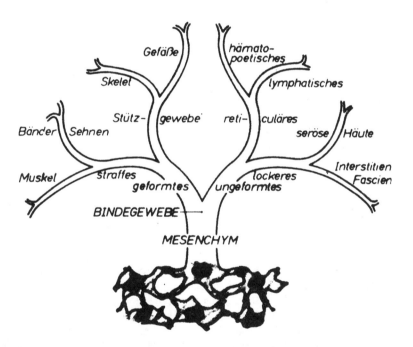

Abb. 21:
„Mesenchymstammbaum". Aus dem embryonalen Mesenchym entstehen die geformten und ungeformten Bindegewebe, welche sich in der nächsten Verzweigung spezialisieren (Muskel, Bänder, Sehnen, Skelett, Gefäße; lymphatisches System, seröse Häute, Interstitien, Faszien).

Die Arthromyodysplasie (Arthrogryposis)
stellt ein schweres Fehlbildungssyndrom dar, an welchem die Muskeln, Gelenke, Sehnen, Knochen und die motorischen Spinalganglien beteiligt sind. Geprägt wird das Erscheinungsbild durch die „Verkrüppelungen" der Arme und Beine, Bewegungseinschränkung bis Bewegungsunfähigkeit, Fehlen von Gelenkanlagen, Sehnen und Muskelgruppen. Der Schwere der Störung entsprechend gilt die Fehlbildung als unbehandelbar, wenn man von den bescheidenen Erfolgen krankengymnastischer Trainingsprogramme absieht. Da die geistige Entwicklung dieser Kinder normal bis überdurchschnittlich ist, lohnen sich intensive Bemühungen, die im Einzelfall (3 Langzeitbeobachtungen) zu beachtlichen Verbesserungen geführt haben.

Zu den Behandlungsmaßnahmen gehören Zellinjektionen mit folgenden Geweben:

fet. Osteoblasten, fet. Knorpel, fet. Muskel, fet. Bindegewebe;
fet. Rückenmark, fet. Sakralmark, Placenta.

Diese Versorgung mit „Baumaterial" sollte ergänzt werden durch gelatinereiche, muskelreiche *(Roh)Kost,* eine intensive *Krankengymnastik* (3 - 4 x tägl. über 10 - 15 min.) und Injektionen von *Enzympräparaten* (Coliacron).

Die Achondroplasie (Chondrodysplasie, Chondrodystrophie)
stellt eine Systemstörung der Knorpel-Knochenbildung dar. Dabei ist die Umbildung von Knorpel in Knochen gestört, die Knochen bleiben kurz, plump, an den Enden aufgetrieben. Es resultiert ein Minderwuchs bis Zwergwuchs, wobei Mädchen eine Durchschnittsgröße von 1,19 m und Jungen von 1,27 m erreichen. Die Arme und Beine sind im Verhältnis zum Rumpf verkürzt, die Beine zusätzlich 0-förmig verbogen, die Wirbelsäule hyperlordotisch, d.h. im unteren Drittel zu tief eingezogen.

Auch Langzeiterfahrungen an 10 dieser Kinder und Jugendlichen lassen bis heute ein endgültiges Urteil über die Wertigkeit der Behandlung nicht zu. Aus Behandlungsunterbrechungen und den Endresultaten läßt sich jedoch ableiten, daß die Versorgung mit biologischem Baumaterial nach Injektions-Implantationen nicht nur einen Effekt auf die Körpergröße, sondern vor allem auf die Form der Knochen hat. In fast allen behandelten Fällen sind die Knochen wesentlich gerader, und die chondrodysplastischen Körperproportionsverschiebungen weniger ins Gesicht springend als bei unbehandelten Kindern. Man erreicht ein durchschnittliches jährliches Wachstum zwischen 3 und 5 cm, wobei das Endresultat allerdings recht unterschiedlich ist. Das Optimum des Erreichten lag im Falle eines Mädchens bei 139 cm, in der Regel bewegen sich die Endgrößen zwischen 127 und 130 cm.

An Implantationsgewebe kommen dafür in Frage:

fet. Osteoblasten, fet. Knorpel, fet. Leber, fet. Muskel, fet. Bindegewebe, Placenta, Knochenmark.

Auch in diesen Fällen empfiehlt sich eine Zusatzbehandlung mit *Knorpelhydrolysaten* (Arumalon) oder *Muco-Polysaccharid-Präparaten* (Arteparon).

Die Mucopolysaccharidosen
stellen eine Gruppe von Störungen dar, deren gemeinsamer Nenner eine Fehlfunktion der *lysosomalen Enzyme* ist. Je nach Art des Enzymdefektes und des klinischen Bildes unterscheiden wir 7 Typen, mit denen aber wahrscheinlich das gesamte Spektrum dieser Krankheitsgruppe nicht erfaßt ist. Die Enzymdefekte wirken sich auf der einen Seite durch eine Stauung von Substraten vor dem enzymatischen Block aus, auf der anderen Seite verursachen sie nach dem enzymatischen Block ein Fehlen an wichtigen biochemischen Substanzen, was zu Organfunktionsstörungen und Entwicklungsstörungen führt. Die am häufigsten betroffenen Organe sind Gehirn, Leber, Stützgewebe und Skelett. Entsprechend den Stützgewebsbeteiligungen finden sich Minderwuchs, erhebliche Formveränderungen und Strukturveränderungen bei manchen dieser Typen.

Bei den Mucopolysaccharidosen offenbart sich eines der Kernprobleme der Versorgung mit biologischen Materialien. Da die Lysosomen nur einen Bruchteil an Volumeninhalt in den Körpergeweben ausmachen, wird bei den Injektions-Implantationen vermutlich nur etwa 1 % oder weniger an wirksamer Substanz gegeben, während alle übrigen Teile der Gewebesuspensionen mehr oder minder nutzloser Ballast sind. Dies führt dazu, daß man bei kleinen Kindern nach den Injektions-Implantationen deutliche Erfolge und Besserungen sieht, je höher aber das Körpergewicht und die Körpermasse ist, um so stärker wird das Mißverhältnis zwischen der Quantität der Materialversorgung mit den Implantationen und dem Bedarf des Körpers. Das praktische Resultat sieht dann so aus, daß man im Kleinkindesalter und Säuglingsalter relativ gute Erfolge und Förderung der Kinder erreicht, je älter sie aber werden, um so weniger überzeugt der Einsatz dieser Mittel.

An Implantationsgeweben bei Mucopolysaccharidosen stehen im Vordergrund:

fet. Bindegewebe, fet. Leber, fet. Knorpel, Placenta, Gehirnpräparate, Augenpräparate.

Aseptische Nekrosen
sind lokale Störungen und Strukturveränderungen an den Knorpelknochen- oder Knorpel-Gelenkgrenzen. Insgesamt kennen wir je nach Lokalisation und Alter des Auftretens 44 verschiedene Formen, die weniger wegen der Schwere, als vielmehr wegen der Chronizität und den Lokalbeschwerden ins Gewicht fallen.

Ein objektives Kriterium, ob man mit Behandlungsmaßnahmen den Heilungsprozeß beschleunigen kann, gibt es bislang nicht. Die Objektivierung ist deshalb so schwer, weil der individuelle Verlauf recht unterschiedlich ist und größere Kollektive auf diesem Gebiet nicht zur Verfügung stehen. Immerhin gewinnt man den Eindruck, daß durch die Gabe von folgenden Geweben

fet. Knorpel, fet. Bindegewebe, Osteoblasten, Placenta,

Beschleunigung des Heilungsprozesses und rasches Verschwinden der subjektiven Beschwerden erreicht werden kann. Diese Aussage gilt speziell auch für die sog. *Osteochondritis dissecans.*

Arthrosen und chronische Arthritisformen
stellen heute ein Zivilisationsproblem ersten Ranges dar und gewinnen zunehmende Bedeutung. Die klinischen Bilder laufen meist unter dem Dachbegriff des „Rheuma", obwohl es sich wahrscheinlich in der Mehrzahl der Fälle nicht um eine entzündliche, sondern um eine stoffwechselbedingte Störung handelt. Letztere hängt ursächlich mit Zivilisationsbedingungen zusammen. Diese werden im wesentlichen von zwei Faktorengruppen geprägt: Dem Bewegungsmangel auf der einen Seite mit der mangelhaften Trainierung der Gelenke und des Stützgewebe-Apparates, und mit der Überernährung auf der anderen Seite, die zu einer zunehmenden Verschlackung führt. Bei diesem Stoffwechselprozeß sind in erster Linie Gewebe mit einem geringen Stoffwechselumsatz betroffen. Dazu gehören vor allem Gelenkknorpel, Sehnen, Bandscheiben.

Es ist erstaunlich, wie rasch bei älteren Menschen oft die subjektiven und objektiven Beschwerden nach Zellimplantationen verschwinden, obwohl die Leiden seit Monaten bis Jahren bestanden haben. Es sind keine Einzelfälle, in denen die betroffenen Patienten bereits nach Stunden ein Nachlassen der Gelenkbeschwerden und eine bessere Beweglichkeit angeben.

Zum Einsatz kommen bei Arthrosen und chronischen Gelenkdegenerationen folgende Gewebe:

fet. Knorpel, fet. Bindegewebe, Osteoblasten, Placenta;
fet. Muskel, fet. Leber, Nebenniere;

Mit in das therapeutische Konzept einzubeziehen sind Erörterungen ob evtl. die Gabe von

Nebenschilddrüse, Pankreas, Dünndarm, Dickdarm

sinnvoll wäre. Auf lange Sicht ist eine solche Behandlung allerdings nur erfolgreich, wenn die Ursachen weitgehend ausgeschaltet oder zumindest vermindert werden. Dies bedeutet in erster Linie eine Umstellung der Ernährung mit einer Reduktion des tierischen Eiweißes, generell der Speisen mit Nahrungsmittelzusätzen. Einzelheiten siehe S. 208 ff.

Die chronische Osteomyelitis
stellt eine schwer beeinflußbare Krankheit dar, da selbst langfristige antibiotische Behandlungen Rezidive nach Wochen, Monaten oder Jahren nicht ausschließen. Es liegen im Schrifttum Einzelmitteilungen vor, daß nach jahrelangem Bestehen mit weitgehender Immobilisierung der Patienten 1 - 2-malige zelltherapeutische Behandlungen zu dramatischen Verbesserung und Heilungen der chronischen Osteomyelitis geführt haben. Dies gilt für Knochenmarkentzündungen unbekannter Herkunft, aber auch für chronische Entzündungen als Folge von Fremdkörpereinwirkungen und Kriegsverletzungen.

An Geweben, die hier indiziert sind, sind zu nennen:

Placenta, fet. Bindegewebe (Resistocell), Knorpel, Knochenmark.

Bei langfristigen Bestehen derartiger Veränderungen und stärkerer Abmagerung der Patienten empfiehlt es sich zusätzlich

Hypothalamus und *Nebenniere*

zu verabfolgen.

Zelltherapeutische Implantationen als Additiv-Behandlung können von Nutzen sein bei *schlecht heilenden Frakturen* und *Pseudo-Arthrosen.* Zu achten ist hier allerdings darauf, daß nicht zu häufig Röntgen-Kontrollen durchgeführt werden, die den Heilungsprozeß stören.

Versuche sind angezeigt bei *Myositis ossificans, enchondralen Dysostosen, Marmorknochenkrankheit, Osteoporose-Formen, Skelettveränderungen bei Nieren-, Nebennieren- und Nebenschilddrüsenerkrankungen, atypischen Rachitisformen, angeborenen Stoffwechselstörungen mit Skelettveränderungen, Knochentumoren.*

Die Erfahrungen auf diesen Gebieten reichen aber zu generellen Empfehlungen nicht aus.

Immunsystem

Zur Wahrung der biologischen Existenz steht jedem Lebewesen ein kompliziertes und hochorganisiertes System zur Verfügung; dieses hat die Integrität der individuellen Art gegenüber belebten und unbelebten Schadensfaktoren der Innen- und Umwelt zu sichern.

Die Lehre von den Abwehrmechanismen (Immunologie) ist durch die Schaffung vieler neuer Begriffe und Untersuchungsmethoden aufwendiger und teilweise undurchschaubar geworden. Aus diesem babylonischen Begriffs- und Diagnostikgewirr werden große Fortschritte abgeleitet. Nüchtern betrachtet ist die Selbstbeweihräucherung durch methodische Einseitigkeit und begriffliche Konzentration auf die „Lymphocyten", „B- und T-Zellen" eher primitiver geworden. Daß die Wissenschaft damit auf einen Nebenpfad geraten ist, belegt das Mißverhältnis zwischen wissenschaftstheoretischem Anspruch und praktisch-therapeutischem Erfolg. Die „Allergien" und „Autoimmunkrankheiten" nehmen zu und außer Unterdrückung der Symptome hat die Medizin wenig anzubieten, sieht man von der „Hyposensibilisierung" (unempfindlich machen mit kleinen Dosen) ab, die einem homöopathischem Therapieprinzip entspricht.

Die Geschichte der „modernen Begriffe" begann schon mit einem Irrtum. Die „B-Zellen" waren ursprünglich als Abkömmlinge der „Bursa Fabricii" deklariert, bis auch den Wortschöpfern klar wurde, daß es beim Säugetier keine „Bursa Fabricii" gibt. Um diesen Irrtum zu kaschieren, wurde das „B" in „Bone-Marrow"-Abkömmlinge umgetauft. Die Konzentration auf die „B- und T-Lymphozyten" und die daraus abgeleitete begriffliche und methodische Spielerei brachte jene Primitivisierung, die an den klinischen Problemen vorbeiführt, mit sich.

Will man sich ernsthaft mit den praktischen, d.h. realisierbaren Problemen der Abwehrmechanismen und deren Versagen beschäftigen, ist die Kenntnis der Organisation des Immunsystems unerläßlich Voraussetzung.

Immunorganisation
Kontakt mit und Abwehr gegenüber Umwelt und Umfeld sind Kardinaleigenschaften des Lebens. Aufnahme und Verwertung lebensnotwendiger Stoffe sind ebenso biologische Fundamentalvorgänge wie die Abwehr schädlicher oder lebensbedrohlicher Substanzen; beide Prinzipien dienen der Wahrung der individuellen Integrität und der biologischen Existenz.

Die Höherentwicklung des Lebens im Laufe der Evolution — von einfachen chemischen Verbindungen bis zu den Trillionen Zellen umfassenden höheren Lebewesen – beruht auf der Einbeziehung immer neuer Elemente des periodischen Systems in die bestehenden Strukturen. Während die Grundstrukturen

Fett – Membranen
Kohlenhydrate – Energieträger/Lieferanten
aus den Elementen H, C, O zusammengesetzt sind, wurde bei den
Proteinen – Struktur-Enzymbausteine

zusätzlich N einbezogen. Wesentliche Schritte bedeuten die Verstoffwechselung des giftigen Gases „Sauerstoff" vor etwa 2,5 Milliarden Jahren für das Leben auf der Erde und der Metalle bis zur Ordnungszahl 30 (Zink) für die Enzymsysteme der Säugetiere vor 1 Milliarde bis 200 Millionen Jahren. Je komplexer die Organismen, umso komplizierter wurden auch die Stoffe, mit denen sie konfrontiert wurden. Die phylogenetische Entwicklung ist ausgestattet mit Stoffwechselmechanismen evolutiver „Erfahrung", da im Warmblüterorganismus mit den Zellorganellen (z.B. Mitochondrien), den Zellen (Milieu des Urmeeres im menschlichen Blut) alle Entwicklungsschritte der Evolution vorhanden sind.
Diese phylogenetische Erfahrung fehlt gegenüber bislang unbekannten neuen chemischen Verbindungen und destruierten oder degenerierten körperfremden oder körpereigenen Substanzen. Da letztere von den Stoffwechselmechanismen des Körpers nicht verarbeitet (= utilisiert) werden können, werden Hilfsmechanismen eingeschaltet, um sie biologisch inert zu machen. Es ist der gleiche Vorgang wie bei dem Sandkorn, das von der Muschel aufgenommen wird. Da diese das Sandkorn weder entfernen noch verdauen kann, wird es palliativ mit einer Schale umgeben und verursacht als Fremdkörper eine lebenslange Krankheit der Muschel. Wer Immunologie nur als Problem der „T- oder B-Zellen", oder der Immunglobuline betrachtet, verirrt sich in eine primitive Sackgasse. Die Mechanismen zur Wahrung der Existenz und Integrität sind wesentlich differenzierter. Die sogenannten immunologischen Reaktionen sind dabei „Verlegenheitsreaktionen" innerhalb des biologischen Alltags mit perfekt funktionierenden Stoffwechselwegen.

Natürliche Resistenz – Immunität
„Natürliche Resistenz" ist die Summe der angeborenen unspezifischen Schutzmechanismen des Organismus, „Immunität" umfaßt die erworbenen spezifischen Maßnahmen zur Wahrung der individuellen körperlichen Integrität. Diese spezifischen Prozesse der Immunglobulinbildung sind ein während der Phylogenese erworbener und mit zunehmender Differenzierung komplexer werdender Evolutionsvorgang. Dementsprechend nehmen auch Zahl und Vielfalt immunologischer Reaktionen zu. Komponenten der natürlichen Resistenz sind Reaktionsbereitschaft und Reaktionsbreite des mesenchymalen (retikulohistiozytären) Systems, und Stoffe wie Properdin, Kom-

plement, Opsonin, Lysin, Leucin, Conglutinin, C-reaktives Protein u.a.

Organisation des Immunsystems

Das Immunsystem des Menschen ist in 3 Zonen gestaffelt:

1. die epitheliale Kontakt- und Abwehrfläche (gegenüber der Außenwelt und der mikrobiellen Innenwelt);
2. Thymolymphatische Abwehrzonen;
3. Das organismische pluripotente aktive Mesenchym (= retikulohistiozytäres System).

Diese organisatorisch gestaffelten Systeme sind in ihren biologischen und pathologischen Reaktionen eng miteinander verflochten, phylogenetisch aber verschieden alt. Das älteste System ist dabei die epitheliale Abwehrfläche, das jüngste die thymolymphatische Abwehrzone (Tab. 19).

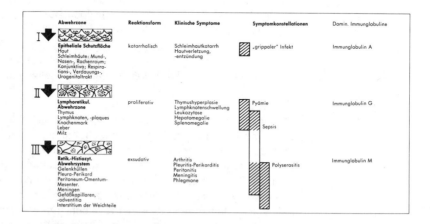

Abb. 22: Organisation der Immunabwehr

Tab. 19: Organisation der Immunabwehr

Immunabwehr-Zonen	Immunologisches Prinzip	Immun-Globulin	Immunbiologische Reaktion	Depression
I. Epitheliale Kontakt- und Abwehrfläche			katarrhalisch	

Haut
Schleimhäute
  der Luftwege
  des Magen-Darm-
  kanals
  des Urogenitaltraktes
	Die epitheliale Kontakt- und Abwehrfläche wird repräsentiert durch die Haut und die Schleimhäute des Nasen-, Rachen-, Mundraumes, der Konjunktiva, des Verdauungs-, Respirations- und Urogenitaltraktes. Diese Kontaktflächen haben eine ambivalente Aufgabe: Stoffe, welche dem Organismus nutzbar gemacht werden können, sollen aufgenommen werden, — Stoffe, die keine physiologischen Aufgaben haben oder gar schädlich wirken können, sollen vom Körperinnern ferngehalten — und Metaboliten des eigenen Stoffwechsels über die gleichen Grenzflächen ausgeschieden werden	IgA	Dermatitis
			Rhinitis
			Sinusitis
			Pharyngitis
			Tracheitis
			Bronchitis
			Pneumonie
			Enteritis
			Kolitis
			Pyelitis
			Zystitis
			Urethritis
				Nekrobiose der Haut
				Dermatitis bullosa exfoliativa toxica necroticans (*Stevens-Johnson*-Syndrom)
				der Schleimhäute nekrotisierende Entzündungen, Noma

II. Lymphoretikuläre Abwehrzone			proliferativ	
Thymus Lymphatisches System Lymphknoten Adenoide Tonsillen Lymphplaques Knochenmark Milz, Leber Lymphozyten (sog. T-Lymphozyten)	Die lymphoretikulären Abwehrzonen stellen eine vom Thymus ausgehende Kolonisationsfamilie dar, welche im voll entwickelten Zustand umfaßt: Lymphknoten, Tonsillen, Adenoide, Lymphplaques, Knochenmark, Gewebeanteile von Leber und Milz. Die lymphoretikulären Gewebe reagieren mit Proliferation, d. h. Zellvermehrung. Thymushyperplasie, Tonsillenhyperplasie, adenoide Vegetationen, Lymphknotenschwellungen, Hepato- und Splenomegalie sind die klinischen Äquivalente für die Inanspruchnahme dieser Abwehrzone	IgM	Thymushyperplasie Lymphonodulitis Tonsillenhyperplasie Adenoide Vegetat. Ileitis (termin.) Leukozytose Splenomegalie Hepatomegalie	nekrobiotische Entzündungen Pyämie Leukopenie Agranulozytose
III. Organismisches mesenchymales Abwehrsystem			exsudativ	
Seröse Haute (Lepto) Meningen Pleura, Perikard Peritoneum Omentum Mesenterium Gelenkhüllen Interstitium lockeres Bindegewebe, Endothel Monozyten Histiozyten Mesothelzellen (sog. B-Lymphozyten)	Das organismische, mesenchymale Abwehrsystem umfaßt die über den ganzen Organismus verbreiteten Zellen, welchen die mesodermale Pluripotenz erhalten blieb; die reaktionsstärksten Zellverbände befinden sich im lockeren Bindegewebe der Interstitien und den sog. serösen Häuten, jenen meist flächenhaften Netzwerken lockeren Bindegewebes, welche die Körperhöhlen auskleiden. *Meningen, Pleura, Perikard, Omentum, Peritoneum, Mesenterium* und *Synovia*.	IgG	Meningitis Pleuritis Perikarditis Peritonitis Arthritis Arteritis Angiitis Interstitielle Entzündungen	Empyeme Polyserositis Sepsis

Immunmodulation

Die Auseinandersetzung des Organismus mit — nutzbaren, wertlosen oder schädlichen — Substanzen des Umfeldes bedient sich vorwiegend der unspezifischen, phylogenetisch erworbenen und in der Evolution bewährten Mechanismen; spezifisch-immunologische Vorgänge sind Ausnahmen und Verlegenheitsreaktionen, die sich mit hohem Aufwand gegen nur eine Substanz richten, und aus diesem Grund spezifisch sind.
Änderungen der Abwehrpotenzen gegen Fremd- und Schadstoffe müssen vom gesamten Abwehrapparat her gesehen und nicht allein von der Immunglobulinproduktion aus bewertet werden.

Die Abwehrleistung kann herabgesezt oder unterdrückt werden durch sogenannte *Immunsuppressiva,* sie kann erhöht werden durch *Immunstimulantien.* Von beiden Wirkungsgruppen gibt es synthetische, mikrobielle und biologische Gruppen.
Immunstimulantien haben das Ziel, die körpereigenen Abwehrvorgänge durch Zufuhr von „antigenen", d.h. Immunglobulinbildung induzierenden Substanzen zu steigern — und damit die Funktion des Abwehrapparates anzuregen. Die mikrobiellen Immunstimulantien haben vorwiegend experimentelle Bedeutung. Bei den meisten sind die Nebenwirkungen zu eingreifend, um sie in der Humanmedizin nutzbringend einzusetzen. Polyarthritiden, Glomerulonephritis, Amyloidose (beim *Freund*schen Adjuvans), Nephrosen, Blutbildveränderungen, Hautulzerationen (bei Propionibakterien), Schock, Nierenversagen (Lipopolysacchariden), Erhöhung der Histaminsensibilität auf das 30-300fache (Bordetella pertussis, Brucella abortis), Entzündungsreaktionen, Schüttelfrost, Leberschäden (bei OK-432) zeichnen die Grenzen der therapeutischen Anwendung beim Menschen ab (*D. Eichelberg* und *M. Schmutzler; R. Dreher, K. Fink* u.a./1983; *O. Goetz/* 1983).

Immunsuppressiva

Die immunologische Kaskadenreaktion kann an verschiedenen Stellen unterdrückt oder unterbrochen werden: Die Ansätze in der Reaktionskette der Antigen-Antikörper-Ag-Ak-Reaktion-Mediatorenfreisetzung-Kapillarerweiterung-Flüssigkeits-Zellaustritt-Entzündung sind zwangsläufig unterschiedlicher Natur.

Auf der Ebene der Antigen-Antikörper-Reaktion können die klinischen Auswirkungen beeinflußt werden durch:

1. Unterdrückung der Antikörperproduktion durch Schädigung immunkompetenter Zellen oder ihrer Stammgewebe (Zytostatika, Kortikosteroide, Antilymphozytenserum, Zyklosporin, Chloroquin, Indometazin, Benoxaprofen u.a.)
2. Bremsung oder Verhinderung der Mediatoren-Freisetzung: Intal

3. Chemische Bindung und Neutralisierung der Mediatoren: Antihistaminika, Katecholamine

Auf der Ebene der Endkette wirken 4. Gefäßkonstriktorische antiphlogistische Substanzen: Salzylate, Pyrazolone, Butazone, Kortisone, Dexamethason, Superoxiddesmutasen, Indometazin.

Die tiefgreifendsten aber auch problematischsten Wirkungen haben die Mittel zur Ausschaltung immunkompetenter Zellen und ihrer Stammgewebe, vor allem die sogenannten Zytostatika (Tab. 20). Die mesenchymalen Stammzellen werden vorwiegend in labilen Entwicklungsphasen (z.B. Mitose) getroffen, so daß stoffwechselaktive, rasch wachsende und sich vermehrende Zellen geschädigt werden, gleichgültig ob es sich um physiologische Formen handelt. Da nach dem „Knochenmark" (= besser aktivem Mesenchym) die Haare das zweitstoffwechselaktivste Gewebe sind, treffen die Nebenwirkungen diese beiden gefolgt vom Magen-Darm-Endothel am stärksten. Nicht selten wiegt bei Verwendung der Zytostatika der organische Schaden schwerer als der therapeutische Nutzen.

Symptomatische oder kausale Immunmodulation?
Die meisten Immunstimulantien und -suppressiva greifen symptomatisch an einer Stelle der langen Reiz-Reaktionskette — sozusagen an einem Kettenglied — an; sie geben dadurch vorübergehend dem Organismus die Möglichkeit, Selbstheilungsprozesse einzuleiten, können ihm aber andererseits so tiefgreifend schaden, daß zwar Symptome verschwinden, die biologische Gesamtsituation des Behandelten aber nachhaltig verschlechtert wird. Das Spektrum reicht von der Leukopenie über Granulozytopenie, Panmyelopathie, Haarausfall, Dystophie bis zur Depression.

Tab. 20: Methoden zur kausalen Leistungssteigerung des Immunsystems.

1. Regeneration und Reparatur der Stammgewebe	Knochenmarkstransplantationen; Injektions-Implantationen fetaler Gewebe:
	    fet. Mesenchym
	    fet. Leber
	    fet. Milz
	    fet. Thymus

2. Training der immunkompetenten Gewebe	Unspezifische Reiztherapie (Eigenblutinjektionen) Spezifische Immunsteigerungen (Impfungen)
3. Organismische Umstellung	Ernährungskorrektur Symbioselenkung

Unterstellt man, daß pathologische Immunantworten-Immunschwächen-Paralysen, Paresen, anaphylaktischer Schock, Autoaggressionskrankheiten, Leistungsschwächen des Immunsystems darstellen, ist es sinnvoller kausal zu handeln, als symptomatisch zu modulieren.

Mikrobielle und chemische Immunstimulantien sind Peitschen, Immunsuppressiva Bremsen für ein gegebenes, insuffizientes Immunsystem. Kausales Handeln bedeutet hier, die Leistungs- und Reaktionsfähigkeit des Immunsystems zu bessern (Tab. 20).

Vielschichtig wie die Mechanismen zur Wahrung der Integrität sind auch die Einflüsse und Mittel zur Änderung der Immunsituation. Die Basis, auf der solche Einwirkungen sich abspielen, hängt von genetisch-entwicklungsbiologischen Gesetzmäßigkeiten einerseits und Zufallsereignissen andererseits ab.

Das *Lebensprofil* der Immunabwehr zeigt nach der Immuntoleranz des Embryos und Fetus einen steilen Anstieg. Das Optimum wird zwischen 10. und 15. Lebensjahr erreicht. Nach einer geschlechtsunterschiedlichen Depression in der Pubertät, erstreckt sich die Periode immunologischer Reife bis ins 4. Lebensjahrzehnt; von da ab folgt die regressive Periode, die in der senilen Immunparalyse endet und in der Krebshäufung und Wehrlosigkeit gegen banale Infekte ihren Ausdruck findet.

Auf die Basis dieses Lebensprofils, das durch Ernährungs- und Klimafaktoren individuell noch variiert wird, muß man die *Zufallsereignisse* projizieren. Die gleiche Noxe – z.B. Masern, Grippe, Sonnenbestrahlung, Röntgenbestrahlung, Hungerperiode – hat unterschiedliche Auswirkungen, je nach dem biologischen Reaktionspotential, auf die sie trifft. Das vergessene biogenetische Grundgesetz von *Arndt-Schulz,* wonach geringe Reize anregen, gemäßigte Reize steigern, stärkere Reize hemmen, stärkste Reize lähmen, gilt auch für die

Summation immunologisch wirksamer Faktoren
Dies erklärt die Unterschiede experimenteller Erhebungen ebenso, wie die scheinbare Gesetzlosigkeit beim Zusammentreffen im multifaktoriellen System des Menschen. Erst die Kenntnis der gestaffelten Immunorganisation rechtfertigt den klinischen Einsatz von Immunstimulantien und Immunsuppressiva als Mittel der 2. Wahl. Sinnvoller sind die kausalen Korrekturansätze für das Immunsystem mit dem Ziele Unterfunktionen oder Überreaktionen durch Normalisierung der Leistung herzustellen. Regeneration geschädigter Gewebe, Ernährungskorrekturen, Symbioselenkung und klimatische Faktoren, stellen deshalb primär die Mittel zu Immunmodulation dar.

Immunmangelzustände — Immunschwächen
Die **Immunabwehr** ist eine organismische Leistung dreier gestaffelter Systeme,

der epithelialen Kontakt- und Abwehrfläche,
der thymolymphatischen Abwehrzonen,
des retikulohistiozytären (mesenchymalen) Abwehrsystems.

Funktionell wirken diese Systeme zu einer Gesamtleistung zusammen, aus welcher die Wertigkeit — Erfolg oder Versagen — der Maßnahmen zum Schutz der individuellen Existenz resultiert; diese Gesamtleistung setzt sich aus unspezifischen Faktoren (Phagozytose, parenterale Verdauung) und spezifischen Faktoren (Immunglobuline) zusammen. Die daraus sich ergebenden Gesetzmäßigkeiten — Lebensprofil der Immunabwehr — werden beeinflußt durch Zufallsereignisse (Summation von Krankheiten, Strahlen, Medikamente, Ernährung).

Tab. 21: Immun-Mangelzustände, Einteilung.
1. Angeborene Immundefekte
2. physiologische Immunschwächen
3. transitorische Immunschwächen
    durch nutritive Einflüsse
    durch Infektionskrankheiten
    durch chemische Substanzen
    durch physikalische Noxen (Strahlen)

Sondergruppe
4. artifizielle Immunschwächung
    (Immunsuppression)

Tab. 22: Systemdefekte der Immunabwehr.
1. Unreife aller Immunsysteme
durch Insuffizienz der epithelialen Schutzmechanismen
fehlende Aktivierung des lymphoretikulären Gewebes
Insuffizienz des retikulohistiozytären Systems bei Unreife, Frühgeborenen, Neugeborenen
2. allgemeine Mesenchymhypoplasie
bei allgemeiner Bindegewebsschwäche, Osteogenesis imperfecta, *Down*-Syndrom, u.a.
3. Volumenminderung immunkompetenter Gewebe
bei Osteosklerosen, Marmorknochenkrankheit, Speicherretikulosen, Osteopenie
4. Runt-Disease

Tab. 23: Isolierte Antikörper-Mangelsyndrome

1. mit lymphoretikulärer Dysplasie
(familiär gehäuft, mit morphologischen Anomalien des lymphoretikulären Gewebes vergesellschaftet)

2. mit lymphatischer Hypoplasie
a. kongenitale A-Gammaglobulinämie
(= hereditäre plasmozytäre Dysgenesie = Antikörper-Mangelsyndrom ohne Lymphopenie)
b. mit Lymphopenie
(= herditäre lymphoplasmozytäre Dysgenesie)
c. mit Leukopenie

3. mit lymphatischer Hyperplasie

4. ohne lymphoretikuläre Dysplasie
(= normogammaglobulinämisches Antikörper-Mangelsyndrom; Antikörper-Mangelsyndrom bei *Wiskott-Aldrich-Syndrom)*

Die positiven Kombinationen dieser verschiedenen Faktoren sind die Regel – ein gutes Infektionsabwehrvermögen wird aber klinisch als etwas Gegebenes kaum registriert. Das klinische Interesse konzentriert sich auf die negativen, den Organismus gefährdenden Varianten. Immundefizitäre Situationen können als Immunschwächen = Immunparesen oder Immunversagen = Immunparalysen auftreten. Diese exakteren Begriffe sollte man den Dachbegriffen „Immundepressionen" oder „Immunsuppressionen" vorziehen; als übergeordnete Begriffe sind „Immunschwächen" oder „Immunmangelzustände" noch umfassender und neutraler.

Die **Immun-Mangelzustände** kann man nach ihrer biologischen Ausgangssituation in ätiologische Gruppen unterteilen *(Tab. 21).*

Angeborene Immundefekte
Defekte des Immunsystems können auf einer universellen Insuffizienz des mesenchymalen Immunapparates beruhen oder selektiv Teile desselben betreffen. Antigenreize werden dadurch nicht adäquat beantwortet, die Immunglobulinbildung fehlt oder bleibt quantitativ (und/oder qualitativ) unzureichend durch

a. ausbleibende oder insuffiziente zelluläre Synthese der Immunglobuline, oder

b. durch gestörte Ausschleusung aus der Zelle mit zu niedrigen Antikörper-Konzentrationen im humoralen System.

Hierher gehören die Systemdefekte der Immunabwehr *(Tab. 22).*

Tab. 24: Physiologische Immunschwächen.

1. **Immuntoleranz des Embryo und Fetus,**
2. **Immuninsuffizienz des Säuglings,**
   die gegen Ende des 2. Lebensjahres ausgeglichen ist
3. **Immunologische Reifung und Reifeperiode**
4. **Zunehmende Abwehrschwäche jenseits des 40. und 50. Lebensjahres**
5. **Senile Immunparalyse** am Ende der biologischen Existenz

Tab. 25: Materialmängel der Antikörperbildung.
1. **Unzureichende Zufuhr**
qualitative Fehlernährung oder
quantitative Mangelernährung;
Dystrophie, Atrophie, Kwashiorkor, „Mehlnährschaden", Vitaminmangelzustände
2. **unzureichende Resorption**
a. durch Mangel oder Fehlen von Fermenten (Mukovizidose)
b. durch entzündliche (Enteritis, Enterokolitis) oder allergischen (Zöliakie, intestinale Allergie) Alteration des Darmepithels
c. durch mechanische Läsionen der Darmwand bei Fehlbildungen (Stenose, Atresien, Megakolon)
3. **gestörte intrazelluläre Metabolisierung**
bei Enzymopathien und Speicherkrankheiten, Hypothyreosen, Diabetes mellitus
4. **erhöhter Verlust**
a. enterales Eiweißverlust-Syndrom
b. renaler Proteinverlust (Nephrose)
c. vaskulärer Proteinverlust (ausgedehnte Blutungen, subdurale Hämatome, Transsudate, *Shwartzman-Sanarelli*-Syndrom, *Waterhouse-Friderichsen*-Syndrom, hämolytisch-urämisches Syndrom)

Tab. 26: Infektionsbedingte Immuninsuffizienzen.
1. Ein intaktes Abwehrsystem wird durch ein zeitliches Zusammentreffen von Infektionen überfordert und dadurch insuffizient.
Beispiel: Zusammentreffen einer chronischen Infektionskrankheit, wie z.B. Tuberkulose, mit einer akuten Infektionskrankheit, z.B. Masern, wobei eine Generalisierung oder eine Meningitis entstehen kann.
2. Ein vorübergehend nicht voll leistungsfähiges Infektionsabwehrsystem wird durch eine Reihenfolge „banaler" Infektionen bereits erschöpft.
3. Impfungen treffen auf einen durch Infektionen bereits überlasteten oder durch andere Ursachen immunologische nicht voll leistungsfähigen Organismus. Diese Situation ist Voraussetzung für die meisten Impfkomplikationen.

Tab. 27: Immunparesen durch chemische Substanzen.
1. Alkylierende Substanzen
z.B. *Trenimon, Endoxan, Honvan, Myleran*
2. Antimetaboliten
a. Folsäure-Antagonisten
(Aminopterin; *Methotrexat*)
b. Purin-Antagonisten (6-Mercaptopurin; *Puri-Nethol* u.a.)
c. Pyrimidin-Antagonisten (5-Fluorouracil)
3. Mitosegifte und Mitoseblocker
(Kolchizin, Vinkaleukoblastin, Podophyllotoxin)
4. Antibiotika
(Aktinomycin C und D; Mytomycin C)
5. anitphlogistische Medikamente
(Antirheumatika, Cortisonderivate, Antihistamine)

Tab. 28: Immunparesen und Immunparalysen durch Strahlen.
1. Panmyelophthise-Syndrom
(Knochenmarksyndrom)
es führt durch eine universelle Ausschaltung der Blutbildungsstätten zu einem „hämatologischen Strahlentod"
2. gastrointestinales Syndrom
führt zu einem Zusammenbruch der epithelialen Schutzfläche des Magen-Darm-Kanals
3. neurologisches Strahlen-Syndrom
führt zu einem Zusammenbruch aller Abwehrsysteme

Physiologische Immunschwächen
Im Lebenslängsschnitt sind immunbiologische Leistungen eine reifende, reife und alternde Spezialfunktion; die ansteigende Phase im Lebensprofil geht von der Geburt bis zu einem Optimum zwischen dem 9. und 12. Lebensjahr, die degressive Periode setzt jenseits des 40. Lebensjahres ein. Innerhalb des Lebensprofils können die in *Tab. 24* zusammengestellten charakteristischen Phasen unterschieden werden.

Transitorische Immunschwächen
Die Gesetzmäßigkeiten des immunologischen Lebensprofils können durch Zufallsereignisse oder biologische Ausnahmesituationen beeinflußt werden. Im positiven Sinne erfolgt ein Training des Systems durch Impfungen oder eine günstige Zeitfolge von Infektionen. Negativ auswirken können sich

nutritive Einflüsse *(Tab. 25)*
Infektionskrankheiten *(Tab. 26)*
chemische Substanzen *(Tab. 26)*
physikalische Noxen *(Tab. 27)*

Immuninsuffizienzen aufgrund infektiöser Belastungen entstehen durch zeitliches Zusammentreffen von verschiedenen Infektionskrankheiten oder von Infektionskrankheiten und Impfungen. Dabei ergeben sich 3 Grundkonstellationen *(Tab. 26)*.

Artifizielle Immunschwächung (Immunsuppression)
Eine künstliche Schwächung der Immunabwehr des Organismus ist therapeutisch angebracht bei überschießenden Immunreaktionen und bei unerwünschten Immunreaktionen. Für die artifizielle Schwächung der Immunreaktionen stehen immunologische Verfahren, Medikamente (Antimetaboiten, Zytostatika, Antibiotika) und physikalische Maßnahmen (Strahlen) zur Verfügung.

Eine Grundvoraussetzung für die langfristige erfolgreiche und ursächliche Behandlung von Allergien in Immunkrankheiten ist die Ernährungsumstellung auf eine natürliche, vollwertige Ernährung. Jede Diät ist eine Mangelernährung, daher nicht langfristig anwendbar. Allgemeine Ratschläge für eine biologische Vollwertkost sind an anderer Stelle wiedergegeben (s.S. 208 ff).

Wenn die Darmschleimhaut bereits durch chronische Entzündungen, Zottenschwund oder gar Schleimhautatrophie geschädigt ist, reicht die Ernährungsumstellung allein nicht aus, ja durch die Rohfaserprinzipe und Gärungsprozesse kann sie anfänglich sogar schlecht vertragen werden. Es empfiehlt sich daher, dem Körper mit Verdauungsfermenten zu helfen, die zugeführte Nahrung abzubauen und aufzuschließen.

Dazu dienen in erster Linie fermentreiche Lebensmittel, speziell reife Früchte, wobei die tropischen Früchte am wirkungsvollsten sind (s.S. 210). Wenn damit saisonabhängig der Bedarf nicht sicher gedeckt werden kann, sollten Handelspräparate eingesetzt werden.
Dazu gehören:

Wobe-Mucos, Wobenzym, Pankreon, Panpur, Pankreatan, Panzynorm, Enzynorm, Combizym, Kreon, Vitafestal, Gillazym, Bilipeptal, Combiase, Esberizym, Bilicombin, Arbuz, Luizym.
Pflanzliche homöopatische Kombinationen oder Tees.

In Fällen schwerer Schleimhautatrophie und Nahrungsmittelunverträglichkeit empfehlen sich Organpräparate zur Rekonstruktion der Darmschleimhaut wie Robadin, Cotazym forte oder ein Ultrafiltrat von fet. Leber, Pankreas, Plazenta und Dünndarmschleimhaut (LPPM).

Wertvoll ist bei diesen Krankheitssituationen auch eine Symbioselenkung mit Symbioflor, Colibiogen u.a. Präparaten.

Behandlung der Immunschwächen
Die konventionelle Medizin bietet für Immunreaktionen (Allergien) und Immunschwächen nur symptomatische Maßnahmen an. Diese zielen auf eine Unterdrückung der unerwünschten Endreaktionen (Entzündung, Schwellung, Schmerz, Kreislaufkollaps) mit „Immunsuppressiva" ab. Zur Unterdrückung der Immunreaktionen werden Antihistamin-Cortison-, entzündungshemmende Präparate bis zu den zellzerstörenden „Zytostatica" eingesetzt, mit der man der Immunabwehr des Körpers in den Rücken fällt.

Eine kausale Therapie
hat von zwei verschiedenen, aber zusammen wirkenden Zielrichtungen auszugehen

a) *einer Reduzierung (Verminderung) oder Eliminierung (Ausschaltung) der Schadensfaktoren, und*
b) *einer Stärkung der körpereigenen Abwehr in den betroffenen Organisationsebenen.*

Die Verminderung der Schadensfaktoren,
die als Allergene bezeichnet werden, weil sie den Körper zu anderer Reaktionsweise veranlassen, setzt die Kenntnis der Eintrittswege voraus. Die meisten Allergene gelangen über die epitheliale Kontakt- und Abwehrfläche, mit der Nahrung über das Darmepithel, mit der Atmung über das Epithel der Luftwege, und bei äußerem Kontakt über das Epithel der Haut in den Körper. Da die epithelialen Kontaktflächen normalerweise nicht verwertbare Fremd-

stoffe erkennen und mechanisch (Flimmerbewegung) oder biochemisch abtransportieren oder zerstören, gibt es nur 2 prinzipielle Möglichkeiten der Aufnahme in die Flüssigkeitsströme des Körpers: entweder das Epithel ist funktionsuntüchtig – d.h. zu durchlässig – oder durch einen zu hohen Anfall an Schadstoffen überlastet.
Die Zunahme der Allergien schon im Kleinkindesalter weist unzweideutig auf den Hauptbelastungsfaktor hin – die Nahrung.

Während sich die Generationen bis zu unseren Großeltern noch überwiegend von „Lebensmitteln" ernährten, hat sich die heutige Ernährung zu den „Nahrungs- und Genußmitteln" hin verschoben. Selbst Lebensmittel wie Milch, Käse, Eier, Obst, Gemüse werden heute weitgehend konserviert, d.h. für bakterielle Enzyme unangreifbar gemacht. Die meisten Nahrungsmittel sind reine Kalorienlieferanten mit Zusatzstoffen an Schönungs-, Konservierungs-, Quell-, Färbemitteln und anderen Stoffen, auf die unser Verdauungs-Enzym-System nicht eingestellt ist.

Damit wird ein verhängnisvoller Fehl-Kreislauf eingeleitet. Die Zusatzstoffe zu den Nahrungsmitteln können vom Darm nicht abgebaut werden und schädigen – abhängig von Menge und Länge des Gebrauchs – das Darmepithel. Die Hilfstruppen der Verdauung, der Darmbakterien, können nicht eingreifen, da die Konservierung ja gegen bakterielle Zersetzung durchgeführt wird. Mehr und mehr dieser körperfremden Zusatzstoffe passieren das überlastete Darmepithel, das selbst zunehmend geschädigt wird und dringen in den Säftestrom des Körpers ein.

Hier greifen die Abwehrmechanismen der thymolymphatischen Ebene und des reticulohistiocytären Systems ein, und lösen die anfallenden Schäden lange Zeit, bis auch sie überlastet sind.

Am verhängnisvollsten wird die Entwicklung, wenn die Fremdstoffe sich mit den körpereigenen Strukturen (Albuminen, Polysacchariden, Lipoproteinen) verbinden, was zur Denaturierung dieser körpereigenen Stoffe führt. Am deutlichsten wird dies bei Medikamenten mit Langzeitwirkung durch Bindung an körpereigene Eiweiße.

Zelltherapeutisch
sollten die Überlegungen für die Organkombinationen von den betroffenen Ebenen der Immunorganisation ausgehen. Dies bedeutet, daß zusätzlich zu der Standard-Basis-Kombination

fet. Thymus – Nebenniere – fet. Bindegewebe (Resistocell)

folgende Organe in Frage kommen:
Dünndarm, Leber, Pankreas

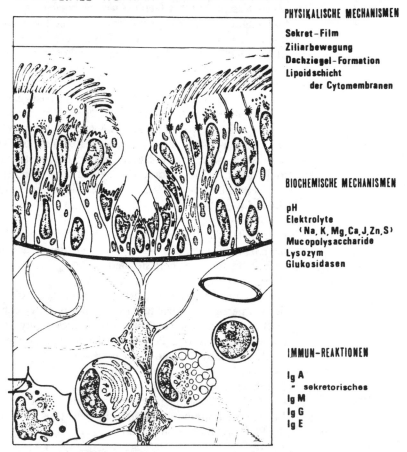

Abb. 23: Physikalische, biochemische und immunologische Abwehrmechanismen der Epithels.

bei allen Immunschwächen, chronischen Verdauungsschwächen und Allergien, die vom Verdauungstrakt ausgehen.
Wenn die Luftwege im Vordergrund stehen, ist

fet. Lunge,

bei Schwerpunkt Haut

fet. Haut

hinzufügen. Anstelle von Thymus, oder zusätzlich kann beim Erwachsenen auch *fet. Milz* verwendet werden.

Bei lange bestehenden Leiden muß man sich bewußt sein, daß der Erfolg sich nur langsam einstellen kann, denn die Regeneration von Haut, Schleimhaut und Parenchymschäden geht über viele Monate.

Die erste Serie von Zellimplantationen bringt oft nur Besserung von Wochen bis zu 3 Monaten, die folgenden im Abstand von 5 bis 6 Monaten durchgeführten Implantationen führen in der Regel zu länger dauernden Erfolgen, bis nach 3 bis 5 Implantationsserien ein stabiler Zustand erreicht ist.

Zelltherapeutische Kettenreaktion

Anläßlich der dritten Behandlung eines Kindes mit Down-Syndrom waren Eltern und Großeltern aus Kalifornien mit angereist. Im Anschluß an die Behandlung bat der Großvater um ein Gespräch, in welchem er auf seine eigenen Probleme zu sprechen kam. Als Topmanager würde er den Anforderungen zeitweise — jetzt Mitte der Fünfziger — nicht mehr gerecht, rasche Ermüdbarkeit machten ihm die tägliche Arbeit oft zu Qual. Durch häufige Bronchitiden und Lungenentzündungen fiele er seit Jahren für die Arbeit teilweise oder vollständig aus. Auch sonst sei der Leistungsabfall auf manchen Gebieten in den letzten Jahren zu schnell gegangen.

Dieser allgemeine Leistungsabfall mit ausgeprägter Immunschwäche war nur durch eine allgemeine Revitalisierung im Verbund mit immunkompetenten–(Thymus) und streßbeeinflussenden (Hypothalamus, Nebenniere) Kombinationen anzugehen.

Bei der vierten Vorstellung des Kindes ein Jahr später — der Enkelsohn hatte sich inzwischen zu einem aufgeweckten Jungen entwickelt — berichtete der Großvater strahlend, daß die meisten seiner Probleme beseitigt seien, insbesondere habe er keine Bronchitis oder Lungenentzündung mehr gehabt, und sein Oberboß sei höchst erfreut, daß er den ganzen Winter über nicht mehr krank gewesen sei.

Anschließend ein erneutes Gespräch unter vier Augen:
„Sie haben meinem Enkel und mir so gut geholfen, jetzt könnten Sie eigentlich auch etwas für meine Frau tun! Darf ich sie mal reinholen?"

Die etwas vorgealterte Großmutter machte den Eindruck eines still vor sich hin leidenden Menschen. Wortlos streckte sie die Hände entgegen, deren Finger verkrümmt und deren Gelenke verdickt-geschwollen waren. Fast zögernd, mit dem Unterton, daß da wohl nicht zu helfen sei, dann ihre Worte:

„Die Schmerzen sind ja nicht das Schlimmste, sie lassen sich mit Tabletten einigermaßen beherrschen, aber ich kann keine Tasse mehr halten, geschweige denn andere Gegenstände im Haushalt tragen. Ich gleite von einem Infekt in den anderen, erhole mich sehr schwer. Mein Kreislauf macht auch nicht mehr mit, ich habe niedrigen Blutdruck, und wenn ich 2 Stunden auf bin, habe ich das Bedürfnis mich wieder hinzulegen."

Arthrose der Gelenke, Immunabwehr- und Kreislaufschwäche dürften auf einen gemeinsamen Nenner zurückzuführen sein. Die Behandlung erfolgte mit einer Ernährungsumstellung auf biologische Vollwertkost, Verdauungsfermenten. Zelltherapeutisch war die Arthrose mit Mesenchym-Derivaten (fet. Knorpel, fet. Bindegewebe), die Immunschwäche mit fet. Thymus gezielt anzugehen; den Rahmen hatten Kreislauf- und Streßkomponenten (fet. Zwischenhirn, Nebenniere, fet. Herz, Placenta) zu bilden.

Wieder ein Jahr später bei der fünften Vorstellung des Kindes betrat sie strahlend den Untersuchungsraum, die Finger in der Luft „klavierspielend" oben bewegend, „seit Monaten alles verschwunden" — nur die Infekte und Kreislaufschwäche seien, obwohl etwas besser, nicht entscheidend geändert. Eine dritte Behandlung — die zweite war in Kalifornien durchgeführt worden — wurde angeschlossen.

Etwas über 2 Jahre nach Behandlungsbeginn kam ein Brief. Es ginge ihr relativ gut, die Kreislaufprobleme seien auch besser, nach wie vor litte sie aber an Infekten, die lange andauerten. Zu Ihrer Bestürzung hätte sich ein positiver AIDS-Test bei ihr ergeben, sie wisse aber nicht wie sie dazu gekommen sei.

Drei Jahre nach Behandlungsbeginn war auch die Immunabwehr stabilisiert, die übrigen Symptome — Arthrose, Kreislaufschwäche — waren fast vergessen.

Eine zelltherapeutische Kettenreaktion, die das Schicksal von 3 Mitgliedern einer Familie entscheidend korrigiert hat.

Autoimmunkrankheiten

Mit der Verfeinerung der immunologischen Diagnostik-Technik hat die Zahl der als Auto-Immunkrankheiten bezeichneten Krankheitsbilder in den letzten 30 Jahren erheblich zugenommen. Da diese Krankheiten durch die Antigen-Antikörper-Reaktionen Gewebeläsionen und Organdefekte verursachen werden sie auch als **Autoaggressionskrankheiten** bezeichnet. Bevor die Immunreaktionskrankheiten begriffliche Leitlinien wurden, waren die wichtigsten dieser Krankheitsbilder unter den Dachbegriffen „**Kollagenosen**" oder „**rheumatischer Formenkreis**" zu finden.

Das pathogenetische Grundprinzip ist einfach, die klinischen Bilder sind vielgestaltig, von den individuellen Nuancen ganz abgesehen. Durch einen Initialvorgang werden körpereigene Strukturen, speziell Proteine strukturell verändert, worauf sie der Organismus als artfremd registriert und dagegen Antikörper bildet. Zum Unterschied von Immunreaktionen gegen körperfremde Substanzen finden hier die Antigen-Antikörper-Begegnung am Körper selbst statt. Dies hat eine chronische Auseinandersetzung und nicht selten eine ernste Existenzbedrohung zur Folge.

So einfach das Prinzip, so zahlreich sind die primären Noxen. Infektionen, Chemotherapeutica, Antibiotika, Nahrungsmittel, Schadstoffe der Umwelt kommen in Frage – nur selten wird die Primärnoxe faßbar sein, wenn der Schaden – die Krankheit – einmal entstanden ist.

Über die klinische Vielfalt gibt die Tabelle Aufschluß ohne vollständig zu sein. Die konventionelle Medizin behandelt vorwiegend symptomatisch, steht nicht selten aber hilflos einem angeblich schicksalhaften Ablauf gegenüber. Es kann nicht Aufgabe dieses Buches sein, einen umfassenden Überblick über dieses Gebiet zu geben. Vielmehr soll anhand einiger wichtiger Krankheitsbilder dargelegt werden, wie andere Denkansätze Behandlungschancen auch dort aufzeigen, wo „der gegenwärtige Stand der Wissenschaft" Antworten und Hilfen schuldig bleibt.

Tab. 29: Autoantikörper bei menschlichen Erkrankungen
(n. WARNATZ 1979)

Krankheit	Antikörper gegen	% positiv
Immunthyreoiditis (Hashimoto)	Thyreoglobulin	bis 90
	Mikrosomales Schilddrüsenantigen	100
	Belegzellen	32
Primäre Thyreotoxikose (long acting stimulator (LATS)	TSH-Rezeptor der Schilddrüsenzelle	20 – 40
Perniziöse Anämie mit chronisch atrophischer Gastritis	Intrinsic-Faktor Belegzellen	70 83
Idiopathische Addisonsche Erkrankung	Zytoplasmatisches Ag der NNR-Zellen	50 – 70
Männliche Infertilität	Spermatozoen	selten
Myasthenia gravis	Skelettmuskulatur Thymus-Myoidzellen Acetylcholinrezeptor	30 – 65 – –
Pemphigus vulgaris	Desmosomen der Stachelzellen	bis 100
Phakogene Uveitis	Linseneiweiß	–
Goodpasture-Syndrom	Basalmembran der Glomerulumkapillaren	100
Immunhämolytische Anämie	Erythrozytenantigene (meist Rh-Antigene)	100
Kälteagglutininkrankheit	Erythrozytenantigen (I-Antigen)	100
Paroxysmale Kältehämoglobinurie Aktiv-chronische Hepatitis	Nukleoprotein Mitochondriale Antigene Glatte Muskulatur	20 25 70
Primär biliäre Zirrhose	Mitochondriale Ag	90
Colitis ulcerosa	Mukopolysaccharid der Kolonzellen	50 – 100
Lupus erythematodes disseminatus acutus (SLE)	Nukleoproreine DNS IgG (Rheumafaktor) Erythrozytenantigene	100 100 35 15 – 20
Mixed connective tissue disease	Extrahierbares nukleäres Antigen (enA)	100
Primär chronische Polyarthritis = rheumatoide Polyarthritis Sjögren-Syndrom	IgG (Rheumafaktor) Nukleoprotein IgG Nukleoprotein Schilddrüse Gangepithelien der Speicheldrüsen	75 10 75 55 45 –

„Autoaggression"
primäres Krankheitsprinzip oder Kompensationsmechanismus? Diese Frage steht über allen Autoimmunkrankheiten. Anders formuliert: Ist die Artentfremdung körpereigener Strukturen der primäre Vorgang oder bereits Folge vorgeschalteter Prozesse? Dem Organismus bleibt in diesem Fall gar keine andere Möglichkeit als mit Antikörperbildung zu reagieren.
Der Einsatz „immunsuppressiver Mittel" ist unter diesem Aspekt zu sehen und zu relativieren. Im Verhältnis zum kurzfristigen entzündungshemmenden Effekt können sie den Kompensationsmechanismen des Körpers „in den Rücken fallen", wenn sie hochdosiert und langfristig gegeben werden. Der Grundprozeß wird dadurch eher angefacht, denn beseitigt, so daß nur kurzfristige Gaben angebracht sind.

Therapeutische Überlegungen

Zahlreich waren die Fälle, in denen man vor der Überlegung stand nach Wegen der Hilfe zu suchen, oder sich der Mehrheitsmeinung „die Behandlungsmöglichkeiten sind erschöpft" anzuschließen. Dies gilt für *Asthmapatienten,* die jahrelang mit Hyposensibilisierung und Cortison behandelt wurden ebenso, wie für *Colitis ulcerosa-Fälle, Crohn'sche Krankheit, Sklerodermie, Lupus erythermatodes* und Bilder *„rheumatischer"* Arthrosen.

Die Entscheidungsalternative sieht in diesen Situationen folgendermaßen aus: Führt man keine Behandlung durch oder läßt die symptomatische Behandlung weiterlaufen, ist das Schicksal vorgezeichnet. Entschließt man sich zu einer kausalen Therapie, geht man ein hohes Risiko ein. Die meisten Patienten dieser Krankheitsgruppe haben eine Polyallergie einerseits. Zellinjektionen sind deshalb nicht ohne Problematik; andererseits liegt infolge des chronischen Stresses ein gewisser Erschöpfungszustand der Hypothalamus-Nebenniere-Achse, also ein herabgesetztes Kompensationsvermögen gegen zusätzliche Streßbelastungen vor.

Das Risiko trägt der Arzt; es muß in jedem Fall abgewogen werden, stellt sich aber bei längerer Erfahrung als geringer dar als theoretisch vermutet. Die meisten Patienten mit Autoimmunkrankheiten, die im Hauttest gegen viele Allergene reagieren, zeigen auf Implantationen fetaler Zellen keine Nebenreaktionen, oft nicht einmal Rötungen an den Injektionsstellen.

Die zelltherapeutische Basis-Kombination bei Autoimmunkrankheiten besteht aus

fet. Thymus, fet. Dünndarm, Nebenniere.

Die zusätzlichen Gewebe sollten auf die individuelle Krankheitssituation abgestellt werden. Thymus dient der Regeneration des zentralen Immunorgans, Dünndarm wird gegeben, weil die meisten Allergene und Noxen durch eine funktionsreduzierte Darmmucosa in den Körper gelangen. Nebenniere, weil Autoimmunprozesse vermutlich erst dann zur Krankheit werden, wenn die Reaktionsfähigkeit der Nebenniere beeinträchtigt ist.

Die Sklerodermie
gilt als eines jener mit Eigendynamik progredienten Leidens, für die es kleine symptomatische, aber keine überzeugenden kausalen Hilfen gibt. Der Grundprozeß besteht in einer umschriebenen Sklerosierung der Unterhaut; die blassen, eingezogenen, manchmal spiegelglatten Skloseareale werden von einer rötlich-braunen oder einer lividbraunen, leicht erhabenen Zone umgeben, die ohne scharfe Grenzen in die normale Haut übergeht. Das weiße Areal repräsentiert den Sklerosebezirk, der Umgebungswall die Zone der Auseinandersetzung, das „Autoaggressions-Feld". Die Herde entstehen ohne erkennbaren Anlaß, sind oft neural-segmental orientiert, vermehren sich in unregelmäßigen Intervallen bei einer Tendenz zum Fortschreiten.
Es ist verständlich, daß ein organismischer Prozeß mit lokalen Behandlungsmaßnahmen kaum zu beeinflussen ist. Demgegenüber leistet ein ganzheitsmedizinisches Konzept, speziell bei jungen Menschen, Beachtenswertes.

Zelltherapeutisch
kommen *fet. Haut, fet. Bindegewebe, Placenta fet. Leber*
als Basiselemente zum Einsatz; sie können im Individualfall ergänzt werden durch *fetalen Thymus, Nebenniere, Hypothalamus*.
Die Lokalbehandlung der Herde besteht im breitflächigen Auftragen eines zellfreien Ultrafiltrates (Cellcutana®). Das *Ultrafiltrat wird aus fet. Lammhaut unter Zusatz geringer Mengen Placenta und Nebenniere gewonnen*. Ein Auftragen auf die gewärmte gereinigte Haut (nach dem Baden, in Bettwärme) fördert die Resorption. Im Wechsel damit wird *Traumeel-Salbe* oder Gel verwendet.
Erforderlich ist wie bei den meisten Autoimmunkrankheiten eine *Ernährungsumstellung* mit Reduzierung von tierischem Eiweiß und Vermeidung konservierter Nahrung (s.S. 208). Empfehlenswert ist die Zugabe von gelatinehaltigen Nahrungen.
Unterstützt wird die Nahrungsverarbeitung durch Gaben von Enzympräparaten, wobei *Wobe-Mugos, Wobenzym, Vitafestal* oder als Injektionspräparate *Rheumajecta* und *Vaselastica* in Frage kommen.
Der Therapieerfolg zeichnet sich zunächst durch ein Abschwellen und Blasserwerden der Randzonen-Wälle ab, erst danach verkleinert sich allmählich die Sklerosezone von der Peripherie her. Bei jungen Menschen kommt der Prozeß rasch zum Stillstand, die Rückbildung der Sklerosebezirke erstreckt sich aber über mehrere Monate. Besteht das Leiden schon jahrelang, sind die Erfolge unsicherer und stellen sich wesentlich langsamer ein.

Blutbildungs-Apparat
Die Blutbildungsstätten sind ein über den Körper verteiltes System, das einer direkten Transplantation (Organersatz) nicht zugänglich ist. Zelltherapeutische Verfahren gehören hier deshalb zu den klassischen und oft einzig möglichen Behandlungsmethoden:

Bluttransfusionen, Transfusionen von Erythrocyten- Thrombocyten- und Leukocytenkonzentraten.
Die Entwicklung der letzten Jahrzehnte war geprägt von einer Verfeinerung der immunologischen Kriterien, um die Verträglichkeit und Sicherheit zu verbessern, dabei die Komplikationsrate bei Transfusionen herabzusetzen. Ein zweiter Trend ging in Richtung einer Selektion der Blutbestandteile, d.h. man versucht die fehlenden zellulären Bestandteile des Blutes durch entsprechende Konzentrate zu ersetzen, ohne die Ballaststoffe des Vollblutes mitzuverwenden. Wenn immunologische Begleitsymptome vorliegen, mag es dennoch zweckmäßig sein, Vollblut zu nehmen, um auch die Immunglobuline dem Körper mit zur Verfügung zu stellen.

Die Verfahren der Zelltherapie im engeren Sinne benützen aber nicht humane Blutbestandteile, sondern versuchen durch Verwendung *fetaler Stammgewebe eine Regeneration der Blutbildungsstätten* einzuleiten; diese wird teilweise einer echten Regeneration entsprechen, teilweise aber auch eine Induktion herbeiführen. Da beim Warmblüter die Blutbildung während des Fetallebens nicht im Knochenmark stattfindet, sondern in *Leber* und *Milz*, werden in erster Linie diese fetalen Blutbildungsstätten therapeutisch genutzt. Daneben empfiehlt es sich lockere Bindegewebsderivate – *fet. Bindegewebe, Resistocell* – einzusetzen.

Demgegenüber hat das *fet. Knochenmark* einen geringeren Wert, weil es inaktiv ist, kann aber im Einzelfall den Gewebekombinationen hinzugefügt werden.

Störungen und Krankheiten
Von der **Entstehung** her können Störungen und Krankheiten des Blutes auf verschiedenen Ebenen der Zellbildung und -reifung entstehen.

a) durch *molekulare Strukturfehler*
(Hämoglobinanomalien, z.B. Sichelzellanämie, Thalassämie, 6-Glukose-Dehydrogenase-Mangel u.a.)
b) durch *zelluläre Insuffizienz*
(mangelhafte Zellbildungs-Leistung, verminderte Zahl oder Funktion der Blutzellen)
c) durch *Materialmängel*
(Eisen-, Cobalt-, Kupfer-, Vitamin-B_{12}-Mangel)
d) durch *exogene Schäden*
(Strahlenschäden, Zytostatika-Behandlung, Immunsuppressiva, Cortisone u.a.)
e) durch *Entartung*
(Tumoren des Blutbildungssystems: Erythroleukämie, Leukämie, Plasmocytom).

Von der **klinischen Symptomatik** aus betrachtet, wirken sich diese Störungen in 3 Richtungen aus;

Verminderung der Zellzahlen: Anämie, Leukopenie, Thrombocytopenie; Panmyelopathie, wenn alle 3 Zellinien betroffen sind.
Erhöhung der Zellzahlen: Polycythämie, Leukocytose, Thrombocytenerhöhung, Leukämie, Plasmocytom.
Funktionelle Minderwertigkeiten einzelner Zellfamilien:
Hämoglobin-Anomalien, perniciöse Anämie, Eisenmangel-Anämie.
Es ist naheliegend bei Störungen im Blutbild zunächst einmal die Ursache zu suchen, um möglichst gezielt - punktuell - den Schadensfaktor zu beheben. Dies ist theoretisch einfacher umsetzbar als in der Praxis, da die Wechselbeziehungen der Einzelfaktoren doch zu komplex sind. Bei der Eisenmangel-Anämie z.B. scheint es so einfach zu sein „Eisen" zu geben, aber in vielen Fällen reicht dies nicht aus, weil Vitamin B_{12}, Magenfunktion, Cobalt und Kupfer ins therapeutische Kalkül einbezogen werden müssen; der Eisenmangel ist eben auch nur ein Folgesymptom, und nicht die primäre Ursache einer danach benannten Anämie.
Eine generelle Stimulation im Sinne einer Reifungshilfe ist mit fet. Geweben eher möglich, als mit dem reinen Substitutionsprinzip der Transfusionen. Dementsprechend erreichen wir auch mit der Injektions-Implantation von Zellsuspensionen aus den fet. Blutbildungsstätten
— *fet. Leber, fet. Milz, fet. Bindegewebe* —
oft auch dort langfristige oder Dauererfolge, wo die Transfusion (mit reifen und alternden Blutzellen) nur vorübergehend ein Symptom — z.B. die Anämie — mildert.

a) Molekulare Strukturdefekte
Wie zu erwarten liegen nicht von allen Störungen auf diesem Gebiet klinische Erfahrungen mit zelltherapeutischer Behandlung vor. Von den Defekten auf molekularer Ebene sind es die Hämoglobin-Anomalien, die therapeutisch lebenslang Probleme verursachen können. Bei den **Thalassämie-Formen** erreicht man neben einer Besserung der allgemeinen Widerstandskraft eine Verlängerung des Zeitintervalls, in welchem Bluttransfusionen erforderlich werden — ohne einen Dauererfolg im Sinne einer Heilung zu erzielen. Überzeugender und rationell war der Einsatz bei einem scheinbar aussichtslosen Fall von **Sichelzell-Anämie** (s.S. 174); hier brachte eine einmalige Zellinjektion von *fetaler Leber, fet. Milz* und *Placenta* nicht nur eine Besserung eines schweren Zustandsbildes mit Kachexie, 36 Abszessen, Osteomyelitis, sondern eine dauerhafte Behebung der Anämie bei Kontrollen über 12 Jahre.

b) Zelluläre Insuffizienz
Unzureichende Zellzahlen oder -funktionen sind auf Fehler in der Anlage oder der Ausreifung zurückzuführen, können aber auch durch Schäden von außen (Strahlen), oder innen (Medikamente) ausgelöst werden.
Sind alle Zellinien betroffen, spricht man von einer *Panmyelopathie,* sind es nur einzelne Linien, von einer *Anämie, Leukopenie, Thrombocytopenie.* Der

klinischen Konvention entsprechend wird man zunächst versuchen, aktuelle Probleme durch Transfusionen — Vollblut, entsprechende Konzentrate — zu lösen. Gelingt dies nicht und ist eine Kausalbehandlung nicht möglich, sollte man ein zelltherapeutisches Vorgehen in Erwägung ziehen.
Eindrucksvolle Einzelbeobachtungen von **Panmyelopathie, hypoplastischen Anämien, Fanconi-Anämien** (s.S. 174), **chronischen Thrombozytopenien** belegen die Überlegenheit dieses Vorgehens gegenüber anderen Therapieansätzen.
Dabei ist zu berücksichtigen, daß es sich um eine echte Regeneration oder Ausreifung der Blutbildungsstätten handelt; dementsprechend dauert es oft Wochen bis Monate, bis der Dauererfolg stabilisiert ist. Bei Panmyelopathie sprechen die einzelnen Zellfamilien nicht gleichzeitig, sondern in der Reihenfolge:
weiße, rote Blutkörperchen, Blutplättchen
an. Die Erholung des Blutbildungssystems kann sich über ein halbes Jahr erstrecken.

c) Materialmängel
Krankheiten des Blutbildungssystems, die auf Materialmängeln beruhen, wird man primär mit den entsprechenden Mangelmaterialien behandeln. In der Praxis erweist es sich aber oft als unmöglich, damit allein eine Störung zu beheben. Einerseits steht nie fest, daß der festgestellte Mangel tatsächlich die *primäre,* andererseits auch nicht, ob es die *einzige* Ursache ist. Damit sind die Wechselbeziehungen zu Organen der Regelkreise angesprochen.
Bei der häufigsten Materialmangelform, der „Eisenmangel-Anämie" dürfte der gestörte Kupferstoffwechsel oder die unzweckmäßige Kupfer-Eisen-Relation in der Nahrung (zu wenig Kupfer im Verhältnis zu Eisen) oft der eigentliche Schadensfaktor sein. Wegen des zu engen funktionellen Zusammenhanges mit der Magen-Duodenum-Funktion sind diese Organe bei therapeutisch schwer zugänglichen Fällen in die Behandlungsmaßnahmen einzubeziehen.

Implantationen von
fet. Magen, fet. Dünndarm, fet. Pankreas, Placenta
sind unter Umständen geeignet, die vorübergehenden Besserungen durch „Materialersatz" (= Eisengabe) in eine Dauerheilung überzuführen.

d) Exogene Schädigungen
Bei den zunehmenden Belastungen der Biosphäre erfordern die Schädigungen „von außen" mehr gesundheitspolitisches und ärztliches Interesse. Das Blutbildungssystem ist für Schadstoffe aus Nahrung, Wasser, Luft und vor allem Strahlung das wohl empfindlichste Organ des Menschen. Den wahrscheinlich bedeutsamsten Sektor stellen die Medikamente dar, von denen ganze Gruppen hemmende Auswirkung auf die Blutbildung haben. Dazu gehören entzündungshemmende, schmerzstillende, antirheumatische, Schlaf-

mittel, Hormone, die Substanzen zur Unterdrückung der Immunreaktionen und vor allem die zellzerstörenden Zytostatika. Von milden Befindlichkeitsstörungen bis zum lange anhaltenden „Vernichtungsgefühl" reicht hier die Skala der sogen. unterwünschten Nebenwirkungen.

Die Zelltherapie kann in solchen Situationen Hervorragendes leisten. Da es sich vorwiegend um Schäden handelt, die den gesamten Körper – und nicht minder schwerwiegend die Seele und Psyche – treffen, empfiehlt sich eine umfassende Behandlung im Sinne einer „Revitalisierung". Die Streßorgane Hypothalamus und Nebenniere sind ebenso zu berücksichtigen wie die fetalen Blutbildungsorgane Leber, Milz und Bindegewebe.

Wichtig als Grundlage des therapeutischen Erfolges ist eine Entgiftungsbehandlung des mit Fremdstoffen überladenen Organismus.

Dem Strahlenproblem ist wegen der Bedeutung für Gegenwart und Zukunft ein eigenes Kapitel gewidmet (s. S. 177).

e) Entartungen

Das Zellsystem, welches die Hauptlast in der Verteidigung des Körpers gegen Fremdsubstanzen und gegen Krebszellen zu tragen hat, kann Opfer dieser Überlastung werden. Von den Formen des „Blutkrebses" ist die Leukämie die weitaus wichtigste.

Leukämie

Das Tierexperiment und die Gewebekultur befinden sich hier auf anderen Erkenntnisebenen als die Humanmedizin. Aus den frühen umfangreichen Untersuchungen am AK-Leukämie-Mäusestamm mit „erblicher" Leukämie hat sich schon die hohe *Wirksamkeit* und *Spezifität* der fetalen Gewebe ergeben. Bei Vergleichsuntersuchungen haben sich Leber und Milz als absolut überlegene Gewebe erwiesen, wo andere Gewebe keinen, einen unterschiedlichen (z.B. Thymus), oder negativen (z.B. fet. Gehirn) Effekt haben.

Dies hat sich auch bei den kindlichen und Erwachsenen-Leukämien bestätigt. Die Wirksamkeit ist so tiefgreifend-überzeugend, daß 2–3 Tage nach der Implantation ein unbefangener Untersucher die Diagnose „Leukämie" aus dem peripheren Blut nicht mehr diagnostizieren kann.

Diesen erstaunlichen Anfangsresultaten steht ein Langzeit-„Aber" gegenüber. Der Effekt hält im Tierexperiment und beim Menschen nur befristet – zwischen 4 und 8 Wochen – an, ist zwar reproduzierbar, die Remissionsintervalle werden aber immer kürzer.

Die Problematik ist im Kapitel „Tumoren" behandelt und kann hier nur kurz gestreift werden. Wie aus inzwischen mehreren Studien hervorgeht, handelt es sich um ein Mengenproblem, genauer gesagt das Mengenverhältnis Tumormasse: Implantationsmaterial-Menge. Für die Tumormasse wird in der Regel zu wenig Zellmasse implantiert. Zur Ausreifung der unreifen Zellen sind höhere Dosen fet. Gewebe und kürzere Intervalle der Implantationen er-

Blutbildungsapparat 173

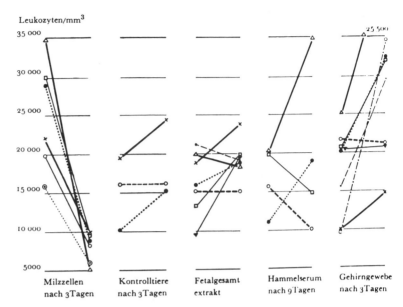

Abb. 24
Kontrollen der Wirkungsspezifität (zum Beispiel bei Milzzellen) mit artfremden Seren und Fetalgesamtextrakten aus gesunden Mäusestämmen sowie ektodermalen Geweben. Verhalten der Zellzahl 3 Tage nach Injektion.

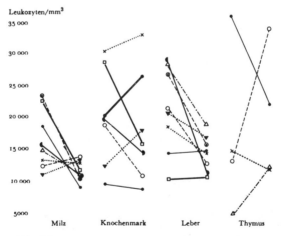

Abb. 25
Unterschied der Wirkung verschiedener mesenchymaler Gewebe auf die Zellzahl von AK-Leukämie-Mäusen des gleichen Wurfes 3 Tage nach intraperitonealer Gewebeinjektion.

forderlich, um die praktischen Erfolge den theoretischen Erwartungen anpassen zu lernen.
Die Rahmen der Tumorbehandlung sind auf S. 111 bis abgesteckt.

Webfehler im Molekül: Sichelzell-Anämie

„Das hat doch keinen Sinn mehr, hier etwas zu behandeln", stellte der Stationsarzt, ein tüchtiger, gewissenhafter, angehender Kinderarzt nach der Eingangsuntersuchung fest.
Ueksel, der türkische Junge mit ostafrikanischen Vorfahren hatte eine wahre Odysee von Krankenstationen hinter sich, bis er schließlich in diesem hoffnungslosen Zustand hier eingeliefert wurde; abgemagert bis zum Skelett, hohlwangig, hohläugig, septisch-fiebernd, aus 36 Stellen der Körperoberfläche quoll der Abszeß-Eiter. In den Arztberichten stand schon das Wesentliche:
Sichelzellanämie mit chronischer Osteomyelitis und Fisteln. Antibiotika und Fiebermittel wirken nicht.
Der kleine Webfehler im Molekül des Blutfarbstoffes Hämoglobin hatte hier verheerende Auswirkungen. Hämoglobin und die Zahl der roten Blutkörperchen lagen an der untersten, mit dem Leben vereinbarten Grenze. Das Knochenmark der langen Röhrenknochen war auf weite Strecken zerfallen, infiziert und entleerte sich über Knochen- und Hautfisteln. Jede Therapie hatte bisher versagt. Auch die eigenen Versuche, mit Antibiotika, Antipyretica, Infusionen und Bluttransfusionen das vorgezeichnete Schicksal zu wenden, waren ohne Erfolg.
Nach einigen Tagen mühsam aufrecht erhaltenen Lebens wurde der Entschluß einer Zelltherapie – sozusagen als Mittel der letzten Wahl – gefaßt. Zum Einsatz kamen fet. Leber, fet. Milz – die fet. Blutbildungsorgane – fet. Knochenmark.
Am 3. Tag nach der Zellimplantation standen bei der Morgenvisite alle überrascht am Bett von Ueksel. Nach mindestens 6 Wochen ständigen septischen Fiebers waren die Temperaturen gesunken, seit 12 Stunden war er fieberfrei.
Ohne weitere Zusatztherapien – außer Auffüllen des Fehlbestandes an Erythrozyten durch Transfusionen – erholte sich der Junge zusehends; die Fisteln sezernierten weniger und weniger Material, die Hautabszesse heilten nacheinander ab. Röntgen-Aufnahmen der Knochen zeigten nach 6 Wochen eine weitgehende Ausheilung der osteomyelitischen Zerstörungen mit Wiederherstellung der Knochenstruktur.
Ueksel kam in den Folgejahren, bis er erwachsen war noch öfter in die Klinik – nicht wegen seiner Sichelzell-Anämie; diese war endgültig geheilt, weil offensichtlich der Strukturdefekt des Hämoglogin-Moleküls durch das fetale Baumaterial dauernd repariert war. Im Rahmen der Grundkrankheit hatte sich eine rheumatoide Arthritis entwickelt, deren Schübe ihn immer wieder einmal in die Klinik brachten. Manchmal waren aber Gelenkverdickungen nicht nachweisbar, und der Eindruck, daß Familien- und Schulschwierigkeiten ihn an die Stätte seiner Heilung denken ließen, war nie ganz von der Hand zu weisen.

Plötzlich war alles vorbei: Hypoplastische Anämie

Der Brief der Mutter kam ein Jahr später und begann mit dem Satz: „Plötzlich war alles vorbei". Im April des Vorjahres war der 12jährige Junge nach vielen Vorbesprechungen, ihn ja vorsichtig zu behandeln, ins Krankenhaus gekommen. Viele Krankenhäuser Oberfrankens und Mittelfrankens kannte er schon von mehrfachen Aufenthalten und hatte Angst vorm Krankenhaus.
M. Sch. litt an einer sog. Fanconi-Anämie, einem Leiden des Blutbildungssystems, das zu unzureichender Bildung der roten, weißen Blutkörperchen und vor allem der Blutplättchen

führt. Gerade die fehlenden Blutplättchen machten dem durchsichtig blassen Jungen zu schaffen. 37 x in seinem bisherigen Leben waren Bluttransfusionen lebensnotwendig geworden. Das schlimmste ist, sagte die Mutter, daß der Junge jede Nacht aus der Nase blutet und in einem rot-getränkten Kopfkissen schläft. Bluttransfusionen haben, wenn überhaupt, eine kurzfristige Besserung von einigen Tagen bewirkt. „Kann ich ihn nachts in mein Zimmer nehmen, er ängstigt sich so, daß er nachts im Krankenhaus nicht schlafen kann?" Diese und andere Fragen drückten die Zweifel aus, ob überhaupt eine Hilfe möglich sei – und den Versuch, eine Behandlung durchzuführen, hinauszuschieben – und doch wieder nicht.

Bei so seltenen Krankheiten, wie der hypoplastischen Anämien, infolge einer generellen Unterfunktion der Blutbildungsgewebe, fehlt jene ausreichende Erfahrung, einen Erfolg voraussagen zu können; hier nützt nur eine Erklärung der Grundgedanken, die zu einer Hilfe führen könnten, und der Versuch zu überzeugen ohne ein Versprechen auf einen teilweisen oder gar überzeugenden Wendeschritt in dem schweren Schicksal des Jungen geben zu können. In einem Alter, in dem man sich nach Lebensentfaltung sehnt, wird es besonders schwer bei Sport und Spiel abseits zu stehen, um Verletzungen zu meiden und eine Art Treibhaus-Dasein zu führen.

Die Behandlung wurde im April durchgeführt. Neben einer Ernährungsumstellung, der Gabe von Spurenelementen und Vitaminen wurden die Gewebe der fetalen Blutbildungsstätten, Leber, Milz und fetales Mesenchym (Bindegewebe) implantiert. Der Junge hatte alles gut vertragen, schlief nachts im Zimmer seiner Mutter außerhalb der Klinik und konnte nach 2 Tagen entlassen werden. Dann hörten wir 1 Jahr nichts, bis ein mit der Familie verwandtes Elternpaar mit einem behinderten Kind in die Klinik aufgenommen wurde. Sie käme auf Empfehlung der Familie Sch., deren Junge im letzten Jahr hier „so gut behandelt worden wäre". Diese Eltern schienen nach der Entlassung mit der Familie des Fanconi-Syndrom-Jungens gesprochen zu haben.

Daraufhin kam dieser Brief, „war alles vorbei" machte zunächst einen zwiespältigen Eindruck – der Rest des Schreibens war purer Optimismus.

Nach der Implantation im April sei es ihm zwar besser gegangen, die Blutungen hätten aber nicht gleich aufgehört. Eines Morgens im September sei das Kopfkissen trocken gewesen – und seither hätten die Blutungen schlagartig aufgehört. Er fühle sich kräftiger, sei nicht mehr so infektanfällig und auch die schwierigen Ernährungsprobleme hätten sich langsam behoben. Dies sei jetzt vor 7 Monaten gewesen. Die Mutter brachte noch ein paar Sätze zur Entschuldigung, daß sie nicht früher berichtet habe, vor und versicherte, daß sich mit diesem Behandlungsschritt das Schicksal und das tägliche Leben der ganzen Familie geändert habe. Medizinisch interpretiert, haben die fetalen Zellen jenes Material geliefert, das zur Rekonstruktion der Defekte notwendig war, und wie die Zeitabläufe zeigen, braucht es manchmal Wochen bis Monate, bis eine solche Reparation vollzogen ist.

„Sie hätten ihn vor einem Jahr sehen sollen": Myeloische Leukämie

Während einer Konsultations- und Vorlesungs-Tour sprach mich in Huntsville/Alabama im Juni 1985 der Vater eines Down-Syndrom-Kindes an, ob man nicht für einen Bekannten mit einer Myeloischen Leukämie etwas tun könnte. Der Patient Larry H. befinde sich in einer ausweglosen Situation, da die cytostatische Behandlung ausgeschöpft sei, ohne daß man damit einen nennenswerten Erfolg erziele.

Die Leukozytenzahl im peripheren Blut würde sich über 100 000 bewegen und der Allgemeinzustand von Larry sei sehr schlecht, die Situation hoffnungslos.

Im Anschluß an dieses Gespräch, nahm Larry bzw. seine Frau brieflich Kontakt mit mir auf, und ich unterbreitete einen Behandlungsvorschlag, der aus zelltherapeutischen Maßnahmen, Ernährungsumstellung und einer gewissen Basisversorgung mdit Vitaminen und Spurenelementen bestand. Die Zellimplantationen wurden im Abstand von 4–5 Monaten durchgeführt mit folgenden Geweben:

Fetale Leber 150 mg,
fetale Milz 100 mg,
Resistocell 100 mg,
fet. Knochenmark 75 mg,
fet. Osteoblasten 50 mg,
fet. Thymus 150 mg.
Im Januar 1986 wurde ein Meckelsches Divertikel entfernt, das über mehrere Jahre Bauchschmerzen verursacht hatte.
Während einer weiteren Vortrags- und Konsultationsreise im April/Mai 1986 stellte sich in Clearwater/Florida ein gutaussehender Mitfünfziger vor, Larry H., den ich jetzt zum ersten Mal sah. Ich brachte mein Erstaunen über sein gutes Aussehen zum Ausdruck, denn nach den ursprünglichen Beschreibungen erwartete ich einen kranken oder von Krankheit gezeichneten Mann. Daraufhin antwortete seine Frau „Ja, Sie hätten ihn vor einem Jahr sehen sollen". Dann erzählte Larry, daß er seit 90 Tagen keine Zytostatika mehr nehme, und daß das Blutbild im Laufe der letzten Monate sich ständig gebessert habe und seit etwa 3 Monaten praktisch normal sei. Die mitgebrachten Werte ergaben folgende Übersicht:

	860303	860328	860415	860515
Leukozyten	7700	9100	10900	13500
Erythrocyten	4.06	4,67	4,58	4,92
Hämoglobin	14,9	15,4	14,4	15,7
			Segmentkernige	69
			Lymphozyten	22
			Stabkernige	3
			Monocyten	4
			Eosinophile	2
			Leichte Anisocytose.	

Nach der anfänglichen umfangreichen Zelltherapie wurden Wiederholungsinjektionen im März 1986 mit fetaler Leber und fet. Milz, und im Mai 1986 ebenfalls mit fet. Leber und fet. Milz im Rahmen der initialen Kombination durchgeführt.
Neben den Blutwerten war das gute Hautkolorit und die körperliche Leistungsfähigkeit auffallend. An Beschwerden bestanden lediglich noch gelegentliche „Knochenschmerzen", die auf die langen Röhrenknochen und auf die Wirbelsäule projiziert wurden.

Strahlenschäden

Wenn dem Gebiet der Strahlenwirkung hier größerer Raum gewidmet wird, liegt dies daran, daß Behandlungen von ernsten Strahlenschäden nur mit zellbiologischen Mitteln möglich sind. Unbegründeterweise wird dabei immer wieder von Knochenmarkstransplantationen gesprochen und damit auch praktisch gearbeitet, wodurch das Spektrum möglicher organtherapeutischer Methoden nicht ausgeschöpft ist. Das Verständnis für eine umfassendere zellbiologische Strategie bei Strahlenschäden setzt einige Grundkenntnisse auf diesem Gebiet voraus.

Die „Strahlengrundbelastung"
setzt sich aus der natürlichen und artificiellen Bestrahlung zusammen; sie ist – wie aus der Tab. 30 ersichtlich – mit 200–500 mrem pro Kopf und Jahr anzusetzen, wobei die individuellen Unterschiede erheblich sind. Hochgebirge, oder radioaktiver Urgesteinboden erhöhen die natürliche, medizinisch-diagnostisch-therapeutische Maßnahmen die artificielle Strahlenbelastung regional oder individuell um ein Vielfaches.

Tab. 30: **STRAHLEN Grundbelastung**

Natürliche „Strahlenbelastung" (pro Jahr)

40 mrem / vom Boden	(Unterschiedlich: höher in Gebirgsspalten, auf metamorphischem Gestein Granit, Gneis, Gehalt an Uran-Thorium-Erzen)
30 mrem kosmische Strahlung	
30 mrem Nahrung	durch radioaktives Kalium 40 in der Nahrung
100 mrem Atemluft	durch radioaktives Gas (Radon)

200 mrem durchschnittlich jährlich (regional unterschiedlich zwischen 100 – 500 mrem).

Artificielle „Strahlenbelastung"

60 mrem pro Kopf und Jahr (individuell recht unterschiedlich) durch medizinische Anwendung, Fernsehen (zu nahe am Schirm), Disco, Leuchtzifferuhren u.a.
1 mrem durch Kerntechnische Anlagen.

Die Strahlengrundbelastung wird durch Umweltfaktoren variiert. Die Baumaterialien in Wohnungen strahlen unterschiedlich. Ziegel und Beton belasten mit 20 mrem, Bimsstein/Gips mit 65, Granit, Gneis, Schlacke mit 150 mrem jährlich. Ein Transatlantikflug bringt 2 mrem, ein 2-wöchiger Aufenthalt in 2000 m Höhe 3 mrem zusätzlich.

Zufällige, zusätzliche Strahlenbelastungen
Durch medizinische Anwendungen – Diagnose, Therapie mit Röntgenstrahlen und radioaktiven Isotopen – ergeben sich für den Einzelnen zusätzliche, aber kontrollierbare Belastungen, die zudem in der Regel keine Ganzkörperbelastung darstellen.

Unkontrollierbare Belastungen größerer Bevölkerungsgruppen fallen bei Reaktorunfällen an. Theoretisch wird alle 30 Jahre ein größerer Reaktorunfall erwartet. Praktisch bietet die 35jährige Geschichte ein anderes Bild. Zur Zeit sind über 300 kommerzielle Reaktoren in Betrieb; Seit 1971 wurden nach einem Bericht aus 14 Ländern 151 „significant incidents", also Zwischenfälle von Bedeutung gemeldet.
Dem Plutonium-Reaktor-Unfall in Windscale/England (1957) werden 39 Schilddrüsenkrebse in der Folgezeit angelastet. Die Folgen des Unglücks in Vinca/Jugoslawien (1958) sind unten eingehend beschrieben. 1958 verwüstete ein Reaktor-Unfall in Kyshtyan/Süd-Ural/Rußland 400 Quadratmeilen Land, das für ständig unbewohnbar erklärt wurde. Das „Worst US-Disaster" ereignete sich 1979 in Harrisburg/USA, in den Folgen überschattet vom Ausmaß des Tschernobyl/UdSSR-Unglücks 1986. Dieser auf „menschliches Versagen" zurückgeführter Reaktor-Explosion fielen bislang etwa 30 Menschen zum Opfer, über 200 sind strahlengeschädigt.
Bevor man sich mit den bekannten und möglichen Auswirkungen von Strahleneinwirkungen beschäftigt, ist es erforderlich, sich ein Bild über die Strahlenarten, die Radioisotope und Radionukleide zu machen. Die Tab. 32 vermittelt eine geraffte Übersicht über die Strahlenarten, wobei die für das Leben essentiellen elektromagnetischen Wellen nicht differenziert sind. Wegen der Bedeutung für die verschiedenen Organe und die daraus resultierenden therapeutischen Ansätze sind in der Tab. 32 die Radioisotope mit Halbwertszeiten, Speicherung und möglichen Risiken zusammengestellt.

Strahlenwirkung
Die Auswirkungen von Strahlen sind abhängig von der Strahlenart, der Dosis un der Dauer. Bezüglich der Dosis besteht ein erheblicher Unterschied, ob es sich um eine Ganzkörperbestrahlung, oder eine Bestrahlung von Teilen des Körpers oder einzelnen Organen handelt. Wie selten so überzeugend geeignet, ist für die Strahleneinwirkung das *biogenetische Grundgesetz von Arndt-Schulz* heranzuziehen. Danach *regen kleine Dosen an, höhere Dosen reizen, starke Dosen hemmen,* und *stärkste Dosen lähmen.* Bei den unmittelbaren,

meist kurzfristig einwirkenden Strahlen werden die Wirkungen nach subletalen, letalen und supraletalen Dosen eingeteilt. Nach klinischen Gesichtspunkten resultieren daraus die sogen. Strahlensyndrome, die bei höheren Dosen *Strahlenkrankheiten* gleichzusetzen sind. Eine Staffelung ist in Tab. 31 vorgenommen.

Tab. 31
Dosisabhängigkeit der Strahlenwirkung (Ganzkörpereinwirkung)

Bis 50 rem	Keine aktuellen Schäden objektivierbar
50 – 100 rem	„*Reizzustand*", Hautrötungen (früher oft als Röntgen-Reizbestrahlen benutzt!) In Einzelfällen: Übelkeit, Erbrechen, Blutbildveränderungen.
100 – 200 rem	Übelkeit, Erbrechen, „*Strahlenkater*" Knochenmarkschädigung meist reversibel
200 – 400 rem	*Panmyeloisches Strahlen-Syndrom* (KnochenmarksSyndrom). Erheblich beeinträchtiges Allgemeinbefinden, Knochenmarksschädigung – Anämie, Leukocytensturz, Thrombocytopenie-, Immunschwäche, Haarausfall, Sterblichkeits-Rate bis 50%.
400 – 600 rem	*Gastro-intestinales Strahlen-Syndrom.* „Irreparable" Schädigung des Darmepithels, zusätzlich zum Versagen der Blutbildung. Überlebenschancen ohne rechtzeitige medizinische Behandlung gering.
600 – 800 rem	*Neurologisches Strahlen-Syndrom.* Zusätzlich zu Knochemark- und Magen–Darm–Versagen Schädigung des Zentralnervensystems mit Lähmungen und kurzfristiger Todesfolge.

Klassifizierung der Strahlen
Natürliche Strahlung
Lebende Organismen (Mensch, Tiere, Pflanzen) sind einer natürlichen Bestrahlung ausgesetzt die in gewissen Grenzen zur Lebensentfaltung unab-

dingbar ist. Dazu gehören die Sonnen-, kosmische-, Erd- und körpereigene Strahlung. Die Intensität ist von terretristischen Faktoren (Höhenlage, Luftfilter, Bodenbeschaffenheit) abhängig.
Die Gesamtdosis liegt zwischen 15—30 rem im Laufe des Lebens.

Alpha-Strahlung
Alpha-Strahlen gehören zu den Korpuskular-(Teilchen)-Strahlen. Alpha-Teilchen sind Helium Kerne und bestehen aus 2 Protonen und 2 Neutronen. Sie bilden einen wesentlichen Anteil eines radioaktiven Zerfalls, speziell bei Radium.

Beta-Strahlen
Beta-Strahlen gehören zu den Korpuskular-Strahlen und setzen sich aus Elektronen zusammen. Ihre Durchdringungsfähigkeit im Gewebe hängt von der kinetischen Energie ab; dementsprechend unterscheidet man harte ß-Strahlung, die eine höhere Durchdringungsfähigkeit hat von weicher ß-Strahlung. Die meisten künstlichen radioaktiven Isotope senden vorwiegend ß-Strahlen aus.

Gamma Strahlung
Gamma-Strahlen gehören zu den elektro-magnetischen Wellen, die bei radioaktivem Zerfall vom Atomkern ausgesandt werden. Sie sind weitgehend identisch mit den Röntgen-Strahlen. Ihre Durchdringungsfähigkeit wird in MeV angegeben. Man unterscheidet harte Strahlung mit hoher Durchdringungsfähigkeit und weiche Strahlung mit geringer Durchdringungsfähigkeit.

Radioaktivität
Die beim spontanen Zerfall von Atomkernen freigesetzte Energie enthält Alpha-, Beta- und Gamma-Strahlung, darüber hinaus noch weitere Korpuskularstrahlen und elektromagnetische Wellen; die Radioaktivität des Kernzerfalls erlischt, wenn das Element einen stabilen Endzustand erreicht hat.
Die Maßeinheit ist das Bequerel (1 BQ = 1 Zerfall pro sec.). Die alte Einheit Curie beinhaltete 3,7 x 10^{10} Zerfälle/sec.

Zellbiologische Therapieansätze
In gedanklicher Weiterentwicklung der protektiven Wirkungen der Parabiose (BECKER u. CRONKITE, 1951) schützte JACOBSON (1949—1952) während der Bestrahlung verschiedene Körperpartien. Der Schutz der Milz während einer Ganzkörperbestrahlung der Maus erhöhte die LD 50 von durchschnittlich 550 r auf 1025 r. Dieser protektive Effekt wurde auch durch intraperitoneale Injektion von Milzgewebe erreicht, wobei Milz von neugeborenen Tieren am wirksamsten war.
LORENZ (1951) ging unter Rückgriff auf die Versuchsanordnung REKERS (1948) primär von der Voraussetzung aus, daß die Schutzwirkung auf einem

zellulären Mechanismus beruhe. Mit 900 r ganzkörperbestrahlte Mäuse, erhielten vitales Knochenmark aus den langen Röhrenknochen unbehandelter Mäuse intraperitoneal oder intravenös. Die Überlebensrate betrug 75%, die Erythrocytenzahlen sanken nicht ab, in der Leber der bestrahlten Tiere fanden sich Inseln aktiven hämopoetischen Gewebes, bei intraperitonealer Injektion auch im Omentum maius. Der Schutzeffekt war mit isologen und homologen Geweben annähernd gleich, mit heterologen geringer.

Das Weiterleben der Spenderzellen im Empfängerorganismus konnte in breitangelegten Versuchen von FORD (1956) gesichert werden. Der Mäusestamm CBA (Empfänger) wies nach 950 r Ganzkörperbestrahlung und Knochenmarktransplantation vom Mäusestamm T6 3 Wochen später die chromosomalen Merkmale des T6-Stammes auf. Bei Übertragung von Rattenknochenmark ging dieses an. Daraus resultierte der Begriff der *Strahlenchimäre*. Die Chimäre ist ein Fabelwesen der griechischen Mythologie; sie besteht aus einem Ziegenleib mit dem Kopf eines Löwen und einem schlangenförmigen Hinterteil.

Diese später mehrfach bestätigten Ergebnisse hatten den Beweis erbracht, daß nach Ausschaltung der Immunabwehr ein Weiterleben und Funktionieren fremder Zellen im Organismus möglich ist. Die Spenderzellen führen zu einer „Kolonisation" und „Repopulation" des Knochenmarkes. Ist die Immunabwehr des Empfängers nicht ganz ausgeschaltet, kann es zu einer wechselseitigen immunologischen Reaktion kommen. Eine Variante mit den klinischen Symptomen der Autoaggressionskrankheit liegt bei der „Runt"-Disease vor (Runt = Zwergrind); im Begriff soll der Kümmerwuchs in Verbindung mit Haut- und Schleimhautveränderungen, Durchfällen und Resorptionsstörungen zum Ausdruck kommen.

Im Prinzip sind folgende Möglichkeiten gegeben:
1. Vollständiger und dauerhafter Ersatz des Empfängerknochenmarkes durch das Knochenmark des Spenders.
2. Das implantierte Knochenmark verschwindet allmählich und wird im gleichen Tempo ersetzt durch das sich regenerierende Knochenmark des Empfängers.
3. Hämatopoetisches Gewebe des Spenders und des Empfängers existieren nebeneinander, so daß eine Strahlenchimäre entsteht. Die Chimärenbildung kann so weit gehen, daß eine Zellart (z.B. Granulocyten) vom Spender, eine andere (z.B. Erythrocyten) vom Empfänger stammen.

Nach der praktischen Anwendung fetaler Zellen durch Paul NIEHANS u.a. zwischen 1931 und 1960, hat FERREBEE (1957, 1958) versucht, die immunologischen Probleme durch Verwendung fetaler Gewebe zu umgehen. UPHOFF (1958) versuchte dies mit undifferenzierten lymphatischen Geweben.

Das erste Anwendungsbeispiel am Menschen war das unfreiwillige Experiment des Kernforschungszentrum von VINCA (1958). Durch einen Kernreaktorunfall wurden 6 Personen betroffen, davon 4 mit einer letalen Dosis von 700–1000 r, einer mit einer supraletalen Dosis zwischen 1000 und 1200 r und der 6. mit einer subletalen Dosis von 300–500 r. Diese Personen wurden am nächsten Tag in einem Flugzeug in das Krankenhaus der Curie-Stiftung nach Paris gebracht und dort behandelt (JAMMET, MATHE, SALMON 1959).

Der klinische Verlauf zeigte 3 Phasen:

1. In der initialen Schockphase, die eine Stunde nach dem Unfall begann und über den ersten Tag anhielt, bestand ein allgemeines Alarmsymptom mit Adynamie, Erbrechen, Paraesthesien und profusen Schweißausbrüchen. Bei dem supraletal bestrahlten Experimentator bestand außerdem Durchfall.

2. Danach folgte eine Periode der Latenz, die 2–3 Wochen dauerte. Das Allgemeinbefinden war nicht wesentlich gestört, aber die Betroffenen zeigten Gewichtsverluste, allgemeine Schwächung und Neigung zu profusen Schweißausbrüchen, Schlaflosigkeit und quälende Kopfschmerzen. In dieser Periode prägten sich auch die Störungen im Blutbild, an der Haut und im Intestinaltrakt aus. Der mit supraletaler Dosis Bestrahlte hatte am 14. und 15. Tag Fieberschübe.

3. Das Stadium der Krisis dauerte von der 4.–7. Woche, dabei erfolgte ein schwerer allgemeiner Zusammenbruch der Gesundheit mit diffuser Benommenheit, Abnahme der Diurese, Appetitlosigkeit, schwerster Nausea, profusen Schweißen. Nur der mit subletaler Dosis von 300–500 r Betroffene zeigte diese Symptome nicht. In dieser Periode hatten die Patienten auch eine ausgeprägte Conjunctivis, Austrocknen und Rissigwerden der Haut vom 20. Tag ab, fast vollständiger Haarverlust, der bei den männlichen Patienten auch die Barthaare betraf. Der supraletal Bestrahlte verstarb am 32. Tag nach Invaginationen, Ileus und Anurie. Das Blutbild zeigte folgende Veränderungen. Unmittelbar nach der Bestrahlung entwickelte sich eine Leucocytose zwischen 9000 bis 11000 Leucocyten/mm^3 mit Lymphopenie. In der Latenzperiode erfolgte ein progressiver Schwund der einzelnen Blutzellarten. Davon waren zunächst die Lymphocyten betroffen. Im Myelogramm fand sich eine Knochenmarkatrophie, die mit Beginn der 7. Woche in eine Markaplasie überging. Damit verbunden waren Hämorrhagien am Zahnfleisch, der Nasenschleimhaut, Magen und Darm. Nach Überbrückung der kritischen Phase mit kleinen Bluttransfusionen wurden zunächst Injektions-Implantationen hämatopoetischen Gewebes durchgeführt und dafür fetales Gewebe der Leber eines menschlichen Feten gegeben. Die Zellzahl betrug etwa $4{,}2 \times 10^9$ fetale Leberzellen. Der Effekt war offensichtlich gering, so daß man sich anschließend zu einer Injektions-Implantation adulter Knochenmarkzellen von Spendern ähnlichen Blutgruppentyps entschloß. Das Knochenmark war dem Sternum entnommen worden und dem Empfänger intravenös injiziert worden. Übertragungen wurden 180–300 cm^3 Knochenmark, wobei die Zahl der übertragenen Zellen zwischen etwa $8{,}5–14 \times 10^9$ lag. Nach kurzem Transfusionsschock besserte sich der Gesamtzustand der vorher moribunden Patienten. Das Sensorium kehrte zurück; die Dynamik, der Appetit,

ebenso die Gewichtszunahme zeigten die Erholung an.

Unter den speziellen Bedingungen der Ausschaltung der Immunabwehr übernehmen offensichtlich implantierte Knochenmarkgewebe die Funktion im Empfängerorganismus für befristete Zeit bis zu dem Zeitpunkt, bis das eigene Knochenmark wieder funktionstüchtig ist. Da sich nach der Knochenmarkimplantation sowohl die Erythrocyten als auch die Zellen der myeloischen Reihe und die Thrombocyten erholten — obwohl sie nicht direkt übertragen wurden — ist eine generale Kolonisation anzunehmen.

Zur Zytobiologie der Strahlenwirkung
Eigene experimentelle Untersuchungen bestätigen im wesentlichen die bisherigen Erfahrungen beim Menschen.

Die Meerschweinchen wurden Ganzkörper-Strahlendosen von 200 r, 400 r, 800 r ausgesetzt. Im Anschluß an die einmalige Strahlenexposition konnten Wandlung der Zellpopulation und cytochemische Veränderungen über Wochen bis Monate an den durch Punktion gewonnenen Einzelzellen verfolgt werden. 8 Meerschweinchen erhielten 200 r, 10 400 r, 5 800 r, die Beobachtungszeit erstreckte sich soweit möglich auf 6 Monate.

Folgende Allgemeinauswirkungen wurde registriert: Die einer Ganzkörperbestrahlung mit 200 r ausgesetzten Tiere zeigten keine nennenswerte Auswirkung auf das Allgemeinbefinden, überlebten alle die Versuchsdauer von 6 Monaten. Von den 10 mit 400 r bestrahlten Tieren gingen 6 zwischen dem 13. - 24. Tag ein, ein Tier am 61. Tag, 3 Tiere überlebten. Bemerkenswert war hier, daß von den 4 mit BCG-Bakterien immunisierten Tieren zwei überlebten, eines erst am 61. Tag einging.

Die 800 r ausgesetzten Tiere zeigten schon nach 4 - 5 Tagen einen raschen Verfall, der zwischen dem 8. - 10. Tag zum Tode führte. Präfinale Symptome waren Abmagerung, struppiges Fell, Blutungsneigung, Cytopenie, Infektionen.

Die Zellzahl ging bei den 800-r-Tieren rapide in der ersten, bei den 400-r-Tieren in der 2. Woche zurück, bei den 200-r-Tieren blieb das Exsudat zellreich; es kam allerdings zu einem Abfall der Granulocyten, verbunden damit war eine relative Zunahme der Mononukleären. Die Normalisierung der Zellpopulation (Wiedererreichen der Ausgangswerte) erfolgte nach 100 - 130 Tagen bei den überlebenden 200-r-Tieren und 400-r-Tieren. Zu diesem Zeitpunkt fällt aber eine erhebliche Acidophilie bis Eosinophilie der Granulocyten auf. Lymphocyten sind strahlenresistenter als große Mononukleäre (Monocyten, Plasmazellen), am empfindlichsten reagieren die Granulocyten.

Die Wirkung ionisierender Strahlen läuft über eine Reaktionskette physikalischer, chemischer, biochemischer und biologischer Vorgänge. Am besten aufgeklärt sind die physikalischen Grundvorgänge als Anfangsglied, und die biologischen Auswirkungen als Endglied der Reaktionskette. Weniger bekannt und teilweise nur hypothetisch interpretiert ist die Chemie, praktisch unerschlossen die Biochemie der Strahlenwirkung.

Der physikalische Insult der ionisierenden Strahlen kann das Erfolgsorgan (z.B. eine Zelle, einen Zellkern, ein Chromosom) direkt treffen oder indirekt beeinflussen. Die indirekte Wirkung wird chemischen Zwischenprodukten zugeschrieben; letztere sollen durch Dissoziation der Wassermoleküle entstehen. Die auftretenden Peroxyde (H_2O_2, HO_2 u.a.) werden biochemisch wirksam und beeinflussen Enzyme oder Zellorganellen direkt oder indirekt. Eine Störung des Organisationsprinzips der Zelle ist die Folge, das Schicksal des Gesamtorganismus ist dabei von der Gesamtzahl und Art der betroffenen Zellen abhängig. Die Genetik hat es mit sich gebracht, daß man sich bislang mehr mit genetischen Folgen, weniger mit den somatischen befaßt hat. Zellkern und Chromosomen standen und stehen im Mittelpunkt des Interesses.

Tab. 32

Radioaktive Strahlung aus Kernspaltung; Halbwertszeiten; Organbelastung

Radioaktive Stoffe	Vorkommen Ablagerung Anteil	Halbwertszeit	Risiken
Jod 132 Tellur 132	Jod 132 und Tellur 132 haben einen Anteil von 34 %	2,3 Std. 78 Std.	Belastungen des Leberstoffwechsels
Jod 131	Ablagerung im Boden Anteil 37 %	8,04 Tage	Speicherung i.d. Schilddrüse; Funktionsstörungen d. Schilddrüse Schilddrüsenkrebs nach Jahren od. Jahrzehnten
Jod 133	lagert sich im Boden ab, Anteil 1,3 %		Funktionsstörungen d. Schilddrüse, kann Schilddrüsenkrebs auslösen
Ruthenium 106	bleibt in geringen Mengen i.d. Luft, lagert sich vorwiegend im Boden ab. Anteil 9 %	368 Tage	Speicherung i.d. Lunge kann Blutbildung hemmen; mögl., aber nicht erwiesene Spätfolgen: Lungenkrebs, Leukämie.
Ruthenium 103	Ablagerung i. Boden Anteil 7 %	39,4 Tage	nicht bekannt
Cäsium 137	Ablagerung i. Boden Anteil 8 %		nur in Spuren mit der Nahrung über den Organismus verteilt, Speicherung vorwiegend i.d. Muskulatur

Radioaktive Stoffe	Vorkommen Ablagerung Anteil	Halbwertszeit	Risiken
Cäsium 163	möglicherweise Ablagerung i. Boden, auch in Spuren n. feststellbar.	13,2 Tage	möglicherweise Speicherung i.d. Muskulatur
Barium 140	Ablagerung i. Boden Anteil 4 %	12,8 Tage	mit Nahrung und Luft in Magen, Darm und Lunge gespeichert
Plutonium 239	Ablagerung in Erde Anteil unter 0,001 % (minimal)	24 100 Jahre	speichert sich in Knochen Lunge, Leber, bei höherer Dosis krebsauslösend.
Plutonium 238	Ablagerung in Erde Anteil unter 0,001 % (minimal)	87,7 Jahre	speichert sich in Knochen, Lunge, Leber; krebsauslösend.
Strontium 90	Ablagerung i. Boden Anteil 0,1 %	28,6 Jahre	knochenmarkschädigend, potentiell Knochenkrebs auslösend
Cäsium 136	Ablagerung möglicherweise i. Boden, dort auch spurenweise nicht feststellbar	13,2 Tage	möglicherweise Speicherung in Muskeln.
Kohlenstoff 14	speichert sich im Boden und i.d. Pflanzen. Anteil nicht feststellbar.	57,30 Jahre	Speicherung in Lungen, Keimdrüsen, Knochenmark u. Schilddrüse.
Tritium	verharrt teilweise in der Atmosphäre, setzt sich teilweise in der Erde ab. Anteil prozentual n. nachweisbar.	12,3 Jahre	Anreicherung in wasserreichen Geweben. Bevorzugt die Keimdrüse und Schilddrüse.
Krypton 85	Edelgas, das weitgehend in der Luft verbleibt, anteilmäßig aber nicht meßbar ist.	10,7 Jahre	Konzentration im Körper möglich
Cerium 144	Verharrt i.d.Luft Anteil dort nicht nachweisbar.	28,4 Tage	Kann i.d. Lunge gespeichert werden und bei hoher Dosis Lungenkrebs verursachen.

Eine sinnvolle Therapie

der Strahlenfolgen hat die Aufgabe, das biologische Organisationsgefüge der Zelle wieder herzustellen; dies ist nicht mit chemischen oder physikalischen Mitteln, sondern nur mit biologischem Material möglich. Bei der Vielzahl der bei einer Ganzkörperbestrahlung kurz- und langfristig betroffenen Organe reicht eine Knochenmarktransplantation allein nicht aus. Beim *gastrointesti-*

nalen Strahlensyndrom wäre zusätzlich
fet. Haut, fet. Magen, fet. Dünndarm, fet. Dickdarm, Placenta,
beim *neurologischen Strahlen-Syndrom*
Hypothalamus, fet. Zwischenhirn, fet. Großhirn
einzusetzen.

In allen Fällen oberhalb der subletalen Dosis von 200 rem ist die Infektionsabwehr schwer betroffen, die Gabe von

fet. Thymus und *Nebenniere*

ist deshalb dringend geboten.

Diese Folgerungen sind von den vorliegenden experimentellen Befunden und den Erfahrungen bei der praktisch wichtigsten Gruppe von Strahlenschäden

den therapeutischen Bestrahlungen

abgeleitet. Dabei handelt es sich nicht um Ganzkörperbestrahlungen, sondern Teilbestrahlungen, die im Zusammenwirken mit dem zellzerstörenden Prinzip der zytostatischen Chemotherapie zu schweren Persönlichkeits-veränderten „Nebenwirkungen" führen. Lokalbeschwerden, kosmetische Folgen, allgemeiner Verlust an Lebensqualität bis zu einem ausgesprochenen Vernichtungsgefühl bilden die Skala der Folgen. Auch bei diesen Patienten kann das konstruktive zellbiologische Therapiekonzept subjektive und objektive Besserungen bringen, wie die begleitende Zelltherapie bei Krebspatienten beweist.

Haut- und Hautanhangsgebilde

Zelltherapeutische Behandlung
Der Einsatz zelltherapeutischer Verfahren wurde in den Anfangsjahren überschwenglich gelobt. Speziell bei folgenden – in der blumig-wissenschaftlichen Sprache dieses Faches ausgedrückten Krankheiten:
Systematisierte Elastorhexis-Sarkoid, Kosmetikschäden, Keratosis palmaris et plantaris heriditaria, Rosacea, Akne vulgaris, Lichen chronicus simplex, Sklerodermie;

Nach diesen enthusiastischen Anfangsmeldungen wurde es sehr bald ruhiger. Dies lag wohl an zwei Gründen: Der Anteil allergischer Prozesse an den Hautkrankheiten ist recht hoch. Wesentlich jedoch dürfte der zu oberflächliche Blickwinkel der Therapie bei Hautkrankheiten sein. Die Haut ist neben ihrer Funktion als Kontakt-, Schutz- und Sinnesfläche ein Spiegelbild innerer Vorgänge, besonders Ausdruck von Stoffwechselprozessen. Externe Behandlungen bringen hier zwar Milderung der Symptome, sind aber selten geeignet, Krankheitsursachen zu beseitigen und Krankheiten zu heilen. Eine „innere" Begleittherapie ist deshalb bei vielen Krankheiten der Haut erforderlich.

Als Oberflächenorgan ist die Haut das klassische Gebiet für unmittelbaren Ersatz von Defekten. Neben Hauttransplantaten hat es nicht an Versuchen gefehlt andere Gewebe zur Deckung und Regeneration von Hautdefekten einzusetzten – *Omentum-Transplantate, Amnionhüllen, Leichenhaut* und *Epidermis-Aufschwemmungen.*

Ein naheliegender Gedanke war, die Schwierigkeiten beim Anwachsen der Hauttransplantate zu umgehen. In den ersten Tagen nach der Transplantation ist das übertragene Gewebe nicht mit Blut versorgt, degeneriert, wird dadurch entfremdet und teilweise oder ganz abgestoßen. Bringt man die Haut durch schonende biochemische Verfahren von vornherein auf niedrige – zelluläre oder molekulare – Ebene, werden diese Abstoßungsreaktionen vermieden bei gleichzeitig besserer Verwertung des angebotenen biologischen Materials.

Ein solches Präparat steht im *fetalen Hautextrakt „Cellcutana*®" zur Verfügung. Dieses Ultrtafiltrat von fetaler Haut des Lammes enthält mengenmäßig kleinere Zusätze von Placenta und Nebenniere; es steht als Lyophilisat (gefriergetrocknetes Pulver) und in flüssiger Form als Suspension zur äußeren Anwendung zur Verfügung. Für die Behandlung von Hautdefekten und -degenerationen stellt es eine Bereicherung der Behandlungsmöglichkeiten dar.

Kontrollierte klinische und Feldversuche haben ergeben, daß die Verwendung von fetalem Hautextrakt „Cellcutana" die überlegene Behandlungsme-

thode bei größeren Hautschädigungen und -defekten ist.
Großflächige *Verbrennungen, Verbrühungen, Explosionsverletzungen*
heilen meist narbenlos ab, wenn man die Wundfläche nicht zusätzlich mit
Fremdstoffen (Gaze, Metalle, Antibiotica) belastet.
Weitere Indikationen sind:
Lyell-Syndrom (Epidermolysis), bei welchem die Haut wie „gekocht" aussieht
und sich großflächig ablöst;
„*Altershaut*", gekennzeichnet durch Trockenheit, Faltigkeit, Elastizitätsverlust.
Strahlenfolgen von der *Strahlendermatitis* bis zur *Hautatrophie, Hypertrophische Narben, Keloide, Hautatrophien* infolge einer langen medikamentösen, speziell Cortison-Behandlung.

Die zweckmäßigste Anwendungsform ist die Verdünnung des Hautextraktes in Ringerlösung und Auflegen von damit getränkten feuchten Kompressen 2 - 3 mal täglich für 30 bis 60 Minuten.

Bei anderen Hautkrankheiten ist es ratsam, der Lokalbehandlung eine innere Begleitbehandlung zur Seite zu stellen. Diese kann je nach Primärursache biologisch, entgiftend, medikamentös oder über die Ernährung angebracht sein.

An zu implantierenden Geweben im Rahmen der biologischen „inneren" Behandlung stehen dabei im Vordergrund:
fet. Haut, Placenta, fet. Bindegewebe, fet. Leber.
Soweit Immunprozesse, wie bei den meisten Autoimmunkrankheiten oder nach Bestrahlungen eine Rolle spielen sind
fet. Thymus, Nebenniere, fet. Milz
in die Erörterung einzubeziehen.

Geht der Grundprozess vom Verdauungssystem aus, empfiehlt es sich je nach Lokalisation der ursächlichen Störungen
fet. Magen, fet. Dünndarm, Pankreas, fet. Dickdarm
bei der Kombination der zu implantierenden Gewebe zu berücksichtigen.

Unter diesen Voraussetzungen einer kombinierten äußeren und inneren zellbiologischen Behandlungsstrategie sind Erfolge zu erwarten bei folgenden Störungen und Krankheiten der „Haut":

Hyperkeratosen — punktförmige schuppenförmige bis flächenhafte Verdickungen der Haut.
Ulcus cruris; bei den Krampfadergeschwüren mit Degeneration- und Untergang benachbarter Haut und Unterhautgebiete hat sich vor allem die zusätzliche Gabe von fet. Bindegewebe und Placenta bewährt, oft ergibt sich hier auch die Notwendigkeit Leber und Herz zu implantieren.

Sklerodermie (s. S. 168).
Kosmetik-Schäden durch langfristige Verwendung chemischer Kosmetika bedürfen einer ebenfalls langfristigen Behandlung mit fetalem Hautextrakt lokal, fet. Bindegewebe fet. Haut, Placenta (und Leber) per Implantation.
Psoriasis. Die Schuppenflechte spricht unterschiedlich an. Hautextrakt äußerlich, Leber, Placenta, Zwischenhirn, Haut und Dünndarm als Implantation sollten ergänzt werden durch heilklimatische Maßnahmen, pflanzliche Entgiftungs-Tees und Balneozoon-Bäder.
Akne in ihren verschiedenen Schweregraden stellt eine relative Indikation für Hautextrakt- und Zelltherapie dar; einigen positiven Resultaten in den Literaturmitteilungen stehen überwiegend negative Berichte gegenüber.
Trophische Störungen der Haut im Rahmen peripherer Durchblutungsstörungen oder diabetischer Gangrän bedürfen neben der Lokalbehandlung mit Hautextrakt einer umfassenden inneren Behandlung. An zu implantierenden Gewebe sind zu erörtern: fet. Herz, fet. Haut, Placenta, fet. Leber, fet. Bindegewebe.
Alopecia areata oder totalis; der umschriebene oder totale Haarausfall spricht unterschiedlich an. Neben überzeugenden Einzelerfolgen stehen totale „Therapieversager". Eine Mineralanalyse der Haare kann hier wertvolle Aufschlüsse über die Primärursache liefern.
Anhidrose-Syndrome sind teilweise beeinflußbar.
Beim *Rothmund-Syndrom* (Hyperpigmentierung, spärliches brüchiges Haar, Minderwuchs) und beim *Christ-Siemens-Tourraine-Syndrom* (Minderwuchs, fehlender Haarwuchs, fehlende Schweißbildung, Oligodontie) sind zumindest Hautelastizität und Haarwuchs beeinflußbar. Die langfristige äußerliche Behandlung mit fetalem Hautextrakt ist hier besonders wichtig.

Die Anwendung der zellbiologischen Behandungsmethoden ist *problematisch bei chronischen Entzündungen, unangebracht bei akuten Entzündungszuständen* der Haut. Durch den Entzündungsprozeß kann es zu einer enormen Steigerung des Spiegels an Immunglobulin E kommen. In diesen Fällen muß mit akuten allergischen (anaphylaktischen) Reaktionen gerechnet werden.
Gegenindikationen gegen Einsatz von Hautextrakten und Zelltherapie sind
Akute, nässende Ekzeme
Mykotische Hautinfektionen
Herpes.
Problematisch ist die Anwendung bei
Neurodermitis, und
Epidermolysis cutis hereditaria (toxica).
Auf der einen Seite steht das Risiko der hohen Allergisierung dieser Patienten gegen eine Vielzahl von Allergenen, auf der anderen Seite sind die zellbiologischen Verfahren oft der einzige Weg, das chronische oder lebensbedrohliche Zustandbild zu unterbrechen. Entscheidet man sich für eine Behandlung, muß diese unter klinischen Bedingungen durchgeführt werden.

„Richten Sie sich darauf ein": Porphyrie

Mit 30 Jahren hatte sie sich in der mühsamen Schauspieler-Karriere soweit eingearbeitet, daß Rollen der größeren Bühnen in Hamburg und Frankfurt angeboten wurden. Grund genug mit der eigenen Leistung zufrieden zu sein und eine wirtschaftliche Basis zum Heiraten zu haben. Ein verfallener Bauernhof, der ausgebaut werden sollte, war als romantisches Ziel eines Zuhause schon gekauft, alles Dinge der Sonnenseite des Lebens.

Bei soviel Sonne sind die Schatten kraß. Sybille litt seit mehreren Monaten an Hautblasen, insbesondere wenn die Arme dem Sonnenlicht ausgesetzt waren, war ziemlich abgemagert, und fühlte sich insgesamt leistungsschwach und müde. Die konsultierte Universitätsklinik stellte die Diagnose rasch, und teilte diese kompromißlos mit: „Akute, wahrscheinlich hepatische Porphyrie". Die Leberwerte seien bedrohlich, die Enzymwerte so hoch, daß mit einem tiefgreifenden, nicht mehr behebbaren Leberschaden zu rechnen sei.

Auf die erwartungsvoll-bange Frage, was man dagegen tun könne, kam die „wissenschaftlich" abgefaßte, menschlich fragwürdige Antwort:
„Eine Therapie gibt es nicht. Ihre Lebenserwartung beträgt 1, höchstens 2 Jahre; richten Sie sich darauf ein".

In dieser Situation kam Sybille zur Beratung und legte die Laborwerte vor. Die Leberenzymwerte, die normalerweise Obergrenzen von 15 Einheiten hatten, waren bei den letzten Untersuchungen in den Tausender-Werten gelegen, also extrem erhöht. Die Unterhaut war atrophisch, Handrücken und Unterarm mit Blasen und Hautdefekten übersät, die Gesichtshaut welk.

Einem Menschen bei der „höchst wissenschaftlichen" Aussage und den objektiv katastrophalen „Leberwerten" Hoffnung zu geben ist schwer. Doch greifen wir die Krankheit von ihrer Entwicklung aus an.

Sybille war Schauspielerin, mehrfach in der Woche geschminkt, darunter Arme, Beine, Gesicht mit metallischen Farben — Quellen einer toxischen Überlastung des Körpers, speziell aber des Entgiftungsorganes Leber. Jede Behandlung hat dementsprechend von der Vermeidung weiterer Giftzufuhren und von einer Entgiftung des Körpers auszugehen; dies bedeutet einen tiefen Einschnitt in den bisherigen Lebensstil.

Die hauptsächlich geschädigten Organe — Haut und Leber — bedürfen einer biologischen Regeneration. Entsprechende Extrakte aus Haut, Leber, Dünndarm, Bauchspeicheldrüse, Placenta wurden eingesetzt. Die Ernährung wird auf eine eiweißarme, natürliche Vollwertkost eingestellt. Das Sonnenlicht soll in den nächsten Wochen weitgehend gemieden werden. Beim Bewegen außerhalb des Hauses wurden lange dunkle Handschuhe, die Hand und Unterarm bedeckten, angeraten.

Schon nach 3 Wochen meldete sich Sybille am Telefon: „Meine Haut ist schon wesentlich besser, insgesamt fühle ich mich wohler". Die Überraschung war komplett, als bei der nächsten Kontrolle die Leber-Enzym-Werte sich gebessert hatten — das vorgezeichnete Schicksal schien nicht unabwendbar zu sein.

Inzwischen sind 5 Jahre vergangen. Der Bauernhof ist als Hort der Familie aufgebaut, eine 3-jährige Tochter aus der Ehe entwickelt sich gut. Hauterscheinungen sind nicht mehr aufgetreten, die Leberwerte sind seit 4 Jahren normal. Die Berufstätigkeit wurde mit Bühnen- und Filmrollen wieder aufgenommen.

Ein durch andere Denk- und Behandlungsansätze korrigiertes Schicksal einer Schauspielerin, der man auf der Höhe ihrer Karriere bedeutete, sie möge ihr Leben so einteilen, daß sie die noch verbleibenden 1 - 2 Jahre bestmöglich nütze.

Herz-Kreislauf

Herztherapie
Die „Herztherapie" hat sich in den letzten beiden Jahrzehnten fast zu einem Monopol von Digitoxin entwickelt. Die frühere differenzierte Anwendung von Strophantin, Convallaria-Präparaten und anderen pflanzlichen Stoffen in Form von Extrakten, Tees, Tabletten wird heute kaum mehr gelehrt. Dies bedeutet eine verhängnisvolle Verarmung der biologischen Möglichkeiten, denn nur zu rasch wird heute zum mechanischen Ausweg, dem Herzschrittmacher, gegriffen.

Während die pflanzlichen Präparate eine lange Tradition haben, wurden Organotherapeutika erst relativ spät in die therapeutischen Überlegungen einbezogen. Dabei war es nach dem Paracelsus-Ausspruch „Herz heilt Herz" naheliegend, Organextrakte bei Versagenszuständen der Herzleistung zu verwenden.

In der Zwischenzeit liegt ein umfangreiches Erfahrungsgu in Praxis und Klinik vor. Dabei haben sich als Indikationen herauskristallisiert: Periphere Durchblutungsstörungen, Arteriosklerose, chronische Herzinsuffizienz und Zustände nach Herzinfarkt.

Periphere Durchblutungsstörungen
Zivilisationserscheinungen wie Bewegungsmangel, Kaffee- und Nikotinmißbrauch und Eiweißüberernährung haben zu einer beträchtlichen Zunahme von Kreislaufstörungen geführt. Diese umfassen *Bluthochdruck (Hypertonie), niedrigen Blutdruck (Hypotonie), orthostatische Dysregulationen* (Abfall bei statischer Belastung), und vor allem die *peripheren Durchblutungsstörungen* in den kleinen Gefäßen und im Kapillarnetz.
Umfangreiche klinische Untersuchungen von KUHN und KNÜCHEL (1954), STEPANTSCHITZ und SCHREINER, KLEINSORGE, OETZMANN, BRANDNER haben fast übereinstimmend ergeben, daß folgende Gewebekombinationen bei peripheren Durchblutungsstörungen die günstigsten Wirkungen zeigen:
Placenta, fet. Herz, fet. Leber.

KUHN und KNÜCHEL registrierten 4 - 6 Wochen nach Placenta-Injektionen ein Absinken des Lipoprotein-und Cholesterin-Spiegels, demgegenüber stiegen die 17 Ketosteroide an. KLEINSORGE registrierte die Therapieerfolge an der Geh-Strecke, Hauttemperaturmessungen und oscillographisch. Subjektiv wurde dabei das Allgemeinbefinden und das Nachlassen der nächtlichen Wadenschmerzen bewertet. Die Geh-Strecke konnte innerhalb von 4 - 12 Wochen nach Placenta-Injektionen bei 21 Patienten im Alter von 45 bis 76

Jahren in 3 Fällen um das Doppelte, in 5 Fällen um das 2-fache, und in 3 Fällen um das 3-fache gesteigert werden. 3 dieser Patienten wurden praktisch beschwerdefrei. Die Besserungen bei 14 von 21 Behandelten hielten in den meisten Fällen 13 - 16 Wochen, in 4 Fällen bis zu 1/2 Jahr an. OETZMANN verwendete bei 72 Patienten Placenta + Leber + Testis und erzielte bei 58 davon Besserungen in Form von reaktiven Hyperämien, Änderungen der Hauttemperatur, Senkung des Cholesterinspiegels und Erhöhung der Geh-Strecken. Durch Ausschalten der oben genannten zivilisatorischen Belastungsfaktoren könnte das Resultat der zelltherapeutischen Behandlung noch wesentlich verbessert werden.

Arteriosklerose
Die Besserungen arteriosklerotischer Beschwerden konnten von STEPANTSCHITZ und SCHREINER in 8 von 15 mit Placenta behandelten Patienten ergometrisch, oscillometrisch und reographisch registriert werden. Diese Besserungen hielten mindestens über 8 Monate an. BRANDNER behandelte 19 Fälle *allgemeiner Sklerose* und 17 Fälle von *Coronarsklerose.* Bei einem Durchschnittsalter von 66 Jahren und vorausgehenden Beschwerden von 3 - 4 Jahren waren die Erfolge bei Coronarsklerose besser als bei allgemeiner Sklerose. Von 17 Fällen von Coronarsklerose wurden 15 Fälle beschwerdefrei, einer vorübergehend gebessert, einer ohne Erfolg. Von den 19 Fällen von allgemeiner Sklerose trat bei 9 Beschwerdefreiheit, bei 6 Besserung ein, während bei 4 kein Erfolg zu verzeichnen war.

Herzinsuffizienz
Die Indikationsstellung zelltherapeutischer Maßnahmen bei Herzinsuffizienz ist nicht einheitlich. Während manche Autoren eine akute Herzinsuffizienz als Gegenindikation gegen die Durchführung einer Zelltherapie ansehen, weil der Injektionsstreß an sich schon eine zusätzliche Belastung für den Organismus darstellt, vertreten andere, zum Teil anhand von umfangreichen klinischen Untersuchungen die Auffassung, daß die Zelltherapie die Regenerationsphase bei Herzinsuffizienz verkürzt. Dabei wird in der klassischen Forderung nach Einschränkung der Herzarbeit (relative Ruhe), Stärkung der Herzmuskelkraft (Glykoside), Ernährung und Diureticas kein Gegensatz zur Zelltherapie gesehen. Durch Gabe von fet. Herzmuskel, fet. Leber und Placenta wurde bei degenerativen Herzmuskelerkrankungen im Stadium der Dekompensation die Rekompensationszeit verkürzt (OETZMANN). Nach einer kurzen Phase der Abgeschlagenheit würden die Patienten aufleben. Da selbst bei bislang Glykosid-refraktären Herzinsuffizienzen in der Wirkungsphase nach der Zellinjektion massive Diuresen beobachtet wurden, scheint die Zellimplantation in vielen Fällen, erst die Glykosid-Wirkung am dekompensierten Herzen zu ermöglichen. Dies ist bei einer Regeneration der mitochondrialen Ausstattung des Muskels durchaus denkbar und verständlich.

Laborchemisch ging mit der klinischen Besserung eine Normalisierung des Bluteiweißbildes, des Kalzium-, Kalium-, und Natriumstoffwechsels einher.

Herzinfarkt
Frische Herzinfarkte sind für die Zelltherapie nach übereinstimmender Auffassung ungeeignet. Nach einem Intervall von 3 - 6 Monaten und Vernarbung des Infarktgebietes leistet die Zelltherapie Gutes für die Durchblutung und die Förderung des Kontraktionsmechanismus des Herzens. Die Regenerationsfähigkeit des Herzmuskels durch Gefäßneusprossungen ist in der Zwischenzeit eindrucksvoll belegt worden.

Gegenindikation gegen eine Zelltherapie bilden nach übereinstimmendem Urteil alle entzündlichen Herzerkrankungen, da der Entzündungsprozeß dadurch stimuliert werden kann. Auch fortgeschrittene Fälle von Coronarsklerose bedürfen einer kritischen Abwägung, vor allem wenn folgende Elektrokardiogramm-Veränderungen vorliegen: Stufenförmige ST-Senkung, Konvexabsteigende oder Inversion der T-Welle, zu spitzer, gleichschenkliger Negativität, Schenkelblock und absolute Arrhythmie.

Bei Zuständen nach Herzinfarkt kommen folgende Gewebe zur Implantation in Frage:

Fet. Herz, fet. Arterie, fet. Leber, fet. Lunge, Placenta, gegebenenfalls *Nebenniere und Hypothalamus,* wenn erhebliche Streßsituationen vorliegen.

Über den Einsatz zelltherapeutischer Methoden bei Rhythmusstörungen des Herzens liegen keine ausreichenden Erfahrungen vor, die eine allgemein gültige Empfehlung auf diesem Gebiet rechtfertigen würden.

Nierenkrankheiten

Die experimentellen Kenntnisse über eine Steigerung des Organwachstums nach Injektion von Nierengewebe sind seit MURPHY und DANCHAKOFF (1916) wiederholt bestätigt worden. Wegen der Empfindlichkeit des Nierengewebes bei allergischen Prozessen standen und stehen der praktischen Anwendung Vorbehalte gegenüber.

Die Erfahrungswerte beziehen sich auf Einzelbeobachtungen. Danach kann die Zelltherapie hilfreich sein beim *LOWE-Syndrom,* bei *Cystinose* und bei *Nephrosen,* speziell wenn sie auf Cortisonbehandlung nicht oder nicht mehr ansprechen. Überlegenswert ist der Einsatz bei *chronischer Nephritis* mit zunehmenden Zeichen der Niereninsuffizienz.
Zum Einsatz kommen dabei:
fet. Niere, fet. Nebenniere, Placenta, fet. Arterie, fet. Bindegewebe.
Wechselbeziehungen zur Nebenschilddrüse, zum Hypophysen-Hypothalamusgebiet (Diabetes insipidus) und zum Immunsystem (allergische Vasculitis, Autoimmunkrankheiten) sind bei Nierenfunktionsstörungen zu berücksichtigen. Die entsprechenden Organe sollten gegebenenfalls in die Gewebe-Kombination einbezogen werden.

Der Turniertänzer

Einiges Nachdenken erforderte die Rekonstruktion der Zusammenhänge, die ein paar Sätze auf einer Weihnachtskarte andeuteten: „..... Mathias war jetzt 19 Jahre alt, ist 186 cm groß, sportlich, seine Lieblingstätigkeit ist Tuniertanz". Dies schrieb der Vater, Geschäftsmann und begnadeter Maler in einer südwestdeutschen Universitätsstadt. Ja, wie war dies denn damals vor 15 Jahren? Der ältere Bruder von Mathias war ein paar Jahre vorher nach 2-jähriger Behandlung an einem chronischen Nierenleiden gestorben. „Chronische Nephritis mit nephrotischem Einschlag" hatte die Diagnose damals gelautet.

Einige Jahre später war der Vater am Telefon.
„Wir sind ganz verzweifelt, jetzt hat Mathias dasselbe. Er lag jetzt monatelang in der Universitätsklinik, hatte hohe Dosen Cortison bekommen, dann sogenannte Immunsuppressiva, aber es wurde immer schlimmer. Jetzt ist sein Körper so mit Wasser vollgelaufen, daß kaum noch menschliche Konturen erkennbar sind. Die behandelnden Ärzte sagten uns, daß er „austherapiert", d.h. alle möglichen Medikamente bekommen hätte, die nicht ansprachen; sie sehen keine weiteren Möglichkeiten mehr, ihm zu helfen.
Sehen Sie noch eine Möglichkeit, sie hatten ja unseren ersten Sohn solange betreut?"
Möglichkeiten gibt es immer, auch wenn erfolgversprechende Maßnahmen bei dieser Situation kaum vorstellbar waren. Richtige Hoffnungen zu vermitteln lag außerhalb der verstandesmäßigen Überlegungen.

Mathias wurde am folgenden Tag im wahrsten Sinne des Wortes „antransportiert". Sein Körper war wie eine Qualle aufgedunsen, er konnte auf keiner Trage gebettet werden, son-

dern wurde auf einem breiten, eigens für ihn gefertigten Brett „angeliefert" und mußte in den ersten Tagen auch auf diesem Brett im Krankenhaus liegen. Erwartungsgemäß war der Bluteiweiß-Gehalt niedrig, Venen für die Infusionen nur am Kopf zu erreichen – man wußte nicht einmal, wo und wie man den Jungen anfassen sollte, so quallenhaft war er angeschwollen.

Unter Eiweiß-Infusionstherapie wurde dann eine ungewöhnliche Zelltherapie durchgeführt. Die subcutane Infusion war zu riskant, da das Implantationsmaterial sicher nicht resorbiert worden wäre. Intramuskuläre Implantationen schienen fragwürdig, denn ob man bei dem angeschwollenen Körper in die Muskel kommt ist ebenso zweifelhaft, wie die Resorptionsfähigkeit des Muskels. Also wurden 100 mg fetale Niere, 100 mg Nebenniere und 150 mg Placenta in die Bauchhöhle injiziert.

Bereits in den folgenden Tagen begann die Ausscheidung der Ödeme, der Eiweißgehalt im Urin war wechselhaft mit einer Tendenz zur Besserung. Während einer wochenlangen Behandlung konnte der Bluteiweiß-Spiegel einigermaßen normalisiert und Mathias ödemfrei entlassen werden.

Dann hörten wir 15 Jahre lang nichts mehr von ihm. Bis auf die Weichnachtskarte nach 15 Jahren, der ein Foto eines drahtigen jungen Mannes beigelegt war: Mathias als Turniertänzer.

Lungenerkrankungen

Lunge und Luftwege sind Kontaktflächen zwischen Um- und Inwelt. Standen früher die Infektionen – Lungenentzündungen, Tuberkulose – ganz im Vordergrund des klinischen Interesses, sind es heute mehr die chronischen Belastungsschwächen durch die Umwelt. Schadstoffgehalt der Luft einerseits und Zivilisationsgewohnheiten (Rauchen) belasten die Lunge wie kein anderes menschliches Organ. Degenerationsprozesse spielen eine größere Rolle als Infektionen.

Bei zelltherapeutischern Behandlungen von Lungenkrankheiten sollte, wie bei allen anderen Funktionskreisen, das Spektrum der beteiligten Organe mit einbezogen werden. Im Falle der Lungen sind dies Herz, Kreislauf, Leber und die Organe des Immunsystems. Generell ist festzustellen, daß die dokumentierten Ergebnisse spärlich sind und die nachfolgenden Aussagen sich auf eine Auswertung von Einzelfällen oder kleinen Beobachtungszahlen beziehen.

Die Mucoviscidose

ist eine angeborene, erbliche Stoffwechselkrankheit, deren gemeinsamer Nenner eine fehlerhafte – „eingedickte" – Zusammensetzung der Drüsensekrete ist. Durch den Sekretstau kommt es zu Schädigungen der Drüsengewebe. Leitsymptome sind Verdauungsstörungen durch Mangel an Darmsekreten (Fermenten), cystische Pankreasfibrose (Ersatz des Drüsengewebes durch cystische Hohlräume und Bindegewebe), Hautveränderungen durch fehlerhafte Schweißsekretion. Die Lebensqualität und -erwartung wird wesentlich durch die Gradausprägung der Bronchialveränderungen bestimmt. Die sich entwickelnden Bronchialerweiterungen (Bronchiektasen) sind Ursachen von rezidivierenden Lungenentzündungen und einer zunehmenden respiratorischen Insuffizienz infolge Verlustes der Sauerstoffaustauschfläche.

Eine Zelltherapie ist im Frühstadium erfolgversprechend.

Dabei sollten eingesetzt werden:

Fet. Lunge, fet. Dünndarm, fet. Bauchspeicheldrüse, fet. Haut, Placenta,

in Verbindung mit Verdauungsfermenten und oraler Anwendung zellfreier Ultrafiltrate aus Leber, Dünndarm, Placenta und Pankreas.

Asthma bronchiale
Das Bronchialasthma wird wegen der vorwiegend allergischen Entstehungsursachen von vielen Ärzten als Gegenindikation zur Zelltherapie angesehen; andere, in erster Linie erfahrene Praktiker sehen hier eines jener Gebiete, auf denen die Zelltherapie Erfolge bringt, die mit den klassischen Behandlungswegen nicht erreichbar sind.

Für die Zelltherapie wird hier vorwiegend eine sogen. negative Auslese angeboten, d.h. Patienten, die mit den konventionellen Mitteln „austherapiert" sind. Sie haben in der Regel eine langfristige Cortisonbehandlung, eine Hyposensibilisierungsbehandlung hinter sich, ohne daß sich am zunehmenden Prozeß der Lungendegeneration etwas ändert. Geht man von den Testergebnissen aus, müßte man eigentlich von einer Zelltherapie Abstand nehmen, weil diese Patienten gegen eine große Zahl von Substanzen hoch allergisch sind.

Die Praxis hat aber gezeigt, daß selbst in diesen Situationen die Asthmapatienten auf Zellinjektionen keinerlei Nebenwirkungen, in der Regel nicht einmal eine Rötung an der Injektionsstelle haben. Theorie und Praxis klaffen hier enorm auseinander.

Zum Einsatz bei Asthma bronchiale kommen:
Fet. Lunge, fet. Thymus, fet. Bindegewebe, fet. Dünndarm, Nebenniere und *Placenta.*

Dünndarm wird gewählt, weil in der Regel viele Allergene die Dünndarmwand passieren und eine mehr oder minder ausgeprägte Unterfunktion der Resorptionsflächen im Darm vorliegt. Nebenniere und Thymus dienen der Stärkung der Immunabwehr, wobei Nebenniere insbesondere bei Patienten nach längerer Cortisonbehandlung angezeigt ist.

Die Erstimplantation führt in der Regel zu einer Milderung oder Beseitigung der Symptome über 2 - 3 Monate, die folgenden Implantationen, die im Abstand von 5 - 6 Monaten durchgeführt werden, bringen einen längeranhaltenden Erfolg, bis schließlich nach der 3. und 4. Implantationsserie ein gewisser Stabilitätszustand zu verzeichnen ist.

Lungenemphysem
Über das **obstruktive Lungenemphysem** liegen Einzelmitteilungen vor. Entsprechend dem Grundprozeß sind hier folgende Gewebekombinationen anzuraten:
Fet. Lunge fet. Bindegewebe, Placenta, fet. Herz, fet. Thymus.

Das **Altersemphysem** ist Teil des Involutionsprozesses mit einer zunehmenden Verminderung der Sauerstoff-Austauschfläche und einem Verlust der Thoraxelastizität. Bei zelltherapeutischen Überlegungen ist zu entscheiden, ob man fet. Lunge zusätzlich zu einer Revitalisationskombination gibt, oder ob die Lungenveränderungen derart schwerwiegend sind, daß man sich vorrangig auf das Lungenproblem konzentrieren sollte.
Auch hier stehen im Mittelpunkt folgende Organe:
Fet. Lunge, fet. Herz, fet. Bindegewebe.

Zusätzlich miteinzubeziehen sind fet. Leber, Nebenniere, Hypothalamus.

Lebererkrankungen

Einstieg in die Zelltherapie
Für viele Ärzte waren eigene Lebererkrankungen Anlaß zum Einstieg in die Zelltherapie. Als Folge der Hepatitis-A-Epidemie in und nach dem Zweiten Weltkrieg war die chronische Hepatitis zwischen 1940 und 1955 zu einem häufigen Krankheitsbild geworden. Die Folgen beschränkten sich nicht nur auf die Beschwerden von seiten des Verdauungstraktes und die Unverträglichkeiten, sondern weit mehr belastete die rasche Ermüdbarkeit, Leistungsminderung und eine depressive Verstimmung. Die betroffenen Ärzte hatten in der Regel alle gängigen, dem „aktuellen Stand der Medizin" entsprechenden Behandlungsmethoden erfolglos hinter sich gebracht, bevor sie sich der Zelltherapie anvertrauten. Die Beschwerden – sofern es sich nicht um eine fortgeschrittene Leberzirrhose handelte – besserten sich nicht nur, sondern verschwanden vollständig. Ein leistungsfähiges Leben ohne diätetische Einschränkung machte manchen dieser Ärzte aus Selbsterfahrung zu einem kompromißlosen Verfechter der Zelltherapie.

Die Leber
1. Die Aufgaben des Organs
Die Leber als Einzelorgan hat eine Vielzahl von Aufgaben, aus welchen wegen der klinischen Bedeutung herausgehoben werden:

Die zentrale Stellung im Stoffwechsel
(Aminosäuren, Proteine, Glykogen, Enzyme);
Die Entgiftungsfunktion;
Die Lieferung von Verdauungssäften;
Die Mitbeteiligung an Immunprozessen;
Ihre Rolle als fetale Blutbildungsstätte.

Geht man von der experimentell vielfach abgesicherten Tatsache aus, daß implantiertes fetales Lebergewebe überwiegend in der Leber des Empfängerorganismus eingebaut wird und dort zur Regeneration entstandener Strukturdefekte benutzt wird, so ergibt sich das breite therapeutische Anwendungsspektrum.

Die oft von Kritikern aus pharmakologischer Einfalt vorgebrachte Frage „Was kann in einem solchen Stückchen Leber schon wirksam sein?" gibt Veranlassung, beispielhaft für andere fetale Organe, das Profil eines zelltherapeutischen Präparates eingehender darzustellen.

FET.LEBER „SICCACELL"
Analytik

organische			anorganische	
Zellzahl	$3{,}99 \cdot 10^6$	Ca ppm		437
Gesamt–N μg/mg	101.56	Cr		0.75
" α-Amino–N	62.62	Co		0
Extrahierbar. "	2.387	Cu		198
Hydroxyprolin	1.74	Fe		2565
Kollagen	12.00	Li		0.05
Gesamt-Phosph.	11.71	Mg		539
DNA-Phosphor	2.37	Mn		18.2
DNA	23.96	Mo		1.27
RNA-Phosphor	3.14	Ni		0.26
RNA	33.03	P		11680
Lipid P	2.75	K		30325
Phospholipide	71.06	Se		1.82
Bakterien-Hemmhof mm	5.00	Na		4758
		Va		0.66
		Zn		488
		Al		47.8
MITTELWERTE		As		1.6
		Cd		1.7
		Pb		0
		Hg		1.8

Tabelle 33

Die wirksamen Bestandteile sind nicht in einer Einzelsubstanz zu suchen, sondern in der harmonischen Stoffsymphonie, wie sie in biologischen Strukturen zur Sicherung der Lebensfunktionen vorhanden sein muß. Quantität und Qualität sind also in der biologischen Produktionsstätte des Spenderorgans schon den speziellen Bedürfnissen des Empfängerorgans angepaßt – falls solche Bedürfnisse (z.B. Krankheit, Funktionsstörung) vorlegen.

Nicht eine Einzelsubstanz (Monosubstanz), sondern die Kombination von organischen und anorganischen Wirkstoffen repräsentiert die biopharmazeutische Indentität und ist Träger der therapeutischen Qualität. Diese Feststellung wird bewußt hervorgehoben gegenüber den Scheuklappenperspektiven von Monosubstanzen in der konventionellen Therapie. Die Tabelle 33 ist eine Art Visitenkarte für fetale Leber.

Im organischen Bereich ist das Präparat gekennzeichnet durch die Zellzahl, die sich in 100 mg Lyophilisat um 200 Millionen Zellen bewegt; desweiteren sind die Relationen von DNS, RNS, Gesamtstickstoff, Aminostickstoff, Lipiden, Phosphor und Kollagen ebenso organspezifisch wie die anorganische Zusammensetzung.

Fetale Leber ist unter allen – 35 – geprüften Organpräparaten das Organ mit den höchsten Eisen-, Zink-, Kupfer- und Mangan-Werten; es ist das einzige Organ, das über 1 ppm (pars per million) Molybdän und meßbare Vanadiumwerte verfügt. Die hohen Werte an zweiwertigen Elementen sind Ausdruck der (enzymatischen) Stoffwechselaktivität. Auf der anderen Seite sind die Gehalte an toxischen Metallen, wie Kadmium, Arsen, Quecksilber erstaunlich niedrig bei den heutigen Umweltbelastungen. Blei ist in keiner Probe nachweisbar. Der relativ hohe Aluminiumanteil ist wahrscheinlich produktionsbedingt, da der Kontakt mit aluminiumhaltigen Metallteilen dabei nicht vermeidbar ist.

Die „Enzymblocker Schwermetalle" werden also durch einen Schutzmechanismus von der fetalen Leber ferngehalten. Der hohe Eisengehalt hängt wahrscheinlich mit der Funktion als fetales Blutbildungsorgan zusammen.

2. Wirkung und Wirkungsspezifität

Auf beinahe allen Ebenen experimenteller Forschung wurde die alleinige Gabe von fetaler Leber untersucht (Literatur siehe F. SCHMID, 1986): im Reagenzglas, in der Gewebekultur, mit radioaktiver Markierung, biochemisch und im Tierversuch. Demnach können folgende Wirkungen als gesichert angesehen werden:

Die Injektion fetaler Leber führt
a) zu einer Steigerung der Mitoserate in der Leber des Empfängers,

b) regt das Organwachstum (= Gewicht) an,

c) steigert die Stauerstoffaufnahmerate in den Lebermitochondrien und damit die Bereitstellung von Energie.

Auf Agarplatten zeigt fetale Leber
d) eine Bakterienhemmwirkung, die jener von Breitbandantibiotika beinahe entspricht.

In Gewebekulturen wird
e) eine gewebeabhängige Stimulierung von Gewebekulturen erzielt; auf Knochenmarkkulturen der Ratte hat Leber nach Hypothalamus den nächststärksten wachstumsfördernden Effekt unter 17 geprüften Geweben.

Radio-Isotopenmarkierungen decken
f) eine weitgehende spezifische Einlagerung des Spendermaterials in die korrespondierenden Organe auf, d.h. markiertes Lebergewebe wird überwiegend in die Leber des Empfängers eingebaut.

Auf leukämische Blutbildveränderungen wirkt fetale Leber
g) Blutbild-normalisierend; der Effekt ist zwar kurzfristig, aber reproduzierbar.

Im klinischen Bereich wirkt
h) fetale Leber allein, besser noch in Kombination mit fetalem Thymus auf kombinierte Immundefekte bei Mensch und Pferd;

i) prophylaktisch und schadensreduzierend bei experimentellen Leberschädigungen;

k) prophylaktisch bei experimentellem Diabetes, wenn vor der Schadenszufügung injiziert.

Klinische Studien haben
l) die Überlegenheit fetaler Leber bei chronischer Hepatitis gegenüber anderen Behandlungsmaßnahmen belegt;

m) in Einzelfällen seltener Stoffwechselstörungen vorgezeichnete Schicksalsabläufe günstig gewendet;

n) bei manchen degenerativen Erkrankungen des zentralen Nervensystems kausale Behandlungsansätze eröffnet.

3. Klinische und praktische Problematik

Wenn oben die zentrale Stellung der Leber bei vielen Gesundheitsstörungen und Krankheiten hervorgehoben wurde, so muß bei den ärztlichen Entscheidungen in Praxis und Klinik berücksichtigt werden, daß jedes "Zentrum" eine „Peripherie" braucht, sonst wäre es kein Zentrum. Dies bedeutet, daß nicht nur das Einzelsymptom oder -organ isoliert betrachtet oder „therapiert" werden solle, sondern das ganze Funktionssystem oder der „Regelkreis" in das Behandlungskonzept einbezogen gehören. Dadurch unterscheidet sich die Zelltherapie grundlegend von linearer Kausalität (Monosymptom — Monosubstanz), pharmakologischer Denkschienen.

Die Zelltherapie gehört eingebettet in Maßnahmen des Lebensstils, der Ernährung, physikalischer Maßnahmen und notwendiger chemisch-pharmazeutischer Begleitmedikation. Da jede Krankheit eine individuelle Wechselbeziehung zwischen Krankheitsursache (oder -Verursacher) und Krankheitsbetroffenen, also eine einmalige Situation darstellt, sollte der Behandlungsplan individuell, also persönlichkeits-situationsbezogen gestaltet werden. Die nachfolgenden zelltherapeutischen Empfehlungen müssen unter diesem und im Rahmen eines ganzheitsmedizinischen Aspektes gesehen werden.

Chronische Hepatitis

Bei der **chronischen Hepatitis** empfiehlt sich neben Ernährungsumstellung, Vermeidung leberbelastender Noxen, eventuell Infusionsbehandlung die Kombination folgender Zellpräparate:
fet. Leber, fet. Magen, fet. Pancreas, Placenta,
Nebenniere, evtl. fet. Dünndarm.
Über die Resultate einer der umfangreichsten klinischen Studien durch H.J. OETZMANN bei den verschiedenen Formen chronischer Lebererkrankungen und diverser Therapieregime ergibt die Tab. 34 Aufschluß. DUFEK (1986A) hebt als geeignete Indikationen chronische Hepatitis und (Alkohol)-Hepatosen hervor.

Tabelle 34
Zusammenfassung der klinischen Erfolgsstatistik von Oetzmann. Erklärung der mit a, b und c bezeichneten Therapieform im Text. n = Zahl der Patienten. Die in Klammern gesetzten Ziffern geben die Resultate der etwa zwei Jahre später erfolgten Nachuntersuchungen wieder

Krankheitsbild	Therapieform	n	gebessert	unverändert	verschl.
Chronische Hepatitis	a	116	57%	39%	4%
	b	54	50%	9%	41%
	c	99	67%	33%	0%
	(c)	(62)	(18%)	(47%)	(35%)
Übergangsstadien	a	45	39%	39%	22%
	b	19	42%	16%	42%
	c	38	65%	29%	6%
	(c)	(22)	(23%)	(41%)	(36%)
Kompensierte Zirrhosen	a	54	33%	45%	22%
	b	27	37%	45%	18%
	c	63	48%	43%	9%
	(c)	(51)	(21%)	(28%)	(51%)
Dekompensierte Zirrhosen	a	–	–	–	–
	b	22	14%	14%	72%
	c	63	48%	43%	9%
	(c)	(5)	(0%)	–	(100%)

Gruppe a Der Patient wurde lediglich mit der Basistherapie: Cholin, Hepasan, Vitaminen und Diät behandelt.
Gruppe b Behandlung erfolgt mit Cholin, Hepasan, Diät und Prednison.
Gruppe c Behandlung mit Cholin, Hepasan, Diät sowie Gewebeinjektionen, und zwar in allen Fällen Leber, Nebenniere und Placenta. Zu dieser Gruppe gehören 210 Patienten.

Altersdiabetes
Bei **Altersdiabetes** ist eine Kombination *fet. Pankreas, fet. Dünndarm, fet. Leber, Placenta, Nebenniere, Hypothalamus*
zugrunde zu legen. Der Typ I-Diabetes spricht zwar auch auf eine solche Behandlung an, bedarf jedoch einer 2- bis 3-wöchigen engen Kontrolle nach der Zellimplantation; in der Belastungsphase kann es zu erheblichen Blutzuckerschwankungen kommen, bevor sich die Werte stabilisieren.

Nicht wenige **degenerative Erkrankungen des Zentralnervensystems** haben enge Kausalbeziehungen zum oberen Verdauungstrakt. Fehlerhafte Resorptionen oder Aufschließungen von Fettsubstanzen im Dünndarm sind auf Fehlfunktionen der Darmschleimhaut und der Verdauungssäfte zurückzuführen.

Dies gilt für Krankheiten, die sich scheinbar fern von Leber- und Verdauungsapparat abspielen wie

Multiple Sklerose, Friedreich'sche Ataxie, Tuberöse Sklerose, Parkinson'sche Krankheit, Metachromatische Leukodystrophie, progressive Muskeldystrophie u.a.

Dabei haben *fetale Leber, fet. Dünndarm, fet. Pankreas, Placenta* für die Grundausstattung eine entscheidende Bedeutung; sie werden ergänzt durch

Kleinhirn und Mittelhirn bei Ataxien,
Herz- und Skelettmuskel bei Muskeldystrophien,
Frontalhirn und Stammganglien bei Koordinationsstörungen

und – nicht zu vergessen! – Verdauungs- und proteolytische Enzyme, Ernährungsumstellung und Vit.-B-Kombinationen. Bei allen Muskelerkrankungen sollte eine Behandlung mit dem Muskel-Enzym-Präparat Coliacron nicht unterlassen werden.

Bei den seltenen *angeborenen Stoffwechselstörungen*
wie GRIGLER-NAJJAR-Syndrom, Aminosäurestoffwechselstörungen, Cystinose, Phenylketonurie u.a.
liegen Einzelerfahrungen vor, die den Einsatz zelltherapeutischer Kombinationen empfehlenswert machen, bindende Schlüsse sind jedoch wegen der geringen Beobachtungszahl noch nicht möglich.

Bei der Behandlung von
primären Immuninsuffizienzen (angeborene kombinierte Immundefekte)
erworbenen Immundefekten (postinfektiös, AIDS)
artifiziellen Immunparesen (Cytostatica, Bestrahlungen)

bilden Implantationskombinationen von *fet. Leber, fet. Milz, fet. Thymus, fet. Mesenchym, Nebenniere, fet. Dünndarm* die einzigen sinnvollen Behandlungsansätze, wenn identisches Transplantationsmaterial nicht zur Verfügung steht.

In der *Leukämiebehandlung*
ist die klinische Erfahrung noch zu begrenzt. Implantationen von *fet. Milz, fet. Leber und fet. Mesenchym* haben nicht nur im Experiment, sondern auch beim Menschen einen tiefgreifenden, allerdings nicht dauerhaften Effekt. Mehr als einmal konnten medizinisch technische Assistentinnen 1 - 3 Tage nach Implantationen dieser Gewebe im peripheren Blutbild nicht erkennen, daß es sich um eine Leukämie handelt; sie fragten zurück, ob nicht eine Namens- oder Präparateverwechslung vorliegt.

Bei *bösartigen Tumoren*
ist der Miteinsatz von fetaler Leber dann angezeigt, wenn es sich um Tumoren des Bauchraumes handelt oder Lebermetastasen nachgewiesen sind. Zur Hebung der körpereigenen Wiederstandskraft sind Kombinationen von
fet. Thymus, fet. Milz, fet. Leber, fet. Mesenchym, Nebenniere
eine allgemeine Basisempfehlung.

Funktionsstörungen und Krankheiten des Verdauungstraktes

Ursachen
Die direkte Zugänglichkeit des Magen-Darmkanals für Medikamente und Diät mag es mit sich gebracht haben, daß organtherapeutische Regenerationsbehandlungen wenig geprüft wurden. Im Vordergrund stehen Substitution fehlender Fermente und Operation. Dabei spielen die Funktionsstörungen im Vorfeld von Krankheiten eine zunehmende Rolle, bedingt durch die künstliche Aufbereitung unserer Nahrung.

Nahrungsmittelzusätze — Konservierungs-, Färbe, Quell-, Schönungsmittel — schützen zwar die so präparierten Naturprodukte vor dem Verderb, stellen aber die Verdauungssäfte des Menschen vor schwere oder unlösbare Verdauungsaufgaben, da die Enzymausstattung des Magen-Darm-Kanals nicht für Fremdsubstanzen entwickelt ist. Beginnend mit dem Säuglingsalter wird das Darmepithel mit diesen Fremdstoffen überlastet — und geschädigt. Die Nahrungsmittel-Unverträglichkeiten, -allergien und die chronischen Darmerkrankungen (Crohn'sche Krankheit, Colitis ulcerosa) nehmen ebenso zu, wie die bösartigen Tumoren des Dickdarms. Der Schädigung der Resorptionsflächen (Zotten, Darmschleimhaut) folgt die Fermentschwäche, eine erhöhte Durchlässigkeit der Darmwand für unverdaute Fremdsubstanzen. Damit wird der Darmtrakt zum Hauptlieferanten für Allergene und Ausgangsorgan vieler chronischer Krankheiten.

Verdauungsschwächen (Fermentschwächen)
beruhen in der Mehrzahl auf Degenerationen der Schleimhautauskleidung mit nachfolgender Minderproduktion an Verdauungsenzymen. Ursächlich können schwerwiegende Entzündungen oder Dauerüberlastungen durch Fremdprodukte in der Nahrung verantwortlich sein. Die Behandlung mit zucker-, eiweiß, fett-, zellulosespaltenden Enzymkombinationen ist oft ausreichend, aber rein symptomatisch. Vernünftiger ist der Versuch einer ursächlichen Behandlung mit dem Ziel einer Regeneration der Schleimhaut.

Durch Ernährungsumstellung auf natürliche Produkte sollte zunächst der ursächliche Schadensfaktor ausgeschaltet werden.

Zur Regeneration der Verdauungsflächen können
fet. Magen, fet. Dünndarm, fet. Dickdarm
und die großen Verdauungsdrüsen
fet. Pankreas, fet. Leber, fet. Gallenblase
herangezogen werden. Darüber hinaus empfiehlt sich ein orales Angebot eines Ultrafiltrats aus *Leber-Pankreas-Placenta-Dünndarm-Muscosa, welches als „LPPM"* zur Verfügung steht. Wichtig bei diesen Krankheiten ist auch eine Regulierung der Darmflora im Sinne einer Symbiose-Lenkung.

Einige Erfahrungen liegen beim **Ulcus-Leiden**
vor. Zur Behandlung der Magen- und Dünndarm-Geschwüre werden medikamentöse und chirurgische Maßnahmen — wandelnd im Urteil der Zeitgeschichte — benützt. Geht man jedoch von der komplexen seelischen Konstellation der „Ulcus-Persönlichkeit" aus, wirken diese „lokalen" Maßnahmen geradezu simpel. Eine umfassende Behandlung mit Lebensstil-, Ernährungsumstellung und Regenerationstherapie mit Organotherapeutika dürfte sinnvoller sein. Entsprechende prakt. und klinische Untersuchungen in der Ulcustherapie liegen vor, wobei
fet. Magen, fet. Dünndarm, Placenta,
fet. Zwischenhirn, fet. Leber, fet. Pankreas
zum Einsatz kommen. Steht die Streßkomponente im Vordergrund, sind *Nebenniere* und *Hypothalamus* einzubeziehen.

**Regionale Enteritis,
Ileitis terminalis,
Crohn'sche Krankheit,
Colitis ulcerosa**
sind chronische Darmkrankheiten, bei welchen der Entzündungsprozeß über die Schleimhaut hinaus die Darmwand in Mitleidenschaft zieht. Verlust der Verdauungsfunktion, der Muskeltätigkeit (Peristaltik), Wandstarre, Geschwüre, Fisteln, umschriebene Bauchfellentzündungen bilden die Skala möglicher Folgen. Schmerzen und ständiges Mißbehagen führen zu Persönlichkeitsveränderungen. Die medikamentösen Antworten – Cortisone und/ oder Azulfidine – sind hilfreich in akuten Stadien, beinhalten jedoch kein kausales Heilungsprinzip. Während akute Entzündungszustände eine Gegenindikation zur Zelltherapie darstellen, operiert diese bei chronischen Entzündungen und deren Folgezuständen mit teils überraschenden Erfolgen.
Ernährungsumstellung, Substitution von Verdauungsfermenten, pflanzliche Verdauungskombinations-Präparate (Tees), mit Regulierung der Darmbakteriensiedlung durch Symbioselenkung im Zusammenwirken mit einer zelltherapeutischen Regenerationsbehandlung können manches vorgezeichnete Schicksal korrigieren.
Implantiert werden sollte
*fet. Magen, fet. Dünndarm, fet. Dickdarm,
fet. Leber, fet. Placenta.*
Da häufig Autoimmunprozesse eine Rolle spielen und infolge der Chronizität Ermüdungen in der Stressbeantwortung auftreten können, empfiehlt sich
Hypothalamus, Thymus, Nebenniere
gegebenenfalls einzubeziehen.

Testament mit 30

*„Sie ist so verzweifelt, daß sie jetzt mit 30 Jahren schon ihr Testament gemacht hat".
So schilderte die Schauspielerin den Zustand ihrer Freundin, die bis vor einem Jahr im Public-Relations-Geschäft tätig war, das letzte Jahr aber mit kurzen Unterbrechungen in Krankenhäusern verbrachte. Mehr als 1 kg Röntgen-Aufnahmen gaben Auskunft über den Zustand des Darmes. Das Vollbild einer sogen. Chron'schen Krankheit hatte zu Schleimhautatrophien in weiten Abschnitten des Dünndarms, Wandstarre und Verengungen in unteren Dünndarm und Dickdarm geführt. Am lästigsten aber waren die Fisteln, die vom Darm in die Scheide und über die Haut führten. Der ständig dumpfe Schmerz wurde von heftigen Schmerzattacken abgelöst, wenn die Darmperistaltik versuchte den Darminhalt durch die Engstellen zu treiben.*

Depressiv und resigniert reagierte die junge Frau auch auf die Erstuntersuchung und -aussprache. Es sei ja schon alles versucht worden, nichts habe geholfen, die Medikamente, insbesondere das Cortison habe ihren Zustand nur noch verschlechtert.

Einen Menschen in dieser Verfassung zu überzeugen, daß es Wege aus dieser scheinbaren

Aussichtslosigkeit gibt, bedarf mehrerer einfühlsamer Unterhaltungen. Das Mißtrauen gegen jede Behandlung ist so tief verwurzelt, daß man erst den logischen Sinn erläutern und darauf die Bereitschaft zur Mitarbeit aufbauen muß. Schon mit der Ernährung fängt es an, wenn der Darm kaum mehr resorbiert, wird die Kost zu einem Puzzle, das nur mit viel Geduld lösbar ist.

Die Strategie wurde klargelegt: Ernährungsumstellung, Verdauungsenzyme, um die Nahrung abbauen zu helfen, Vitamine und Mineralien, um bestehende Mangelzustände zu beheben, und Implantation fetaler Gewebe, um den lädierten Organen Material zur Regeneration zu liefern. Zusätzlich wurde ein orales Ultrafiltrat zur Regeneration der Darmschleimhaut angeboten.

Von manchem Rückfall, manchem Trostwort, nicht zuviel auf einmal zu erwarten abgesehen, ging es langsam bergauf. War die Frau anfänglich gezwungen, wegen der Bauchschmerzen in nur einer bestimmten Rückenlage bewegungsarm im Bett zu liegen, bedeutete die Möglichkeit eines Lagewechsels schon eine Erleichterung. 3 Wochen nach der Implantation konnte sie zur Körperpflege aufstehen, später Spaziergänge bis zu einer Stunde machen, „ohne daß etwas passierte".

Neun Monate später kam ein Brief. Es sei alles doch nicht so glatt gegangen, wie sichs ursprünglich anließ, aber nächste Woche wolle sie versuchen, ihre Arbeit – nach fast zwei Jahren Unterbrechung – wieder aufzunehmen. Seit dieser Zeit ist sie wieder voll berufstätig.

Ernährungsrichtlinien bei degenerativen Leiden
Degenerative Erkrankungen resultieren aus einer Kombination anlagebedingter Organschwächen mit umweltbedingten Belastungen; sie treten vorwiegend im mittleren und höheren Alter durch Ermüdung oder Überbelastung der Zellen, deren Stoffwechselumsatz herabgesetzt ist, auf. Unter den umweltbedingten Belastungen spielt die Ernährung die bedeutsamste Rolle. Ernährungsrichtlinien sind keine Diät mit einer Liste von Beschränkungen und Verboten, sondern Empfehlungen, über die Ernährung den Stoffhaushalt des organismus sicherzustellen und den Zellstoffwechsel zu aktivieren.

Dazu dienen folgende Grundsätze:

1. *Die Ernährung soll so natürlich wie möglich sein;*
dies bedeutet, daß die Lebensmittel nicht denaturiert und frei von Färbemitteln, Quellmitteln, Geschmackskorrigenzien und anderen chemischen Additiven sein sollten. Physikalische Eingriffe, wie Beizen, Grillen, Räuchern, Salzen, Rösten, führen ebenfalls zur Denaturierung.
2. *Natürlich sind Lebensmittel*
dann, wenn die native Zusammensetzung aus biologischen Grundstoffen und Enzymen (Fermenten) erhalten ist.

3. *Innerhalb der drei Ernährungskategorien*
- Lebensmittel (fermentativ intakte Naturprodukte),
- Nahrungsmittel (Kalorienträger unterschiedlicher Wertigkeit),
- Genußmittel (Produkte ohne Nährwert, teilweise zellschädigend)

soll das Schwergewicht auf den Lebensmitteln liegen.
4. *Quantität und Qualität*
der Nahrung sollen auf den Grundumsatz (Ruhebedarf) und Arbeitsumsatz abgestellt sein.
5. *Jede Einseitigkeit der Nahrungszusammensetzung*
ist zu vermeiden, da sie auf die Dauer Mangelerscheinungen nach sich zieht und nur Vielfältigkeit und Abwechslung den Stoffwechsel ausreichend anregen.
6. *Nahrungsmittel*
sollen nicht nur Kalorienspender sein, sondern mit ihrer *Eigendynamik* die Stoffwechselmechanismen des Körpers anregen und unterstützen.
7. *Naturstoffe können ihre Dynamik nur bewahren,*
wenn sie schonend zubereitet und möglichst frisch genossen werden.
8. *Vormahlzeiten mit fermentativ aktiven Früchten,*
Vegetabilien oder Säften helfen dem Körper, die nachfolgende Hauptmahlzeit besser zu verarbeiten.
9. *Die Temperatur der Speisen*
ist der Umgebungstemperatur anzupassen; heiße und eisgekühlte Speisen sind zu vermeiden.
10. *Bewegung*
nach Einnahme der Hauptmahlzeiten unterstützt die Stoffwechseldynamik.

Praktische Liste empfohlener und ungeeigneter Nahrungsmittel und Getränke

Ungeeignet (oder schädlich)	Empfehlenswert
Fleisch Schweine-, Gänse-, Entenfleisch, Geselchtes, Gepökeltes, Rotgegrilltes, Geräuchertes Fleisch, Schinken, Wurst, speziell Hartwurst Speck	Kalb-, Hühner-, Putenfleisch, Kaninchen, Fasan, Rebhuhn, Taube, mageres Rindfleisch
Fisch Aal, Karpfen, Flundern, Seezunge, Scholle, Heilbutt, Grundfische, Räucher-, Trockenfisch Fischkonserven gebratene Fische	weiße Seefische Lachs, Forelle gedünstet oder gebraten
Milchprodukte, Eier kohlenhydratangereicherte Milch Milchcreme, Sahne harte Eier, scharf gebratene Eier	Molke, Buttermilch, Magermilch, Dickmilch Buttermilchquark, Bioghurt, Yoghurt Eier roh (in Fruchtsaft), geschlagen oder kurz gekocht
Brot- und Mehlspeisen Weißbrot, weiße Brötchen (Semmeln) Backwaren aus raffinierten (weißen) Mehlen backpulverreiches Gebäck Mehlspeisen	Schwarzbrot, Vollkornbrot, Mehrkornbrot, Kommißbrot, Bauernbrot, Weizenkeimbrot, Sauerteigbrot, Senfsamenbrot u.a. Backwaren aus frisch geschroteten und vollwertigen Mehlen Kuchen aus vollwertigen Mehlen, gesüßt mit Honig, Melasse oder braunem Zucker
Zucker, süße Genußmittel weißer, raffinierter Zucker Bonbons, speziell gefärbtes Speiseeis Schokolade, Torten, Konfekt	Bienenhonig Melasse (Sirup) brauner Zucker Fruchtzucker

Ungeeignet (oder schädlich)	Empfehlenswert
«Nährmittel» glasierter Reis Hülsenfrüchte (Linsen, Bohnen, alte Erbsen) Kornprodukte	unglasierter (Natur-)Reis grüne Nudeln Schwarzmehl, Vollkornmehl Hafer-, Gerstenflocken grober Grieß, Maisgrieß Graupen
Fette, Öle Mastfette (Schweine-, Gänse-Entenfett) industrielle Mischfette, gehärtete Fette Mayonnaise, Sahne, Cremes Fischöl (Tran) Rindertalg, Schweineschmalz, Gänseschmalz	Pflanzenöle, möglichst unerhitzt: Sojaöl, Senfsamenöl, Walnußöl, Kokosnußöl, Sonnenblumenöl, Leinsamenöl, Weizenkeimöl, Maiskeimöl, Olivenöl, Erdnußöl, Distelöl, Palmöl, Baumwollsaatöl, Sesamöl
Gemüse, Gemüsesäfte Blattkohlarten (Weiß-, Rot-, Rosenkohl) Schwarzwurzeln, ältere Spargel, Pilze Bratkartoffeln, Pommes frites, Einbrennen, fertige Soßen und verschiedene Dressings oder Geschmackskorrigenzien	**Grundsatz:** roh, kurz gekocht oder gedünstet Karotten, Spinat, Mangold, Gurken, Rote Rüben, junger Kohlrabi, Blumenkohl Kopf-, Feld-, Endiviensalat, Sellerie, Brennessel-, Löwenzahnsalat Chicoree, Tomaten, Meerrettich, Brunnenkresse, in kleinen Mengen junge grüne Erbsen Kartoffeln (roh, gekocht, Pellkartoffeln, Kartoffelbrei)
Obst, Obstsäfte unreifes Obst konserviertes Obst geschöntes Obst Vorsicht bei Kernobst: Pflaumen, Kirschen	reife Äpfel, Birnen, Aprikosen, Pfirsiche Bananen, Feigen, Datteln, Papaya, Mango, Ananas, Orangen, Zitronen, Grapefruit, Melonen Himbeeren, Brombeeren, Johannisbeeren, Heidelbeeren, Preisel-, Moosbeeren Hagebutten, Sanddorn Nüsse

Ungeeignet (oder schädlich)	Empfehlenswert
Getränke Schädlich: alkohol. Getränke über 30 Vol.%; Whisky, Brandy, Cognac, Wodka, Arrak, Uzo, u.a. ungeeignet: alkohol. Getränke zwischen 10 und 30 Vol.%; Liköre, Magenbitter Bohnenkaffee starker Tee	Buttermilch, Magermilch, Dickmilch, Apfel-, Orangen-, Karotten-, Rote Beete-, Heidelbeer-, Zitronen-, Grapefruit-, Mango-, Papaya-, Ananas-, Kirschsaft **wichtig:** Säfte nur aus frischen Früchten herstellen, keine Konserven Pflanzentees: Kamillen, Pfefferminz-, Lindenblüten-, Holunderblüten-, Hagebutten-, Apfelschalen-, Brennesseltee leichter Tee, koffeinfreier Kaffee, Weizenbier, Malzbier, leichte Weine in kleinen Mengen
Gewürze Essigkonzentrate gebrauchsfertige Suppenwürze, Suppen- und Soßenpulver Pfeffer, Curry	undenaturierte Früchte, Gemüse und Lebensmittel enthalten ausreichend Eigengewürze und brauchen keine Geschmackskorrigenzien Knoblauch, Petersilie, Zwiebel Zitronensaft, Molkenessig, Weinessig, Obstessig Paprika, Kümmel, Majoran, Wacholder, Anis, Muskat, Lorbeerblätter, Vanille, Thymian Bier-, Backhefe

Synopsis zelltherapeutischer Indikationen

Die nachstehende alphabetische Übersicht faßt für die wichtigsten Gesundheitsstörungen, Symptome, Syndrome und Krankheiten die Wahl und Kombination der zu implantierenden Gewebe zusammen. Da die Gewebeselektion in erster Linie von der persönlichen Situation des Patienten und dem vorliegenden Symptomenmosaik abhängt, sollte die Gliederung in Gewebe 1. und 2. Wahl nur als grobe Richtlinie gewertet werden. Die Übersicht ist für eine Schnellorientierung gedacht und erspart nicht die komplizierte Analyse des Einzelfalles. Dem Einsatz zelltherapeutischer Mittel sollten deshalb eine intensive Auswertung der individuellen Krankheitssituation und Grundkenntnisse der Regelkreise im Organismus vorausgehen.

Zelltherapie ist kein Selbstzweck und sollte nicht isoliert betrachtet werden; sie sollte stets Teil eines ganzheitsmedizinischen Konzeptes sein. Zelltherapie ist damit der biologische Gegenpol zum linear-kausalen Denken in „Monosubstanzen" der theoretischen Medizin. Der Erfolg im Einzelfall wird umso größer sein, je gründlicher die Gewebeauswahl getroffen und je zielgerichteter weitere Maßnahmen medikamentöser, physiotherapeutischer, psychosozialer Natur eingesetzt werden. Im Zusammenwirken mit Ernährungsumstellung und Lebensstilkorrekturen kann der Gesamterfolg der Behandlung und Betreuung optimiert werden.

Krankheit Syndrom Symptom	Gewebe 1. Wahl	Gewebe 2. Wahl
Achondroplasie	Knorpel Leber Osteoblasten	Placenta Bindegewebe
Agammaglobulinämie	Thymus Milz Nebenniere	fet. Mesenchym Leber
Agranulocytose	Leber Milz Mesenchym	Thymus Knochenmark Hypothalamus
AIDS	Thymus Nebenniere Dickdarm Leber Haut	Milz Placenta Cellcutana Ultrafiltrat LPPM oral Symbiose-Lenkung
Alkoholismus	Leber Magen Dünndarm Placenta	Hypothalamus Frontalhirn Nebenniere Herz Pankreas
Alkohol-Syndrom (embryo-fetales)	Leber Placenta Großhirn	Thalamus Frontalhirn
Akne vulgaris-globata	Nebenniere Haut	Leber Placenta
Alopecie	Nebenniere Zwischenhirn lokal: fet. Hautextrakt	Haut Placenta Leber
Alzheimersche Krankheit	Hypothalamus Frontalhirn Großhirn Placenta	Leber Dünndarm Stammganglien Kleinhirn Nebenniere Testes/Ovar
Amaurotische „Idiotie"	Sehnerv Retina Leber Placenta	Großhirn Dünndarm Pankreas
Amyotonia, cong.	Rückenmark Occipitalhirn	Mittelhirn Leber
Altershaut	Haut Placenta Bindegewebe	fet. Hautextrakt

Krankheit / Syndrom / Symptom	Gewebe 1. Wahl	Gewebe 2. Wahl
Anämien, hypoplastische	Milz Leber	Knochenmark fet. Mesenchym
Antikörpermangel-Syndrom	Thymus Milz Nebenniere	Knochenmark Leber Mittelhirn
Apallisches Syndrom	Rückenmark Großhirn Großhirnrinde Thalamus Kleinhirn	Placenta Gehirnregionen nach Symptomen
Arteriosklerose	Arterie Placenta Herz Leber	Bindegewebe Gonaden
Arthritis chron.	Nebenniere Knorpel Bindegewebe Placenta	Osteoblasten Leber
Arthromyodysplasie	Knorpel Placenta Bindegewebe Rückenmark	Sakralmark Muskel Osteoblasten
Arthrose	Knorpel Placenta Bindegewebe Leber Nebenniere	Muskel
Aseptische Nekrosen	Knorpel Placenta	Bindegewebe Leber
Asthma bronchiale	Lunge Nebenniere Zwischenhirn	Herz Bindegewebe Leber
Ataxie	Kleinhirn Rückenmark Mittelhirn	Occipitalhirn
Ataxia teleangiectatica (Luis-Bar-S.)	Thymus Kleinhirn	Leber Mittelhirn
Ataxie. cerebello-spinale degenerative	Kleinhirn Rückenmark Leber Placenta Dünndarm	Muskel Pankreas evtl. Haut

Krankheit Syndrom Symptom	Gewebe 1. Wahl	Gewebe 2. Wahl
Athetose	Zwischenhirn Temporalhirn Stammganglien	Kleinhirn Thalamus
Autismus	Thalamus Frontalhirn	Kleinhirn Hypothalamus Temporalhirn
Autoaggressions-Krankheiten	Nebenniere Leber Placenta Hypothalamus Thymus	symptomabhängig, Kontraindikationen beachten
Beta-Hypolipoproteinämie	Leber Placenta Magen-Darm-Schleimhaut	Kleinhirn
Bronchitis, obstruktive	Lunge Placenta Bindegewebe	Mucosa Nebenniere
Carcinome	fet. Mesenchym	Organspezif.Gewebe und Revitalisierung
Cerebralparese	Gewebewahl nach Symptomen	
Cerebralparese, ataktische	Kleinhirn Occipitalhirn Rückenmark Mittelhirn	
Cerebralparese, dyskinetische	Zwischenhirn Stammganglien Temporalhirn Großhirnrinde	Hypothalamus Frontalhirn
Cerebralparese, hypertone	Großhirnrinde Rückenmark Großhirnhemisphäre Thalamus	Placenta Mittelhirn
Cerebralparese, hypotone	Mittelhirn Occipitalhirn Rückenmark Kleinhirn	Parietalhirn
Cerebralsklerose	Placenta Herz Zwischenhirn Großhirnhemisphäre	gezielt: Hirnregionen
Colitis ulcerosa	Leber Nebenniere Darmschleimhaut	Thymus fet. Hautextrakt oral

Krankheit Syndrom Symptom	Gewebe 1. Wahl	Gewebe 2. Wahl
Coronarsklerose	Herz Placenta Arterie Bindegewebe	Lunge Leber
Crigler-Najjar-Syndrom	Leber Placenta Stammganglien	Kleinhirn
Crohn, Morbus	Dünndarm Dickdarm Thymus Nebenniere	Leber Placenta Milz Ultrafiltrate
Cystinose	Leber Niere Placenta	Haut Knochenmark
Depression	Hypothalamus Frontalhirn Leber Placenta	Gonaden Nebenniere
Diabetes mellitus	Pankreas Leber Magen-Darm-Schleimhaut	Zwischenhirn Nebenniere Placenta
Diabetes insipidus	Zwischenhirn Hypothalamus Hypophyse	Niere
Down-Syndrom	Reihenfolge der Implantationen und Basisbehandlung s. S. 69 ff.	
Dystonia musculorum deformans	Stammganglien Zwischenhirn Kleinhirn Muskel	Rückenmark Leber Dünndarm
Emphysem, Lunge	Lunge Herz Leber Bindegewebe	Hypothalamus Nebenniere Muskel
Encephalitis disseminata (Multiple Sklerose)	Bindegewebe Leber Muskel Placenta Dünndarm	Pankreas Nebenniere Herz Dickdarm Harnblase
Enchondromatose	Knorpel Osteoblasten Bindegewebe Placenta	Leber Pankreas

Krankheit Syndrom Symptom	Gewebe 1. Wahl	Gewebe 2. Wahl
Fabry-Krankheit	fet. Mesenchym Placenta Leber	
Fertilitätsstörungen weibl.	Ovar Nebenniere weibl. Hypothalamus	Placenta Leber
Fertilitätsstörungen männl.	Testis Nebenniere männl. Hypothalamus	Placenta Leber
Frakturheilung, verzögerte	fet. Mesenchym Osteoblasten Knorpel	Placenta
Friedreich'sche Ataxie	Kleinhirn Leber Dünndarm Muskel	Mittelhirn Herz Pankreas Placenta
Frontalhirn-Syndrom	Thalamus Frontalhirn	Placenta
Gangliosidosen	Leber Placenta (fet. Mesenchym)	Nebenniere Bindegewebe
Gaucher, Morbus	Leber Herz Muskel	Pankreas Dünndarm
Gedächtnis-Schwäche	Thalamus Frontalhirn Temporalhirn	Zwischenhirn Hypothalamus in höherem Alter: Herz Placenta
Granulocytopenie	Milz Leber Knochenmark	fet. Bindegewebe
Hautdefekte	Hautextrakt lokal Bindegewebe	Placenta Haut
Hepatitis, chron.	Darm-Mucosa Leber Placenta	Nebenniere Mesenchym Magen
Hepatolenticuläre Degeneration	Leber Retina Nervus opticus	Placenta Pankreas Dünndarm

Krankheit Syndrom Symptom	Gewebe 1. Wahl	Gewebe 2. Wahl
Hepatose (Speziell d. Alkohol)	Leber Mesenchym Placenta	Pankreas Magen Dünndarm
Herzinfarkt (nicht frisch!)	Placenta Herz Arterie Leber	Nebenniere
Herzinsuffizienz (nicht dekompensierte!)	Herz Leber Lunge Placenta	
Hirnatrophie	Frontalhirn Hypothalamus Großhirn Placenta	Allgemeine Revitalisierung
Hodgkin-Lymphom	Mesenchym Thymus Milz Leber	Lymphknoten
Huntington-Chorea	Stammganglien Zischenhirn Großhirn Kleinhirn	Leber Pankreas Dünndarm Placenta
Hydrocephalus	Großhirnhemisphäre Großhirnrinde Thalamus Placenta	
Hyperammonämie	Leber Placenta	Kleinhirn Großhirnhemisphäre
Hypercorticismus	Zwischenhirn Hypothalamus Nebenniere	
Hyperurikämie (Gicht)	Niere Placenta Leber	Hypothalamus Dünndarm
Hypogonadismus	Hypophyse männl. Hypothalamus Nebenniere Testis	
Hypoparathyreoidismus	Parathyreoidea	Thyreoidea Nebennieren Hypophyse

Krankheit Syndrom Symptom	Gewebe 1. Wahl	Gewebe 2. Wahl
Hypothyreose	Thyreoidea Hypothalamus Frontalhirn	Hypophyse Nebenniere
Ichthyosis congen.	fet. Hautextrakt lokal	Placenta Haut Leber
Immunschwäche	Thymus Nebenniere Milz	Bindegewebe Lunge Leber Schleimhäute
Karnitin-Myopathie	Muskel Leber Herz Placenta	Dünndarm Bindegewebe
Karzinome, s. unter Krebs		
Katzenschrei-Syndrom	Diencephalon Großhirnhemisphäre Placenta	Gehirnregionen nach Symptomatik
Kearn's-Sayre Syndrom	Herz Muskel Placenta Leber	Bindegewebe Pankreas Dünndarm Hypothalamus
Keloide	fet. Hautextrakt lokal	Bindegewebe Placenta
Klimakterium, fem.	Hypophyse ♀ Nebenniere ♀ Ovar Placenta ♀	Hypothalamus Frontalhirn
Klimakterium virile	Hypophyse ♂ Nebenniere ♂ Testes Placenta ♂	Prostata Hypothalamus Pankreas
Kollagenosen	Nebenniere Leber Placenta Hypothalamus	symptomabhängig; Kontraindikationen beachten

Krankheit Syndrom Symptom	Gewebe 1. Wahl	Gewebe 2. Wahl
Kosmetikschäden	fet.Hautextrakt lokal	Placenta Bindegewebe allgemeine Revitalisierung
Krebs	Resistocell (fet. Mesenchym) Nebenniere	organspezif. Selektion allgemeine Revitalisierung
Leberzirrhose, komp.	Leber Placenta Magen-Darm-Schleimhaut	Nebenniere Bindegewebe Milz
Legasthenie	Thalamus Frontalhirn Temporalhirn	Großhirn Placenta
Leukämie, lymphatische	Milz Leber Knochenmark	fet.Mesenchym
Leukämie, myeloische	Milz Leber Mesenchym Knochenmark	Nebenniere Hypathalamus
Leukodystrophie	Leber Placenta Dünndarm	Pankreas Nebenniere Bindegewebe LPPM-Lyophilisat oral
Lowe-Syndrom	Niere Leber Retina	Placenta Pankreas Zwischenhirn
Lungenemphysem	Lunge Placenta Herz	Leber fet.Bindegewebe
Lymphome	fet. Mesenchym Thymus Milz	Leber
Lymphopenie, episodische	Thymus Milz Leber	Knochenmark
Lysosomale Defekte	Leber Placenta Muskel Bindegewebe	organorientiert: Großhirn Knorpel-Osteoblasten Herz

Krankheit Syndrom Symptom	Gewebe 1. Wahl	Gewebe 2. Wahl
Malabsorption	Magen Dünndarm Dickdarm	Leber Pankreas Ultrafiltrate oral
Marfan-Syndrom	Bindegewebe Muskel Osteoblasten Knorpel	Herz Leber Arterie
Meta-epiphysäre Dysplasien	Knorpel Osteoblasten Placenta Leber	Knochenmark
Menière-Syndrom	Hörnerv Mittelhirn Parietalhirn Temporalhirn Kleinhirn	Placenta
Migräne	Placenta Frontal- Temporalhirn	Nebenniere Leber
Mikrocephalie	Großhirnhemisphäre Großhirnrinde Thalamus Diencephalon Mesencephalon	Gehirnregionen nach Anatomie und Symptomatik
Minderwuchs, adreno-genital.	Nebennieren Ovar oder Testes	Hypothalamus
Minderwuchs, hypophysärer	Diencephalon Hypothalamus Hypophyse	Nebennieren
Minderwuchs, hepatischer	Leber Placenta Darmschleimhaut	Pankreas Nebennieren
Minderwuchs, ossärer	Knorpel Placenta	je nach Krankheits- bild
Mitochondriale Deprivation	Muskel Herz Leber	Bindegewebe Pankreas Dünndarm
Mongolismus	siehe Down-Syndrom	

Krankheit Syndrom Symptom	Gewebe 1. Wahl	Gewebe 2. Wahl
Mucopolysaccharidosen	Leber Knorpel Placenta Bindegewebe	Osteoblasten Enzympräparate!
Mucoviscidose	Lunge Placenta Pankreas	Dünndarm Haut Bindegewebe
Multiple Sklerose	s. Encephalitis dissem. S. 101	
Muskeldystrophie, progr.	Placenta Leber Muskel	Nebenniere Dünndarm Herz Muskel-Extrakt oral
Muskeldystrophie, spinale	Placenta Leber Rückenmark Kleinhirn	
Myasthenia gravis	Rückenmark Muskel peripher.Nerven Thymus	Leber Placenta Dünndarm
Myoklonus-Encephalopathie	Stammganglien Mittelhirn Kleinhirn	Placenta Leber Muskel
Nebennieren-Insuffizienz	Nebenniere	Hypothalamus (Gonaden)
Nephritis, chronische	Niere Placenta Bindegewebe	Nebenniere
Nephrose	Niere Placenta Leber	Nebenniere
Neurofibromatose Recklinghausen	Zwischenhirn Leber Placenta	Hypothalamus Großhirn evtl. Stammganglien
Noonan-Syndrom	Nebenniere Gonaden	Placenta Hypothalamus
Nystagmus	Kleinhirn Mittelhirn Muskel	Enzympräparate Coliacron

Krankheit Syndrom Symptom	Gewebe 1. Wahl	Gewebe 2. Wahl
Oligospermie	Testes Nebenniere Hypothalamus Placenta ♂	Leber Pankreas Schilddrüse
Osteogenesis imperfecta	Knorpel Placenta Osteoblasten Knochenmark	Leber
Osteomyelitis chron.	fet.Mesenchym Placenta Osteoblasten	Thymus Nebenniere
Osteomyelofibrose	Knochenmark fet.Mesenchym Knorpel Placenta	Nebenniere Leber
Osteoporose	fet.Mesenchym Knorpel Knochenmark Leber Placenta	Gonaden geschlechts- spezifisch Parathyreoidea
Ovarial-Insuffizienz	Ovar Nebenniere Hypothalamus Placenta ♀	Schilddrüse Pankreas
Panmyelopathie	Milz Leber Knochenmark Knorpel fet.Mesenchym	Placenta Nebenniere
Parkinson-Syndrom	Stammganglien Diencephalon Kleinhirn	Placenta Arterie Bindegewebe
periphere Durchblutungs- störungen	Placenta Arterie Herz	organbezogene Revitalisierung
Postmenopause-Syndrom	Hypophyse ♀ Zwischenhirn Nebennniere Ovar Placenta ♀	bei Depressionen: Frontalhirn Leber
Potenzstörungen	Hypothalamus Nebenniere Testes	organbezogene Revitalisierung

Krankheit Syndrom Symptom	Gewebe 1. Wahl	Gewebe 2. Wahl
Prader-Willi-Syndrom	Hypothalamus Nebenniere Testes	Placenta Frontalhirn Leber
Progerie	Placenta Leber Zwischenhirn	Nebenniere
Prostata-Adenom	Prostata fet.Mesenchym Testes Nebenniere	Revitalisierung
Retinitis pigmentosa	Retina Placenta Leber Dünndarm	Nervus opticus Zwischenhirn Thymus evtl.Kleinhirn
Revitalisierung, männlich	Hypothalamus Frontalhirn Nebenniere Testes Leber Placenta	Symptom-abhängig
Revitalisierung, weiblich	Hypothalamus Frontalhirn Nebenniere Ovar Leber Placenta	Symptom-abhängig
Reynaud-Syndrom	Placenta Arterie Herz	organbezogene Revitalisierung
Schlaflosigkeit	Hypothalamus Frontalhirn Temporalhirn	Nebenniere
Sheehan-Syndrom	Hypophyse Diencephalon	Nebenniere Ovar
Sklerodermie	Haut Placenta Bindegewebe Leber	Nebenniere
Strahlen-Syndrom	Milz Leber Knochenmark Darmschleimhaut fet.Mesenchym	Nebenniere Gonaden

Krankheit Syndrom Symptom	Gewebe 1. Wahl	Gewebe 2. Wahl
Thalassämie	Milz Leber Placenta	
Thrombocytopenie	Milz Leber Knochenmark	Nebenniere Thymus Placenta
Tuberöse Sklerose	Placenta Leber Bindegewebe	Nebenniere Pankreas
Tumoren	fet.Mesenchym	abhängig von Tumorart und -lokalisation
Turner-Syndrom	Nebenniere Gonaden	Diencephalon Hypothalamus
Ulcus cruris	Haut Leber Herz Placenta	Mesenchym fet.Hautextrakt lokal
Ulcus-Leiden	Magen-Darm-Schleimhaut Leber Nebenniere	Pankreas Hypothalamus
Verbrennungen	fet.Hautextrakt lokal	Placenta Haut Bindegewebe
Verbrühungen	fet.Hautextrakt lokal	Placenta Haut Bindegewebe
Wolf-Hirschhorn-Syndrom (Chromosom 4-Aberration)	Thalamus Frontalhirn Großhirn	Temporalhirn Mittelhirn Parietalhirn Placenta
Wundheilung, verzögerte	fet.Mesenchym Haut Placenta	
Zwergwuchs	Organwahl nach Ursache differenzieren	

Weiterführende Literatur

Die nachfolgend aufgeführten Bücher enthalten umfassende Informationen über Grundlagenforschung, Klinik und Praxis der Zelltherapie, sowie nahezu vollständige Verzeichnisse der Originalarbeiten.

SCHMID, F. und STEIN, J.: Zellforschung und Zelltherapie; Verlag H. Huber, Bern, Stuttgart, 1963.

SCHMID, F. und STEIN, J.: Cell-research and Cellular therapy; Ott Publishers, Thun/Switzerland, 1967.

SCHMID, F.: Zelltherapie – Grundlagen – Klinik – Praxis; Ott-Verlag, Thun/Schweiz, 1981.

SCHMID, F.: Celltherapy, a new Dimension of Medicin; Ott Publishers, Thun/Switzerland, 1983.

Zeitschriften: Cytobiologische Revue; Ott-Verlag, Thun/Schweiz erscheint vierteljährlich, 4-sprachig, 1987 im 11. Jahrgang.

Absorbtion	Stoffaufnahme	Dekompensation	Funktionszusammenbruch
Adjuvans	Hilfsstoff	Dentriten	astförmige Verzweigungen der Nerven
AIDS	Aquired Immune Deficiency Syndrome	Desmosomen	Haft-Verbindungsstrukturen der Zellen
Allergene	Stoffe, die Allergien auslösen	Diurese	Urinausscheidung
Alopecia	Haarausfall		
anachronistisch	Hinter der Zeit geblieben (hoffnungslos rückständig)		
Anaphylaxie	allergische Sofortreaktion	Embryonalperiode	Periode von der Befruchtung bis zur Bildung der Organe (14 Wo.)
Anhidrose	Unfähigkeit zu Schwitzen		
Appalisches Syndrom	Zustand mit Verlust der Gehirnrindenfunktion	endokrin	direkt in die Blutbahn abgebend (bei Hormondrüsen)
Arthrosen	degenerative Gelenkprozesse	endoplasmatisches Retikulum	schlauchförmige Strukturen zur Eiweißherstellung in den Zellen
Aspermie	Fehlen der Samenausschüttung		
Ataxie	Gleichgewichtsstörung	Enzymopathien	Krankheiten der Enzyme
Autoaggression	gegen den eigenen Körper (oder seine Organe) gerichteter Prozeß	Epidermis	oberflächlichste Hautschicht
		Epidermolysis	Ablösung der Haut
		Ergastoplasma	schlauchförmige Strukturen zur Eiweißsynthese in den Zellen
Autoimmunkrankheiten	Krankheiten, denen Antikörper gegen körpereigene Gewebe oder Strukturen zugrunde liegen	Erythrocyten	rote Blutkörperchen
		exogen	von außen wirkend (kommend)
Cellcutana	Markenname eines Ultrafiltrates aus fetaler Haut	Fanconi-Anämie	Typ einer Anämie, bei der gleichzeitig auch Blutplättchen und weiße Blutkörperchen vermindert sind
Cerebralparese	muskuläre Funktionsstörung durch Gehirnprozesse		
Chemotherapeutica	Arzneimittel auf chemischer Grundlage	fibrillär	faserförmig
Chromosomen	Träger der Erbinformation		
Colitis ulcerosa	Dickdarmentzündung mit Geschwürsbildung	Geriatrie	Lehre von den Krankheitserscheinungen des Alters
Coronarsklerose	Bindegewebeverhärtung und Verengung der Herzkranzgefäße	Gerontologie	Lehre von den Altersvorgängen
		Glykoside	(herz-)wirksame pflanzliche Stoffe
Crohn'sche Krankheit	chronische Erkrankung der Darmwand mit Verlust der Peristaltik		
		Hepatosen	Degenerative Lebererkrankung
Cystinose	Stoffwechselkrankheit mit Speicherung der Aminosäure Cystin	heredo-degenerativ	erblich mit Degeneration einhergehend
Cytomembran	Zellmembran	Hydrocele	Wasserbruch
Cytostatika	Arzneimittel, die zellschädigend oder vermehrungshemmend wirken	Hydrocephalus	Wasserkopf
		Hyperpyrexie	Überwärmung, hohes Fieber
		hypoplastische Anämie	Blutarmut durch verminderte Blutbildung
Decerebrationsstarre	Enthirnungsstarre	Hyposensibilisierung	Unempfindlichmachen mit unterschwelligen Dosen
degenerativ	von der Art abweichend die Arteigenschaft verlierend		

IgE	Immunglobulin E	myeloische Leukämie	Vermehrung unreifer weißer Blutkörperchen-Vorstufen
Ileitis terminalis	chronische Entzündung des Endstückes des Dünndarms	mykotisch	durch Pilze verursacht
Immunologie	Lehre von den Abwehrvorgängen		
Immunparesen	Schwächen der Infektionsabwehr		
Immunsupression	Unterdrückung der Infektionsabwehrvorgänge	Nephrose	degenerative chronische Nierenerkrankung
Implantation	Einpflanzung	Nervus opticus	Sehnerv
Infertilität	Unfruchtbarkeit	Neuriten	Hauptausläufer der Nervenzellen
inhärent	innewohnend	Neurodermitis	Hauterkrankung mit starkem Juckreiz
Integrität	Unversehrtheit	neurotrop	nervenwendig
		Nucleoporen	Öffnungen der Zellmembranen
Keloide	hypertrophische Narben		
Kollagenosen	Krankheiten der kollagenhaltigen Gewebe (Bindegewebskrankheiten)	Oligospermie	Verminderung der Samenzahl
Koordination	zur Ordnung, Übereinstimmung bringen	Omentum	Netz (im Bauchraum)
		oscillographisch	Schwingungen aufzeichnend
		Osteoblasten	Zellen für die Knochenbildung
Leukocyten	weiße Blutkörperchen	Ovarialdysgenesie	Unterentwicklung der Eierstöcke
Leukopenie	Verminderung der weißen Blutkörperchen	ovarielle Insuffizienz	Unterfunktion der Eierstöcke
LOWE-Syndrom	Angeborenes Krankheitsbild mit Symptomen an Augen und Nieren	Panmyelopathie	Erkrankung des gesamten Knochenmarks
Lupus erythematodes	Systemerkrankung mit typischen schmetterlingsförmigen Hautveränderungen im Gesicht	Pathogenese	Krankheitsentstehung
		Phagocytose	Fressen Aufnahme fester Partikel durch Zellen
Lungenemphysem	Überblähung der Lungenbläschen mit Strukturdefekten		
Lyophilisat	gefriergetrocknete Substanz	pluripotent	zu mehreren Entwicklungen fähig
		Polarisation	Richten nach 2 (entgegengesetzten) Polen
Makrophagen	große Freßzellen	Polyallergie	Mehrfachüberempfindlichkeit
Malignität	Bösartigkeit	Polynukleäre	mehrkernige weiße Blutkörperchen
Marasmus	Abmagerung	Psoriasis	Schuppenflechte
Medeas Curmethode	Mittelalterliche Bezeichnung für Bluttransfusion		
Mesenchym	Gewebsabkömmlinge des mittleren Keimblattes	quantifizieren	in Maßeinheiten bringen
Metastasen	Tochtergeschwülste		
Mikrophagen	kleine Freßzellen		
Mikrotubuli	Kleinströhrchen	regionale Enteritis	umschriebene chronische Entzündung von Dünndarmabschnitten
Mitochondrien	Energiestationen der Zellen	regressiv	rückschrittlich
Mucoviscidose	Systemerkrankung mit Eindickung des Sekretes äußerer Drüsen	Rejuvenation	Verjüngung
		Relikt	Überbleibsel
Myelin	Eiweiß/Fett-Verbindung zur Bildung der Nervenscheiden	reographisch	Fließvorgänge aufzeichnend

Resistocell	Markenname für fetales Mesenchym (Bindegewebe)
Revitalisierung	Wiederherstellung der Lebensfunktion
Ribosomen	Produktionsstätten von Eiweißstrukturen
Sklerodermie	Systemerkrankung der Haut mit Bildung von Sklerose (Verhärtungs-)Bezirken
Sklerosierung	(Bindegewebe-)Verhärtung
Sichelzell-Anämie	Blutarmut auf dem Boden einer Molekülveränderung des Hämoglobins mit sichelzellförmigen roten Blutkörperchen
Spermiogramm	Beurteilung der Samenzahl und -beschaffenheit
Synapsen	Verbindungsstellen zwischen verschiedenen Nervenzellen
Tetanie	Krampfzustand durch Kalziummangel
Tetraparese	Lähmung aller vier Extremitäten
Tetraspastik	erhöhte Muskelspannung in allen vier Extremitäten
Thalassämie	Mittelmeer-Anämie
Thrombocyten	Blutplättchen
Thrombocytopenie	Verminderung der Blutplättchen
Thymus	Organ, das im wesentlichen die Immunreaktionen des Körpers kontrolliert
Transplantation	Überpflanzung (von Geweben und Organen)
Tubuli	Röhrchen
Tumor	Geschwulst
Ulcis cruris	Krampfadergeschwür
Ulcus-Leiden	Leiden mit Geschwürbildung (im Magen-Darm-Kanal)
Utilisation	Verwertung
Vacuolen	Hohlräume
Vesicel	Bläschen
Vibration	Rhythmische Bewegung
Vitalität	Lebensentfaltungskraft

Die experimentellen und klinischen Daten und Erfahrungen beziehen sich auf Zell-Lyophilisate der SICCACELL-Serie.* Davon stehen folgende Organe/Gewebe zur Verfügung:

Endokrine Organe

fet. Bauchspeicheldrüse	75 mg
Eierstock	120 mg
Eierstock-Follikel	100 mg
Hoden	150 mg
Hypothalamus	100 mg
Hypophyse, ♂♀	80 mg
Hypophysen-Vorderlappen	60 mg
Nebenschilddrüse	30 mg
Placenta, ♂♀	150 mg
fet. Thymus	150 mg
Nebenniere, ♂♀	100 mg
Nebennierenrinde, ♂♀	60 mg
Schilddrüse	100 mg
Berger-Zellen d. Ovars	75 mg
Epiphyse	80 mg
Eierstock-Gelbkörper	75 mg
Hypophysen-Hinterlappen, ♂♀	60 mg
Mamma	50 mg
Nebennierenmark, ♂♀	60 mg
Prostata	25 mg

Nervensystem

fet. Frontalhirn	100 mg
fet. Großhirn	100 mg
fet. Großhirnmark	100 mg
fet. Großhirnrinde	100 mg
fet. Kleinhirn	100 mg
fet. Mittelhirn	100 mg
fet. Occipitalhirn	100 mg
fet. Parietalhirn	100 mg
fet. Rückenmark	75 mg
fet. Thalamus	100 mg
fet. Temporalhirn	100 mg
fet. Zwischenhirn	100 mg
fet. Stammganglien	50 mg
fet. Hirnstamm	100 mg
fet. verlängertes Rückenmark	75 mg

Organ-Präparate

fet. Herz	120 mg
fet. Leber	150 mg
fet. Lunge	150 mg
fet. Magen	75 mg
fet. Milz	75 mg
fet. Muskel	150 mg
fet. Niere	120 mg
fet. Dünndarm	75 mg
fet. Dickdarm	75 mg
fet. Gallenblase	25 mg
fet. Harnblase	75 mg
fet. Haut	100 mg
fet. Zwölffingerdarm	73 mg

Binde-Stützgewebe

fet. Bindegewebe	75 mg
fet. Knochenmark	75 mg
fet. Knorpel	100 mg
fet. Arterie	50 mg
fet. Osteoblasten	50 mg
fet. Bandscheibe	100 mg
fet. Lymphknoten	75 mg
fet. Nabelschnur	75 mg

Sinnesorgane

fet. Netzhaut	25 mg
fet. Auge	50 mg
fet. Glaskörper	25 mg
fet. Linse	25 mg
fet. Sehnerv	25 mg

Sinnesorgane

fet. Hörregion	75 mg
fet. Nasenschleimhaut	50 mg

Hersteller CYBILA GmbH, Porschestr. – D-6902 Sandhausen

Verzeichnis der Abbildungen

Abb. 1	Energiegewinnung
Abb. 2	Organismus-Hierarchie
Abb. 3	Polare Zelle
Abb. 4	Unpolare Zelle
Abb. 5	Zellkern
Abb. 6	Golgi-Apparat
Abb. 7	Elektronenoptische Zellabbildung
Abb. 8	Therapeutische Ansatzpunkte am ZNS
Abb. 9	ZNS
Abb. 10	Mehrschichttherapie beim Down-Syndrom
Abb. 11	Zeitung – Rejuvenation
Abb. 12	Revitalisierung „Soll – Haben"
Abb. 13	Markscheidenreifung
Abb. 14 a,b	Enzyme
Abb. 15	Friedreich'sche Ataxie
Abb. 16	Reziprozität Tumor-Immunität
Abb. 17	Medulloblastom (Gash)
Abb. 18	Endokrine Synopsis
Abb. 19	Hypothalamus
Abb. 20	Hypothalamus
Abb. 21	Mesenchym-Baum
Abb. 22	Organisation der Immunabwehr
Abb. 23	Epithel-Abwehrmechanismen
Abb. 24	Leukämiemäuse
Abb. 25	Leukämiemäuse

Tab. 1:   Zellzahlen in 100 mg Lyrophilisaten
Tab. 2:   Organspezifische Muster (Elemente)
Tab. 3:   Konzentration von 21 Elementen in fetalen Geweben
Tab. 4:   Implantationstherapie
Tab. 5:   Basisbehandlung Down-Syndrom
Tab. 6:   Implantationsfolge Down-Syndrom
Tab. 7:   Additive Implantationen beim Down-Syndrom
Tab. 8:   Positive Eigenschaften
Tab. 9:   Negative Eigenschaften
Tab. 10: Schulische Situation
Tab. 11: Down-Syndrom: Behebbare Syndrome
Tab. 12: Altersparameter
Tab. 13: Gewebewahl Revitalisierung
Tab. 14: Leitsymptome Devitalisierung
Tab. 15: Degenerationen
Tab. 16: Krebs: Organverteilung
Tab. 17: Krebs: Organ-Todesursachen
Tab. 18: Potenzstörungen: Spermiogramm
Tab. 19: Organisation der Immunabwehr
Tab. 20: Leistungssteigerungen der Immunsysteme
Tab. 21: Immun-Mangelzustände
Tab. 22: Systemdefekte der Immunabwehr
Tab. 23: Isolierte Antikörper-Mangel-Syndrome
Tab. 24: Physiologische Immunschwächen
Tab. 25: Materialmangel der Antikörperbildung
Tab. 26: Infektionsbed. Mangelzustand
Tab. 27: Immunparesen: chemische Substanzen
Tab. 28: Immunparesen: Strahlen-Substanzen
Tab. 29: Autoimmunkrankheiten
Tab. 30: Strahlengrundbelastung
Tab. 31: Dosisabhängigkeit der Strahlenwirkung
Tab. 32: Strahlenarten / Halbwertszeiten
Tab. 33: Leber-Analytik
Tab. 34: Leber-Krankheiten

A

Absorbtion 228
Achondroplasie 144, 214
Adjuvans 228
A-Gammaglabulinämie 156, 214
Agranulocytose 214
AIDS 214, 228
Akne 189
– vulgaris-globata 214
akustisches Training 46
Alkohol-Syndrom
– (embryo-fetales) 215
Alkoholismus 214
Allergene 228
Allergische Komplikationen 20
Alopecia 189, 214, 228
Alpha-Strahlung 180
Altersdiabetes 133, 204
Altershaut 188, 214
Altersherz 91
Altersparameter 88
Alters-Regressionen 86
Alterung 42
Alzheimer'sche Krankheit 109, 214
Amaurotische „Idiotie" 214
Amenorrhoen 137
Amnionhüllen 187
Amyotonia, cong. 214
Amyotrophe Lateralsklerose 108
anachronistisch 228
Anaphylaxie 228
Anämien 170
– hypoplastische 215
Angeborene Anomalien 16
Anhidrose 228
– Syndrome 189
Antikörperbildung, Mängel 157
Antikörper-Mangel-
Syndrome 156, 215
Antimetaboliten 158
Appalisches Syndrom 60, 215, 228
Applikation 15
Arteriosklerose 192, 215
Arthritis 146
– chronische 215
Arthrogryposis 144
Arthromyodysplasie 144, 215
Arthrose 146, 215, 228
Aseptische Nekrosen 146, 215
Aspermie 215
Asthma bronchiale 196, 215
Ataxia teleangiectatica
– (Luis-Bar-Sy.) 215
Ataxie 56, 215, 228
– cerebello-spinale
degenerative 215
Athetose 216
Autismus 216
Autoaggression 165, 167, 228
Autoaggressions-Krankheiten 216
Autoantikörper 166
Autoimmun-
krankheiten 165, 166, 228

B

Basisbehandlung 69
Bauplan der Zelle 32
Bauchspeicheldrüsenstörungen 131
Begleitphänomene 17
Begriffe 13
Belastungsphase 17
Berger-Zellen d. Ovars 231
Beschäftigungstherapie 46
Beta-Hypolipoproteinämie 216
Beta-Strahlen 180
Bindegewebe, fetal 28
Binde-Stützgewebe 231
bioenergetische Verfahren 46
Biologischer Altersabbau 96
Biologische „Baustein"
– Substitution 43
biologische Medizin 21
Blutbildungsapparat 168
Blutkrebs 172
Brenztraubensäure 101
Bronchitis, obstruktive 216
Brot- und Mehlspeisen 210
B-Zellen 148

C

Cäsium 137, 184
Cardiomyopathie 101
Carzinome 216
Cerebrocutane
Degeneration 98
Cerebro-oculäre Degeneration 98
Cerebralsklerose 91
Cellcutana 187, 228
Centriol 37, 39
Cerebellare Ataxie 55
Cerebralparese 216, 228
– ataktische 216
– dyskinetische 216
– hypertone 216
– hypotone 216
– infantile 55
Cerebralsklerose 216
cerebro-spino-neuro-muskuläre
Degeneration 98
Chemotherapeutica 228
Chondrodysplasie 144
Choreo-Athetose 55
Christ-Siemens-Tourraine-
Syndrom 189
Chromosomale Syndrome 65
Chromosomen 228
Chromosomen-Aberrationen 53
Chromosomen-Anomalien 53
Colitis ulcerosa 167, 207, 216, 228
Coronarsklerose 217, 228
Crigler-Najjar-Syndrom 204,217
Crohn, Morbus 217
Crohn'sche Krankheit 167,207,228
Cushing-Syndrom 135
Cystinose 194, 217, 228
Cytomembran 228

Cytostatika 228

D

Darreichungsformen 15
Decerebrationsstarre 228
Definition 13
Degenerationen der
Basalganglien 99
Degenerationen
– krankheitsbedingte 97
degenerativ 228
Degenerative Leiden 96
Dekompensation 228
Demyelinisierungs-Krankheiten 98
Dentriten 228
Depression 217
Desmosomen 38, 228
Devitalisierung, Leitsymptome 94
Devitalisierungs-Symptomatik 86
Diabetes
– insipidus 128, 217
– mellitus 132, 217
Diuresen 228
DNS 35
Doppelmembranen 35, 100
Down-Kind
biosoziale Situation 73
Down-Kinder
– Körperlänge 73
– Kopfumfang 73
– Schule 75
Down-Syndrom 65, 217
– therapeutische Ansätze 71
Durchblutungsstörungen 191
Dystonia musculorum
deformans 217

E

Eier 210
Eierstock 231
Eierstock-Follikel 231
Eierstock-Gelbkörper 231
Elemente 29
Ekzeme 189
Embryonalperiode 228
Emphysem, Lunge 217
Encephalitis disseminata
(Multiple Sklerose) 217
Encephalomyelitis 19
Enchondromatose 217
Energiestationen 37
endokrin 228
Endokrine Organe 231
Endokrines System 121
endokrine Synopsis 122
endoplasmatisches
Retikulum 35, 228
Enzyme 29, 105
Enzymopathien 228
Enzymsubstitution 102, 104
Epidermis 228

Stichwortverzeichnis

Epidermis-Aufschwemmungen 187
Epidermolysis 188, 228
– cutis hereditaria 189
Epiphyse 231
Epitheliale
  Kontaktfläche 150, 151, 162
Ergastoplasma 228
Erkenntnis-Dimensionen 22
erkenntnistheoretische
  naturwissenschaftliche Basis 21
Ernährung 102, 116, 208 ff
Ernährungsrichtlinien 208
Erythrocyten 228
Ewige Jugend 80
Exklusivität 12
Explosionsverletzungen 188
exogen 228

F

Fabry-Krankheit 217
FAD 101
Fancani-Anämie 171, 174, 228
Feinmotorik 86, 91
Fermentschwächen 206
Fertilitätsstörungen
– männl. 218
– weibl. 218
fet. Arterie 231
fet. Auge 231
fet. Bandscheibe 231
fet. Bauchspeicheldrüse 231
fet. Bindegewebe 231
fet. Dickdarm 231
fet. Dünndarm 231
fet. Frontalhirn 231
fet. Gallenblase 231
fet. Glaskörper 231
fet. Großhirn 231
fet. Großhirnmark 231
fet. Großhirnrinde 231
fet. Harnblase 231
fet. Haut 231
fet. Hautextrakt 187
fet. Herz 231
fet. Hirnstamm 231
fet. Hörregion 231
fet. Kleinhirn 231
fet. Knochenmark 231
fet. Knorpel 231
fet. Linse 231
fet. Lunge 231
fet. Lymphknoten 231
fet. Magen 231
fet. Milz 231
fet. Mittelhirn 231
fet. Muskel 231
fet. Nabelschnur 231
fet. Nasenschleimhaut 231
fet. Netzhaut 231
fet. Niere 231
fet. Occipitalhirn 231
fet. Osteoplasten 231
fet. Parietalhirn 231

fet. Rückenmark 231
fet. Sehnerv 231
fet. Stammganglien 231
fet. Temporalhirn 231
fet. Thalamus 231
fet. Thymus 231
fet. verlängertes Rückenmark 231
fet. Zwischenhirn 231
fet. Zwölffingerdarm 231
Fette 211
Fettsucht 128
Fettzufuhr 102
fibrillär 228
Fisch 210
Fleisch 210
Frakturen 147
Frakturheilung, verzögerte 218
Friedreich'sche
– Ataxie 56, 107, 108, 110, 218
Frischdrüsentherapie 121, 181
Frontalhirn-Syndrom 218
Fruchtbarkeit 83
Fundamentaleigenschaften
  des Lebens 23
Funktionelle Therapie 45
Funktionsminderungen 16

G

Gamma-Strahlung 180
Gangliosidosen 218
Ganzkörper-Strahlendosen 179
gastro-intestinales Syndrom 158
Gaucher, Morbus 218
Gedächtnis-Schwäche 218
Gefäßsklerose 91
Gegenindikationen 16
Gegner 9
Gehirnrinden-Kartographie 49
Gehirn-Schädelwachstum 67
Gemüse 211
Gemüsesäfte 211
Genetische
  Entwicklungsstörungen 51
Genußmittel 102
Geriatrie 228
Gerontologie 228
Geschlechtschromosomen 53
Geschlechtsdrüsen 135
Getränke 212
Gewebeselektion 49
Gewebetherapie 81
Gewürze 212
Glasknochenkrankheit 141
Glykoside 228
Golgi-Apparat 35, 39
Granulocytopenie 218
Grobmotorik 86, 91
Großhirn, fet. 28
Grundlagen 13

H

Hämoglobin-Anomalien 170
Haut 187
Hautanhangsgebilde 187
Hautatrophien 188
Hautdefekte 218
Hepatitis
– chronische 218, 202, 203
Hepatose
– (speziell d. Alkohol) 219
Hepatolenticuläre
– Degeneration 218
Hepatosen 228
heredo-degenerativ 228
Heredo-degenerative
– Krankheiten 56
Herpes 189
Herzinfarkt 193
Herzinfarkt (nicht frisch) 219
Herzinsuffizienz 192
Herzinsuffizienz
– (nicht dekompensierte) 219
Herz-Kreislauf 191
Hierarchie des „Lebens" 24
Hirnatrophie 219
Hoden 231
Hodgkin-Lymphom 219
hormonelle Störungen 121
Hormon-System 122
Huntington-Chorea 99, 108, 219
Hydrocele 228
Hydrocephalus 219, 228
Hydrolysate 81
Hypercorticismus 135, 219
Hyperkeratosen 188
Hyperpyrexie 228
Hypertrophische Narben 188
Hyperurikämie 91, 219
Hypogonadismus 134, 219
Hypoparathyreoidismus 131, 219
hypophysärer Minderwuchs 126
– Störungen 124
Hypophyse 124
– männl./weibl. 231
Hypophysen-
– Hinterlappen männl./weibl. 231
– Vorderlappen 231
Hypoplastische Anämie 228
Hyposensibilisierung 228
Hypothalamus 125, 231
hypothalamische
  Erschöpfungszustände 128
hypothalamische Störungen 124
Hypothyreose 129, 130, 220

I

Ichthyosis congen. 220
IgA 150, 151
IgE 229

Stichwortverzeichnis

IgG 150, 151
IgM 150, 151
Ileitis terminalis 207, 229
Immunabwehr bei Krebs 118
Immunabwehr, Lebensprofil 154
Immundefekte, angeborene 156
Immunität 149
Immunmangelzustände 155
Immunmodulation 152, 153
Immunmodulatoren 16
Immunologie 229
Immunorganisation
Immuno-Therapie 81
Immunparalyse 157
Immunparesen 158, 229
Immunschwächen 159, 220
Immunschwächen
– Behandlung 160, 161
Immunschwächung 155, 159
Immunstimulation 152
Immunsuppression 229
Immunsuppressiva 152
Immunsystem 148
– Leistungssteigerung 153
Immuntoleranz 157
Implantation 229
Implantationsgewebe, Wahl 47
Indikationen 16
Infantile Cerebralparese 54
Infertilität 136, 229
Infektionsbedingte
   Immuninsuffizienz 158
inhärent 229
Insulin-Mangeldiabetes 132
Integrität 229
intellektuelle Leistungen 86
intellektueller Abbau 91
Internationale Forschungsgesellschaft für Zelltherapie 9
ionisierende Strahlen 183

J
Jod 131 184

K
Karnitin-Myopathie 220
Karzinogenese 115
Katzenschrei-Syndrom 53, 220
Kearns-Sayre-Syndrom 220
Keloide 188, 220, 229
Kernforschungszentrum 181
Kernkörperchen 36
Kernspaltung 184
Klimakterium 91, 137
– fem. 220
– virile 220
Klinik 42
Knorpelhydrolysate 142
Kohlenstoff 14, 184, 185

Kollagenosen 165, 220, 229
Kontaktstörungen 94
Konzentrationsmangel 94
Koordination 86, 91, 229
Kosmetikschäden 189, 221
Krankengymnastik 45
Krebs 111, 220, 221
– Ätiologie 115
Krebszyklus 101
Krebs, Enzymtherapie 117
– Erkrankungen 112
– Immunabwehr 118
– Pathogenitätsprinzip 113
– Therapie 116
– Todesursachen 112
– Zelltherapie 117

L
Latenzphase 18
Lebensentfaltungskraft 85
Lebensstil 116
Lebensverlängerung 83
Lebererkrankungen 198
Leber, fet. 28
Leberfunktionsschwächen 91
Leberzirrhose, komp. 221
Legasthenie 221
Leitungsgeschwindigkeit
– Nerven 100
Leukämie 72, 173, 175
– lymphatische 221
– myeloische 221
Leukämiebehandlung 205
Leukämie
Leukocyten 229
Leukodystophien 56, 98, 108, 221
Leukopenie 229
Libidomangel 136
Linolensäure 101
Lipofuscin 88
Lokalreaktionen 18
LOWE-Syndrom 194, 221, 229
LPPM 106
Lungenemphysem 197, 221, 229
Lungenerkrankungen 194
Lupus erythematodes 167, 229
Lyell-Syndrom 188
lympatische Hyperplasie 156
lymphatische Hypoplasie 156
Lymphome 221
Lymphopenie, episodische 221
Lymphoretikuläre
   Abwehrzone 150, 151
lymphoretikuläre Dysplasie 156
Lyophilisat 229
Lyosomale Defekte 221
– Enzyme 145
Lyosomen 37

M
Makrophagen 229

Malabsorption 222
Malignität 229
Mamma 231
Marasmus 229
Marfan-Syndrom 222
Markscheidenreifung 105
Medeas Curmethode 229
Medullablastom 119
Mehrfachbehinderung 71
Meniére-Syndrom 222
Menschheitstraum 80
Mesenchym 141, 143, 229
mesenchymales
– Abwehrsystem 150, 151
Mesenchymhypoplasie 155
Meta-epiphysäre Dysplasien 222
Metastasen 229
Migräne 222
Mikrocephalie 222
Mikrophagen 229
Mikrotubuli 37, 229
Milchprodukte 210
Milz, fet. 28
Minderwuchs 124
– adreno-genital. 222
– hepatischer 222
– hypophysärer 222
– ossärer 222
Mitochondrien 37, 100, 229
Mitosegifte 158
Mitochondriale
– Deprivation 101, 222
Mongolismus 222
Mosaikbildungen 66
Motorische Aktivität 88
Mucopolysaccharidosen 145, 223
Mucoviscidose 194, 223, 229
Multiple Sklerose 56, 106, 108, 223
Muskelatrophien, spinale 108
Muskeldystrophien 108
Muskeldystrophie, progr. 223
– spinale 223
Muskelhypertonus 55
Myasthenia gravis 108, 223
mykotisch 229
Myelin 99, 105, 229
myeloische Leukämie 229
Mykotische Hautinfektionen 189
Myoklonus-Encephalopathie 223
Mystizismus 8

N
NAD 101
Nährmittel 211
Natürliche Resistenz 149
Natürliche Strahlung 179
Nebenniere, männl./weibl. 231
Nebennieren
– Funktionsstörungen 134
– Insuffizienz 223
Nebennierenmark männl./weibl. 231
Nebennierenrinde
– männl./weibl. 231
– Atrophie 135

Stichwortverzeichnis

Nebenschilddrüse 231
Nebenschilddrüsenstörungen 131
Nephritis 194
– chronische 223
Nephrosen 194, 223, 229
Nervenfaser 100
Nervensystem 231
Nervus opticus 229
Neuriten 229
Neurodermitis 189, 229
Neuro-endokrine
  Zusammenhänge 123
Neurofibromatose
– Recklinghausen 223
Neurokrinie 122
neurologisches
– Strahlen-Syndrom 158
Neurosekrete 125
neurotrop 229
Nierenkrankheiten 194
Noonan-Syndrom 223
Nucleolus 35
Nucleoporen 229
Nystagmus 223

O

Obst 211
Obstsäfte 211
Öle 211
Oligomenorrhoen 137
Oligospermie 136, 224, 229
Omentum 229
– Transplantate 187
optisches Training 46
Organextrakt-Therapie 81
Organimplantationen 81
Organ-Präparate 231
Organisationszentrum
– biologisches 24
Organregeneration 104
Organspezifische Muster 28
Organtherapie 45
Organüberpflanzung 81
Orientierungsebenen 25
oscillographisch 229
Osteoblasten 229
Osteogenesis imperfecta 141, 224
Osteomyelitis 147
– chron. 224
Osteomyelofibrose 224
Osteoporose 224
Ovarialdysgenesie 138, 229
Ovarial-Insuffizienz 224
ovarielle Insuffizienz 137, 229

P

päpstliche Akademie 7
Pankreatitis 132
Pankreasfibrose 132

Pankreasinsuffizienzen 131
Panmyelopathie 171, 224, 229
Panmyelophtise-Syndrom 158
Parkinson'sche Krankheit 56, 108
Parkinson-Syndrom 224
Pathogenese 229
Paul Niehans 1
periphere Durchblutungs-
  störungen 224
Persönlichkeit 86
Phagocytose 38, 229
Pharmakon 15
Physiotherapie 46
Pinocytose 38
Placenta männl./weibl. 231
– Therapie 81
pluripotent 229
Plutonium 239, 184, 185
polare Zelle 33
Polarisation 229
Polyallergie 229
Polynukleäre 229
Polyradiculitis 19
Postmenopause-Syndrom 138, 224
Potenzstörungen 91, 136, 224
Prader-Willi-Syndrom 53, 134, 225
Praxis 42
Progerie 225
Prostata 231
– Adenom 225
Pseudo-Arthrosen 147
Psoriasis 189, 229
Psychotherapie 46
Pubertät 138
Pubertätsmagersucht 128
Publizistik 11

Q

quantifizieren 229

R

Radioaktive Strahlung 184
Radioaktive Stoffe 184
Radioaktivität 180
Regionale Enteritis 207, 229
Regressionserscheinungen 16
regressiv 229
regressive Periode 89
Reife 42
Reifeperiode 89
Reifung 42, 89
Reifungshemmungen
– des ZNS 43
Reizstrombehandlung 46
Rejuvenation 229
Releasing-Faktoren 124
Relikt 229
reographisch 229
Resistenzsteigerung 117
Resistocell 230

Reticulo-endotheliales
  System 141
Reticulo-histiocytäres
  System 141
Retinitis pigmentosa 225
Revitalisierung 89, 230
– männl. 225
– weibl. 225
Revitalisierungsbehandlung 91
Reynaud-Syndrom 225
Rheumatischer Formenkreis 165
Ribosomen 35, 230
Röteln-Embryopathie 58
Rötungen 18
Rothmund-Syndrom 189
Runt-Disease 155

S

Sacculi 35
Schilddrüse 231
– Überfunktionen 130
– Unterfunktionen 129
– Störungen 129
Schockphase 182
Schlaflosigkeit 94, 225
Schrotschußtherapie 8
Schwann'sche Zelle 105
Schwellungen 18
Sekundär-Experten 12
Sheenan-Syndrom 128, 225
Siccacell-Lyophilisat 27, 231
Sichelzell-Anämie 174, 230
Sinnesorgane 231
Sklerodermie 167, 168, 189, 225, 230
Sklerosierung 230
Slow-Virus-Infektion 19
Somatotropes Hormon 124
Sozialverhalten 86
Spermiogramm 136, 230
Spino-cerebellare
  Degeneration 98
Spino-neuro-muskuläre
  Degenerationen 98
Sprachtherapie 46
Spritzenabszess 18
Spurenelemente 29
Stahl-Strahl-Cytostatica 111
Stoffwechselbeeinflußung
– spezifische 44
Stoffwechselsteigerung
– unspezifische 44
Stoffwechselstörungen 50
Strahlenbelastung 177
Strahlenchimäre 181
Strahlendermatitis 188
Strahlenkater 179
Strahlenkrankheiten 179
Strahlenschäden 177
Strahlen-Syndrome 158, 179, 225
Strahlenwirkung 178, 179

Strahlenwirkung-Zytobiologie 183
Strontium 90, 184, 185
Strukturfehler, molekulare 169, 170
Stütz-Bindegewebe-System 141
Succinodehydogenase 88
supraletale Dosis 182
Substrate 29
Synapsen 230
Synopsis
– zelltherapeutische
 Indikationen 213

T
Tetanie 131, 230
Tetraparese 230
Tetraplastik 230
Thalassämie 226, 230
Therapeutische Ansatzpunkte 43
therapeutisches Ziel 20
– Material 14
Thrombocyten 230
Thrombocytopenie 226, 230
Thymus 230
Tissular-Therapie 81
T-Lymphozyten 148
Thrombozytopenien 171
Tierseuchen 19
Toxizität 15
Training von der
 Peripherie 43, 45
Translokationen 66
Transplantation 230
Trisomie-21 66
Trisomie-G 66
Trophische Störungen 189
tuberöse Hirnsklerose 56
tuberöse Sklerose 106, 108, 226
Tubuli 230
Tumor 230
Tumorbehandlung 111
Tumoren 226
– Reifungshemmungen 114
Turner-Syndrom 138, 226

U
Überempfindlichkeitsreaktionen 18
Ulcus cruris 188, 226, 230
Ulcus-Leiden 206, 226, 230
Umweltbedingte
 Degenerationen 96
Unpolare Zelle 34, 38
Utilisation 230

V
Vacuolen 35, 230
Verdauungsschwächen 206
Verdauungstrakt 203
Verbrennungen 188, 226
Verbrühungen 188, 226

Vereinsamung 94
Verhaltenstherapie 46
Verträglichkeit 18
Vesicel 35, 230
Vibration 230
Vitalität 85, 230
Vormahlzeiten 103
Vorsorgemaßnahmen 19
Vorsorgeuntersuchungen 19

W
Wachstums- und
 Entfaltungspotenzen 29
Wesenszüge 13
Wirkprinzipien 14
Wirksamkeit, Voraussetzung 31
Wirkung 16
Wirkungsphase 17
Wolf-Hirschhorn-Syndrom 53
– (Chromosom 4-Aberratio-
 nen) 226
Wundheilung, verzögerte 226

Z
Zelle als Elementareinheit,
 biologische 31
Zellkern 35, 36
Zelltherapie 46
– Geschichte 3
Zell-Regeneration 104
Zellularpathologie 1
Zellulartherapie 1
Zellzahl 27
Zeugungsfähigkeit 83
Zirrhosen, kompensierte 203
Zucker 210
Zuckerkrankheit 132
„Zwergdoktor" 121
Zwergwuchs 124, 226
Zwischenhirn 123